Ebola unzensiert

1. Auflage November 2015

Lektorat: Helmut Kunkel
Satz und Layout: Helmut Kunkel
Umschlaggestaltung: Yvonne Glasa

ISBN: 978-3-86445-250-5

MIX
Papier aus verantwortungsvollen Quellen
FSC® C014496
FSC
www.fsc.org

Gerne senden wir Ihnen unser Verlagsverzeichnis
Kopp Verlag
Bertha-Benz-Straße 10
D-72108 Rottenburg
E-Mail: info@kopp-verlag.de
Tel.: (0 74 72) 98 06-0
Fax: (0 74 72) 98 06-11

Unser Buchprogramm finden Sie auch im Internet unter:
www.kopp-verlag.de

Angelika Müller • Hans U. P. Tolzin

EBOLA unzensiert

Fakten und Hintergründe, von denen Sie nichts wissen sollen

KOPP VERLAG

*»Der größte Feind der Wahrheit ist nicht die Lüge –
absichtsvoll, künstlich, unehrlich –, sondern der Mythos –
fortdauernd, verführerisch und unrealistisch.«*

– JOHN F. KENNEDY (1917–1963),
35. PRÄSIDENT DER USA (1961–1963)

Inhalt

Vorwort (ANGELIKA MÜLLER) 7
Einleitung (HANS U. P. TOLZIN) 11

1 **Westafrika – Ebola oder Malaria 2.0?** 21

Der Beginn einer erfundenen Seuche – 21 • Warum jetzt und warum Ebola? – 25 • Alle »Malaria-Etiketten« einfach mit »Ebola-Etiketten« überklebt – 29 • Die Bedeutung des Indexpatienten – 32 • Ein Dorf namens Irié – 36 • Was hat ein RKI-Team im Ebola-Land zu suchen? – 41 • Widersprüchliche Angaben über den Zeitpunkt des Ausbruchs – 43 • Begann die Epidemie überhaupt in Guinea? – 44 • War alles nur ein dummer Zufall? – 45 • »Pestizide hat es in Guinea noch nie gegeben« – 46 • Antiparasitenmittel: den Wirt gleich mit beseitigen? – 50 • Die Rolle von Medikamenten – 52 • »Eine Erfindung des weißen Mannes« – 55 • Einige Faktoren bleiben im Dunkeln – 57 • Was sind die Interessen von WHO, CDC und MSF? – 58 • Ein Anruf von den CDC genügt – und schon muss auch die afrikanische WHO spuren – 59 • Hunger, Kriege und Klima – eine tödliche Dreieinigkeit – 59 • Typische Symptome, Falldefinition und Differenzialdiagnose – 64

2 **Eine unverhoffte Reise durchs Ebola-Land** 75

Ein überraschendes Angebot – 75 • Auf der Suche nach dem »Faktor X« – 78 • 18. Mai 2015 – Ankunft in Conakry – 78 • 19. Mai 2015 – Termin beim Abgeordneten – 81 • 20. Mai 2015 – Formalitäten für die Überlandfahrt – 82 • 21. Mai 2015 – Auf der Suche nach »Peter« – 85 • 22. Mai 2015 – Aufbruch nach Guéckédou – 86 • 23. Mai 2015 – Erster Besuch in Méliandou – 89 • 24. Mai 2015 – Guéckédou: Im Hospital und beim Präsidenten auf der Tribüne – 90 • 25. Mai 2015 – Guéckédou: Interview mit dem Handelsminister und zweiter Besuch in Méliandou – 92 • 26. Mai 2015 – Macenta, Irié und Sérédou – 94 • 27. Mai 2015 – Beim Präfekten von Macenta und im Schlammlochstau – 97 • 28. Mai 2015 – Méliandou 3, Impfstation Guéckédou und Rückfahrt – 99 • 29. Mai 2015 – Rückfahrt, Ankunft in Conakry – 100 • 30. Mai 2015 – Im Hotel von Conakry und Treffen mit John Elliot – 100 • 31. Mai 2015 – Im Hotel von Conakry und Interview mit Dr. Alexis Traore – 102 • 1. Juni 2015 – Heimflug – 103 • Fazit der Reise – 104

3 Es war einmal – Ebola 1976 **107**

Der Ausbruch von Nzara – 107 • Der Maridi-Ausbruch von 1976 – 112 • Pestizide und Chemikalien bei Baumwollanbau und -verarbeitung – 116 • Die ärztliche Behandlung als Risikofaktor – 121 • Mögliche Nebenwirkungen der Ebola-Medikamente von 1976 – 125 • Wissenschaftsbetrug durch absurde Tierversuche – 136

4 Hintergründe, die Sie kennen sollten **141**

Das große Geheimnis: Warum erkrankt maximal einer von 1700 Infizierten? – 140 • Todesursache: Fehlende Differenzialdiagnose – 145 • Ebola: Wer am lautesten »Virus!« schreit, bekommt das größte Institut – 150 • Ebola-Symptome durch den Abbau von Gold und Uran – 154 • Uranabbau und Verstrahlung der Umwelt – 156 • Was messen die Labortests? – 158

5 Ein Schlaraffenland für die Pharmaindustrie **167**

Eigentlich leicht umsetzbares Ausbruchsmanagement – 167 • Vorbilder Nigeria und die Pocken – 168 • Unverantwortliche Vernachlässigung von Schnelltests – 169 • Wie ethisch handelt die Ethikkommission der WHO? – 170 • Milliarden in den Sand gesetzt – 172 • Einige Merkwürdigkeiten rund um TKM-Ebola – 172 • Wettlauf um den rechtzeitigen Sprung auf den Ebola-Zug – 175 • Schnellzulassung ohne sorgfältige Prüfung – 178 • Künstliche Antikörper – 179 • Antivirale Medikamente – 180 • Fantastische Gewinnaussichten und Vorabzulassungen – 180 • Genetische Manipulation als geopolitische Waffe? – 182 • Zwei Impfstoffe im Praxistest – 187 • Deal mit Malaria-Impfstoff? – 188

6 Die Alibistudie mit dem Merck-Impfstoff **191**

Worum geht es eigentlich beim Streit um den Einsatz von Placebos? – 191 • Wissenschaftsbetrug bei Impfstoffstudie – 193 • Fachkreise fordern ordentliche Placebostudien – 208

Vorgeschlagene Reformen 213
Endnoten 215
Glossar 233

Vorwort

Ebola als Chance?

Das mag jetzt vielleicht zynisch oder menschenverachtend klingen. So ist es aber absolut nicht gemeint. Nach meiner Lebenseinstellung und -erfahrung hat jedes auch noch so schlimme Ereignis eine positive Seite. Die negativen Aspekte des Ebola-Ausbruchs 2014/2015 hat man uns in den vergangenen Monaten in den Medien ausführlich beschrieben. Ich möchte mich hier den positiven zuwenden.

Aus meiner Sicht bietet dieser Ebola-Ausbruch die große Chance, vielen Menschen die Augen zu öffnen und hinter die Fassaden zu blicken. Die dazu notwendigen und hilfreichen Hintergrundinformationen dazu finden Sie, lieber Leser, in diesem Buch.

Damit diese brisanten Informationen ihre Wirkung entfalten können, bitte ich Sie, eine neutrale Position einzunehmen. Vermutlich ist dazu ein bisschen Vorarbeit nötig. Bei mir war es zumindest so.

Zu groß war die Angst, die bei diesem Thema im Spiel war. Woher kommt eigentlich diese Angst? Viel von meiner Angst kam aus den Medien – diese vielen schrecklichen Bilder und Geschichten hatten bei mir Spuren hinterlassen. Hinzu kam, dass ich bis dahin kaum Informationen über Westafrika, das Ausbruchsgebiet von Ebola Ende 2013, gehabt hatte. Bei mir herrschte quasi ein Vakuum, von dem die Medienberichte mitsamt den dadurch hervorgerufenen Emotionen förmlich aufgesaugt wurden.

Diese Angst hinderte mich regelrecht an einer neutralen Auseinandersetzung mit dem Thema. Manipulation durch Angsterzeugung ist ein bekanntes Werkzeug bei der Vermarktung von Produkten. Auch im Gesundheitssektor wird die Erzeugung von Angst seit Jahrzehnten benutzt und erforscht, um die Bevölkerung zum gewünschten Verhalten zu bewegen.[1] Daran wäre an und für sich nichts auszusetzen, wenn der Staat seine Bürger aus echter Fürsorge heraus über Risiken aufklären würde. Da die Verantwortlichen in Politik und Behörden jedoch stark von der Industrie abhängig sind, wird in diesen Fällen leider häufig mit Angst *anstelle* echter Aufklärung durch fundierte Fakten gearbeitet.

Hier wäre ein mündiger, aktiver Bürger, der mitdenkt und hinterfragt, absolut hinderlich. Da kommt eine Urangst des Menschen sehr gelegen: die Angst vor dem Verlust der Gemeinschaft, die Angst, ausgeschlossen zu werden. In Urzeiten war diese Angst sinnvoll, da ein Verlust der Gemeinschaft die eigene Existenz bedrohte. Heute ist diese Angst unnötig und sogar vielfach hinderlich für die eigene Weiterentwicklung und den Fortschritt. Viele Genies und Querdenker sind Einzelkämpfer (gewesen).

Diese Urangst vor dem Ausschluss aus der Gemeinschaft wurde bei australischen Eingeborenen als Todesstrafe eingesetzt, wie der Sozialpsychologe Kip Williams berichtet hat.[2] In der Regel verstirbt der Verurteilte durch den massiven Stress, den der komplette Ausschluss aus der Gruppe nach einem Richterspruch des Stammesältesten auslöst. Opfer sozialer Ausgrenzung sind schlimmer traumatisiert als Bürgerkriegsopfer. Im Gehirn werden dabei dieselben Strukturen aktiviert wie bei körperlichem Schmerz. Wir sehen also, dass die Vermittlung von Angst ein sehr mächtiges Werkzeug sein kann, das großes Unheil anrichtet, wenn es in falsche Hände kommt.

Wenn man diese Zusammenhänge kennt, kann man sich besser vor Manipulation durch Angst schützen. Solches Erkennen und die Konfrontation damit ist der erste Schritt, um einen eventuellen Machtmissbrauch und Manipulation einzudämmen. Die Muster sind eigentlich in vielen Bereichen (z. B. Versicherungsbranche, Impfindustrie, Zuckerindustrie) die gleichen, sodass man sie immer wieder und immer leichter erkennt, wenn man sie erst einmal durchschaut hat.

Bei mir erzeugt mittlerweile jeder Versuch der Angstmanipulation das Gefühl: »Hier stimmt etwas nicht, das glaube ich nicht.« Wenn mich das Thema dann wirklich interessiert, schaue ich genau hin. Alles, was keine Fakten sind, wird aussortiert. Schon dieser Prozess ist oft sehr lehrreich, weil fast nichts mehr übrig bleibt. Dann suche ich mir selber weitere Hintergrundinformationen und versuche mir mein eigenes Bild zu machen. Natürlich kann auch mein eigenes Bild (teilweise) falsch sein. Vermutlich werden sich auch die Fakten oder meine Erkenntnisse im Laufe der Zeit ändern, sodass ich mein Bild anpassen muss. Das ist nicht schlimm, denn so funktioniert das Leben – immer in Veränderung und im Fluss.

Viel entscheidender ist es jedoch, in den Prozess der Eigenverantwortlichkeit zu kommen, heraus aus der Manipulation, hinein in die aktive, eigene und mündige Entscheidung. Und hier bietet gerade der Ebola-Ausbruch jede Menge Chancen!

Die vielen Fakten und Hintergrundinformationen in diesem Buch sollen eine Einladung an Sie, lieber Leser, sein, sich auf diesen Weg zu machen. Bitte glauben Sie nichts, hinterfragen Sie alles, erforschen Sie selber die angegebenen Quellen und machen Sie sich daraus Ihr eigenes Bild von den Geschehnissen rund um Ebola.

— ANGELIKA MÜLLER
INTERESSENGEMEINSCHAFT EFI – ELTERN FÜR IMPFAUFKLÄRUNG
DICKELSMOOR, IM SEPTEMBER 2015

Warum dieses Buch geschrieben werden musste

(EINLEITUNG VON HANS U. P. TOLZIN)

Endlich ist das Manuskript zu diesem Buch fertig und bereit für die Abgabe an den Verlag. Das gibt mir die Gelegenheit, noch einmal alles, was Angelika Müller und ich zum Thema Ebola zusammengetragen haben, zu überdenken und ein Resümee über das zu ziehen, was wir mit ziemlicher Sicherheit wissen, und das, was wir aufgrund von Indizien vermuten.

Die Ebola-Diagnose ist völlig willkürlich

Mit Sicherheit können wir sagen, dass die Ebola-Diagnose völlig willkürlich ist. Die behandelnden Mediziner könnten bei ihrer Diagnose im Grunde genauso gut würfeln. Auf den sechs Seiten des Würfels stünden dann z. B.: Ebola, Malaria, Lassa-Fieber, Rifttal-Fieber, Dengue-Fieber und Gelbfieber. Von den Symptomen her sind diese Krankheiten nicht ohne Weiteres voneinander zu unterscheiden, sondern nur durch Labortests. Da in diesem Fall rein statistisch jeder sechste Wurf eine Ebola-Diagnose als Ergebnis hätte, eröffnet sich uns immer dann, wenn es uns gerade in den Kram passt, die Möglichkeit, einen »internationalen Notfall« auszurufen und weltweit innerhalb kürzester Zeit Milliarden von Forschungs- und Hilfsgeldern lockerzumachen, die auch der medizinischen Organisation, für die wir unter Umständen tätig sind, zugutekommen. Doch solche Motive wären natürlich eine Unterstellung, die im Einzelfall zutreffen mag oder auch nicht.

Was wir sicher wissen, ist, dass ständig ein gewisser Anteil der afrikanischen Bevölkerung, insbesondere in den Waldgebieten, eine Infektion mit dem Ebola-Virus durchmacht, und zwar völlig ohne Symptome, also ohne krank zu werden. Wir wissen das aus verschiedenen in Afrika durchgeführten Studien, die in der gesunden Bevölkerung per Labortest das Virus oder aber spezifische Antikörper nachgewiesen haben. Das Phänomen ist uns beispielsweise auch bei den Masern als »stille Feiung« bekannt.

Warum ist das von Bedeutung? Wenn tatsächlich nur ein Bruchteil der mit dem Virus Infizierten sichtbar erkrankt, dann kann *das Virus allein* gar nicht die Ursache der Krankheit sein. Vielmehr müssen noch andere Ursachen vorliegen. Wenn also jemand krank ist und das Virus nachgewiesen wird, dann *muss* der behandelnde Arzt trotzdem eine komplette Differenzialdiagnose vornehmen, also sämtliche infrage kommenden Ursachenfaktoren abprüfen. Wenn er das nicht tut, begeht er einen Kunstfehler!

Eine komplette Differenzialdiagnose schließt übrigens auch nichtvirale und nichtbakterielle Ursachen ausdrücklich mit ein. Wie wir anhand vieler Beispiele zeigen werden, können Pestizide, Gifte und Strahlungen am Arbeitsplatz oder auch Nebenwirkungen von Medikamenten die gleichen Symptome verursachen, die wir auch bei Ebola beobachten.

Doch das ist nicht der einzige Grund, warum ein positiver Ebola-Labortest für eine Diagnose nicht ausreicht. Seit Jahrzehnten beobachten wir das Phänomen der »endogenen Viren«, der *von innen* kommenden Viren. Viren kommen nämlich nicht immer automatisch als Eindringlinge *von außen* in den Organismus, sondern unsere eigenen Körperzellen können Viren auch *von sich aus* produzieren und ausstoßen, wenn sie unter Stress geraten.

Die entsprechenden Gensequenzen sind in der Regel bereits im Zellkern vorhanden. Inzwischen bietet eine aufstrebende, junge – und meines Erachtens sehr aufregende – wissenschaftliche Disziplin, die *Epigenetik*, eine Erklärung für dieses Phänomen. Die herkömmliche Infektionshypothese muss vor dem Hintergrund dieser Erkenntnisse nochmals grundsätzlich auf ihre Gültigkeit überprüft werden. Zumal bei Ebola – und nicht nur bei dieser Krankheit – die vorgenommenen Tierversuche als Beweis für von außen eindringende Viren als Krankheitsursache völlig unbrauchbar sind.

Von einem Großteil aller bekannten viralen Gene weiß man inzwischen, dass sie auch im Genom der Zelle abgelegt sind. Dies bedeutet aber auch, dass die sogenannten PCR-Tests, mit denen die Gensequenzen eines bestimmten Virus nachgewiesen werden, auch auf die Gensequenzen von Zelltrümmern reagieren können, die ja im Zuge vieler Erkrankungen vermehrt auftreten. Bei der Interpretation von Labortests heißt es also, Vorsicht walten zu lassen. Von solcher Vorsicht kann jedoch im normalen medizinischen Betrieb keineswegs die Rede sein!

Darüber hinaus hängt eine Diagnose viel zu sehr vom Ausgangsverdacht des behandelnden Arztes ab. Hat er am Morgen vor der Visite z. B. in der *Bild* oder im *Spiegel*, der »Bildzeitung für Intellektuelle«, über eine neue Epidemie gelesen, dann hat er dies unter Umständen den ganzen Tag im Hinterkopf und lässt bei einem neuen Patienten als Erstes diese eine spezielle Diagnose, z. B. Ebola, labortechnisch prüfen. Ist das Ergebnis positiv und passen die Symptome, dann schließt der normale Schulmediziner in der Regel damit seine Diagnose ab. Hätte er die Probe jedoch zunächst auf Malaria oder Lassa-Fieber prüfen lassen, wäre sie vielleicht ebenfalls positiv verlaufen, und er hätte dann eine vollkommen andere Diagnose gestellt. Denn dass man bei Patienten immer nur einen einzigen als krankmachend angesehenen Erreger finden kann, wenn man alle Möglichkeiten durchtestet, ist reines Wunschdenken.

Der Schulmediziner scheut umfassende Differenzialdiagnosen aus mehreren Gründen: Zum einen bringt es ihn in Konflikt mit dem zunehmenden Regelwerk der Richt- und Leitlinien, die ihm mehr oder weniger vorschreiben, wie er seine Patienten bei bestimmten Laborergebnissen zu behandeln hat. Zum anderen wüsste er gar nicht, wie er z. B. mit Pestizid- oder Medikamentenvergiftungen umgehen sollte, denn dieser Bereich wird bei der Ausbildung der Mediziner sträflich vernachlässigt. Und drittens bringt ihn die Auseinandersetzung mit Giften in Konflikt mit einer mächtigen Industrie und auch mit seinem Gewissen, falls er die entsprechenden Medikamente vorher selbst verordnet hat.

Eine Diagnose, die nur auf Labortests beruht, ist also völlig nutzlos, kann zu falschen Behandlungen und im Extremfall zum Tod des Patienten führen. *Glauben Sie deshalb keiner Diagnose, die nur auf einem Labortest beruht!*

Es gab nie wirklich eine Ebola-Epidemie

Wenn die Ebola-Diagnose also völlig willkürlich ist, dann stellt sich die Frage, ob es überhaupt jemals eine Ebola-Epidemie gegeben hat. Es gibt tatsächlich Indizien, die darauf hinweisen, dass tausende von Patienten, die man früher auf Malaria diagnostiziert hätte, nun einfach den Ebola-Stempel aufgedrückt bekamen. Die Sterberaten aufgrund von fieberhaften Brechdurchfällen haben sich, soweit mir dazu Zahlen bzw. Schätzungen vorliegen, während der angeblichen Epidemie insgesamt keineswegs erhöht. Ich persönlich halte das, was man als »Ebola« bezeichnet, mehrheitlich für »Malaria 2.0« und den Rest für Lassa-Fieber – wobei man hier natürlich ebenfalls die Frage nach den wahren Krankheitsursachen aufwerfen könnte wie bei Ebola.

Mögliche Motive für die Ebola-Inszenierung

a) Verteilung von Milliarden an Forschungs- und Hilfsgeldern

Das Motiv der beteiligten Ärzte und Labore, die Ebola-Diagnose möglichst nicht zu hinterfragen, sondern im Gegenteil sogar zu stärken, ist reines Eigeninteresse: Je schlimmer eine Seuche (dem Anschein nach) wütet, desto mehr Forschungs- und Hilfsgelder fließen den beteiligten Instituten und den Hilfsorganisationen wie den Ärzten ohne Grenzen (MFS), dem Roten Kreuz oder der Weltgesundheitsbehörde (WHO) zu. Wer da nicht mit dem Strom schwimmt, schadet der eigenen Institution und gefährdet unter Umständen damit auch seinen Arbeitsplatz.

So gesehen ist das von mir beobachtete Abtauchen der Verantwortlichen beim Bernhard-Nocht-Institut (BNI) oder beim MSF, sobald ich dort mit meinen kritischen Anfragen ankam, nicht als Teil einer Verschwörung zu werten, sondern eher als ein Versuch, einer öffentlichen Diskussion über Sinn oder Unsinn ihrer Tätigkeit aus dem Weg zu gehen: Lieber gar nicht auf kritische Fragen antworten, dann gibt es auch keine Zitate in den Medien, die der eigenen Karriere oder der Institution, bei der man arbeitet, schaden könnten.

Wenn Sie mir nicht glauben, dass die Verantwortlichen und Pressestellen so reagieren, probieren Sie es doch einmal selbst aus. Ich freue mich auf Ihre Rückmeldung über Ihre gemachten Erfahrungen.

b) Erschließung völlig neuer Märkte für eine nimmersatte Pharmaindustrie

Mit der Begründung, aufgrund des Ernstes der Situation dürfe man keine Zeit für eine aufwendige Überprüfung von Wirksamkeit und

Sicherheit verlieren, gelang es der Pharmaindustrie, neue Medikamente und Impfstoffe wieder ins Spiel zu bringen, deren Weiterentwicklung aufgrund bereits beobachteter schwerer Nebenwirkungen ins Stocken geraten war. Durch intensive Lobbyarbeit insbesondere bei der WHO, der US-Regierung und der US-Seuchenbehörde CDC erreichten die Hersteller, dass die Anforderungen an Zulassungsstudien radikal zusammengestrichen wurden.

Nun plötzlich waren bereits gestoppte Versuche am Menschen wieder möglich, sogar in großem Maßstab. Auch wenn etliche der getesteten Medikamente und Impfstoffe bei Ebola gescheitert sind, haben die Hersteller dennoch riesige Summen von Regierungen und Stiftungen erhalten und allein dadurch wohl sogar Gewinne eingefahren. Darüber hinaus darf sich der Merck-Konzern freuen, dass sein Impfstoff es wahrscheinlich schaffen wird, bis Ende 2015 die offizielle Zulassung zu erhalten – auch wenn diese Zulassung, wie wir in diesem Buch detailliert aufzeigen werden, auf einen groß angelegten Wissenschaftsbetrug zurückzuführen ist. Das gehört übrigens zu den Dingen, die wir nicht vermuten, sondern sicher wissen.

Das Potenzial dieser neuartigen Medikamente und Impfstoffe, insbesondere bei denen, die auf Genmanipulation setzen, wird von Fachkreisen insgesamt auf mehrere hundert Milliarden Euro geschätzt. Das hat vor allem damit zu tun, dass die geplante Zulassung z. B. des Merck-Impfstoffs als *Prototypzulassung* für künftige ähnliche Impfstoffe angesehen wird, die ebenfalls wesentlich schneller und ohne die Erfüllung der sonst üblichen Qualitätskriterien zugelassen werden sollen.

Das bietet, wie ich finde, mehr als genug Motivation für eine bekanntermaßen nimmersatte Industrie, die sich durch ständig neue Korruptionsskandale zunehmend selbst diskreditiert. So wie es im Moment aussieht, wird in den nächsten Jahren eine ganze Welle neuer Impfstoffe über die Menschheit hinwegrollen. Die Folgen für unsere Gesundheit sind unabsehbar.

c) Seuchen als geopolitische Waffe

Eine Seucheninszenierung, wie wir sie bei Ebola und auch bereits bei der Schweinegrippe beobachten konnten, kann selbst wirtschaftlich leistungsfähige Nationen in die Knie zwingen. Die Wirtschaft der betroffenen Länder Westafrikas, die zu den ärmsten Ländern der Welt zählen, ist dagegen regelrecht zusammengebrochen. Davon konnte ich mir bei meiner Reise durch Guinea im Mai dieses Jahres ein eigenes Bild machen.

Damit werden Ebola & Co. jedoch für diejenigen, die solche Inszenierungen umsetzen können, zu *Werkzeugen für die Destabilisierung unliebsamer Nationen* und für die Erzeugung von Abhängigkeit und Erpressbarkeit ihrer Regierungen. Die Möglichkeiten einer Seucheninszenierung sind natürlich in erster Linie bei der WHO angesiedelt. Den größten Einfluss auf die WHO haben wiederum die US-Regierung und die Bill- und Melinda-Gates-Stiftung. Beide sind die größten Geldgeber der WHO.

Ob die Interessen dieser beiden Institutionen mit den Interessen der Völker Afrikas übereinstimmen, ist fraglich: Die drei von Ebola hauptsächlich betroffenen Länder Westafrikas, also Guinea, Sierra Leone und Liberia, bestehen praktisch nur aus Bodenschätzen. Und an denen haben alle Industrienationen größtes Interesse. Wer den Zugang zu diesen Bodenschätzen kontrolliert, übt auch Macht auf globaler Ebene aus. Je nachdem, wie man die Aufrichtigkeit und ethische Ausrichtung der US-Regierung und ihrer Behörden – und natürlich die von Bill Gates – einschätzt, muss auch die *geopolitische Rolle* der Ebola-Inszenierung in die Meinungsbildung einbezogen werden.

d) Ebola-Medikamente als biologische Waffe

Doch wie kommt es, dass der militärische Sektor seit Jahren hunderte von Millionen US-Dollar in Ebola-Medikamente und -Impfstoffe investiert? Für eine Seucheninszenierung war dies nicht unbedingt notwendig, denn die WHO hat man ja sowieso in der Tasche.

Dass es nie wirklich eine spezifische Ebola-Seuche gab, muss den verantwortlichen Dirigenten im Hintergrund eigentlich ebenfalls bewusst sein. Woher also das Interesse an genmanipulierenden Medikamenten und Impfstoffen gegen Ebola, mit denen sich z. B. bestimmte Gensequenzen in der Zelle gezielt ein- oder abschalten lassen?

Nun, wer bestimmte Gene ein- und abschalten kann, der hat es eventuell in der Hand, die Gesundheit einer ganzen Bevölkerung oder sogar bestimmte menschliche Verhaltensweisen ein- und abzuschalten.

Und selbst dann, wenn sich zeigt, dass die Medikamente unwirksam sind und stattdessen sogar ein enormes Nebenwirkungspotenzial haben, könnten es *genau diese* Nebenwirkungen sein, die für das Militär von Interesse sind.

Der wahre Grund, warum das Militär der USA und anderer Nationen insbesondere seit dem Schweinegrippe-Desaster derart in die Ebola-Forschung investiert, warum es diese Forschung zu großen Teilen der Geheimhaltung unterstellt und von der Möglichkeit des Missbrauchs als Biowaffe spricht, könnte darin liegen, dass man das Biowaffenpotenzial der Medikamente und Impfstoffe eventuell selbst einmal missbrauchen möchte – natürlich ausschließlich zur Wahrung einer großzügig ausgelegten »nationalen Sicherheit«.

Warum wir uns auf schulmedizinische Argumente einlassen

Einige unserer Leser mag es irritieren, warum wir in diesem Buch so stark auf die schulmedizinische Sichtweise bezüglich Ansteckung eingehen, obwohl doch von Angelika Müller und mir bekannt ist, dass wir der herkömmlichen Infektionshypothese eher skeptisch gegenüberstehen.

Das hat folgenden Grund: Wir wollen mit diesem Buch nicht nur Menschen erreichen, die der offiziellen Lehrmeinung sehr kritisch gegenüberstehen, sondern auch diejenigen, die dies nicht – oder noch nicht – tun. Hier möchten wir ein erstes Nachdenken anregen, indem wir die vielen Widersprüche *innerhalb* dieser Lehrmeinung nachvollziehbar aufzeigen. Unser Ziel als Autoren ist ja nicht in erster Linie, einen Bestseller zu schreiben, sondern wir wollen damit unseren Beitrag für eine echte Reform unseres Gesundheitssystems leisten. Reformer ermöglichen die Erneuerung eines maroden Systems von innen heraus, während Revolutionäre glauben, ein altes System erst zerschlagen zu müssen, um es dann durch ein neues zu ersetzen.

Ich selbst sehe mich mehr als Reformer denn als Revolutionär, da ich an einen friedlichen Wandel glaube. Doch um eines klarzustellen: Auch wenn ich glaube, dass unser Gesundheitssystem reformierbar ist, bin ich definitiv der Ansicht, dass die Mehrzahl der

Verantwortlichen ihre Stühle räumen und Platz für qualifiziertere und charakterfestere Nachfolger machen müssen.

Meine Befürchtungen

Der Merck-Impfstoff gilt ja seit der Veröffentlichung des Studien-Zwischenberichts offiziell als hundertprozentig wirksam. Geplant ist die Zulassung bis Ende 2015 und die Durchimpfung der westafrikanischen Bevölkerung.

Falls man dies wirklich umsetzen will, muss mit bürgerkriegsähnlichen Zuständen gerechnet werden: Das bereits bestehende enorme Misstrauen der allgemeinen Bevölkerung gegenüber medizinischen Maßnahmen der nationalen Regierungen und der Medizin des Westens ist durch die Ebola-Inszenierung sogar noch weiter gewachsen.

Die Folgen einer allgemeinen Durchimpfung mit dem Ebola-Impfstoff sind nicht absehbar. Zumal es gut sein kann, dass der immer noch als experimentell einzustufende Merck-Impfstoff bei einem millionenfachen Feldeinsatz hunderttausende Menschen die Gesundheit und Abertausende das Leben kosten könnte.

Auch wenn es in den von Ebola betroffenen Ländern kein funktionierendes Erfassungssystem für Medikamentennebenwirkungen gibt, wird die WHO das nicht vertuschen können. Ich befürchte deshalb den Ausbruch eines Bürgerkriegs.

Vielleicht ist dies ja das Kalkül der anonymen Regisseure der Ebola-Inszenierung, in der Hoffnung, dadurch die Kontrolle über die Rohstoffe zu bekommen. Der Schuss könnte für sie aber auch nach hinten losgehen, wenn nämlich die Zustände in Westafrika zu dem Tropfen werden, der global das Fass zum Überlaufen und die Umsetzung echter Reformen mit sich bringt.

Vielleicht wird man sich aber auch damit zufriedengeben, dass die Weltgemeinschaft Milliarden für die Anschaffung und Lagerung von Impfstoffen bereitstellt und diese, ähnlich wie bei der Schweinegrippe, gar nicht zum Einsatz kommen. Der Vorteil für die Hersteller wäre, dass es bei einem nicht eingesetzten Impfstoff zu keinen Klagen über Nebenwirkungen kommen kann. Der Nachteil für den militärischen Komplex wäre möglicherweise, dass man dann keinen Großversuch bezüglich der Eignung des Impfstoffs als Biowaffe hätte. Vielleicht einigt man sich ja auch auf einen Kompromiss, dass nämlich nur in einem bestimmten Gebiet geimpft und die Aktion danach eingestellt wird.

Ich wünsche es den Menschen in Guinea nicht, dass sie auch noch dieses Leid ertragen müssen. Andererseits könnte vielleicht genau dies einen entscheidenden Wandel in Westafrika einleiten. Noch einmal: Ich will nicht hoffen, dass es so weit kommt.

Und was hat das alles mit uns zu tun?

Ebola findet in Westafrika statt, also weit weg von Deutschland. Was können wir also für unsere hiesige Situation aus der Ebola-Inszenierung lernen?

Ganz wichtig ist, dass wir die Mechanismen verstehen, die solch eine globale Inszenierung von Ebola oder der Schweinegrippe erst ermöglichen. Diese Mechanismen bestehen aus unserer Manipulierbarkeit über unsere Ängste und Urängste.

Das Impfmarketing spielt auf diesen Ängsten wie ein Musikant auf seiner Flöte oder – wie im bekannten Märchen – der Rattenfänger von Hameln. Diese Ängste sind:

- die Angst vor Krankheit und Tod;
- die Angst, von der Herde (unserem sozialen Umfeld) ausgeschlossen zu werden;
- die Angst, als Eltern zu versagen und uns an unseren Kindern schuldig zu machen;
- die Angst vor dem Unbekannten.

Nach meinem Verständnis handelt es sich bei den ersten Ängsten um Urängste. Die Angst vor Krankheit und Tod dient der Selbsterhaltung. Die Angst, von der Herde ausgeschlossen zu werden, war wohl, als wir noch Jäger und Sammler waren, durchaus real, da man damals nur in der Gruppe überleben konnte. Die Angst, als Eltern zu versagen, gibt es in diesem Ausmaß erst seit wenigen Jahrzehnten. Ich glaube, dass auch die Verunsicherung der Eltern Teil des Impfstoffmarketings ist, aber nicht allein daher rührt. Vermutlich richten wir Eltern mit unserer Unsicherheit bei unseren Kindern sogar mehr Schaden an, als wenn wir selbstbewusst eine klare Linie fahren würden.

Die Angst vor dem Unbekannten ist eine sehr vage Angst vor den möglichen Folgen der von uns gefällten Entscheidungen. Hier gilt es immer wieder aufs Neue, sich zu entscheiden, ob man die Aufmerksamkeit mehr auf die *Chancen* oder auf die *Risiken* richten will. Dies ist eine grundsätzliche und sehr wichtige Lebenseinstellung, die natürlich nicht nur die Impffrage betrifft, aber gerade bei ihr sehr stark zum Tragen kommt.

Die Ebola-Inszenierung hält uns auf diese Weise einen Spiegel vor. Sie bietet uns eine neue Gelegenheit, uns mit unseren Ängsten zu konfrontieren, durch die wir für Manipulation von außen empfänglich wurden. In dem Maß, wie uns die Integrierung der entsprechenden Persönlichkeitsanteile gelingt, können wir mehr Verantwortung für unser Leben übernehmen und beginnen, dem Leben an sich und letztlich natürlich uns selbst grundsätzlich zu vertrauen.

Ich bin davon überzeugt, dass sich unsere Gesellschaft grundlegend wandeln wird, wenn der Anteil der Menschen, die auf diese Weise Verantwortung für ihr Leben übernehmen und für das einstehen, was ihnen für ihr Leben wirklich wichtig ist, eine bestimmte kritische Masse übersteigt. Ich glaube, wir sind schon sehr nahe dran an diesem Punkt. Dieses Buch ist unser Beitrag, dass es vielleicht ein ganz klein bisschen schneller geht.

— HANS U. P. TOLZIN

HERRENBERG, 8. SEPTEMBER 2015

1
Westafrika – Ebola oder Malaria 2.0?

Der Beginn einer erfundenen Seuche

Die ersten Meldungen von einer »mysteriösen Krankheit, die mindestens 23 Menschen im Distrikt Guéckédou in Guinea getötet hat«, gingen am 20. März 2014 als AFP-Meldung durch die Weltpresse. Die Opfer, darunter der Direktor des Distrikthospitals von Macenta (ca. 90 km von Guéckédou entfernt) und drei seiner Mitarbeiter, seien an Fieber und Brechdurchfall und in einigen Fällen an Blutungen erkrankt. Die Symptome seien identisch mit Lassa-Fieber, Gelbfieber und Ebola.

Merkwürdig ist, dass bereits bei dieser ersten Meldung keinerlei Bezug auf Malaria genommen wurde, obwohl gerade Malaria die häufigste Diagnose mit diesem Symptomspektrum darstellt. Das ist ein Phänomen, das sich übrigens bis heute durch die gesamte Berichterstattung zieht.

Die vor Ort geschickten Ärzteteams, so heißt es weiter, hätten 30 Patientenproben an Hochsicherheitslabore in Lyon (Frankreich) und nach Hamburg zum Bernhard-Nocht-Institut (BNI) geschickt, um sie dort genauer untersuchen zu lassen. Die Hilfsorganisation »Ärzte ohne Grenzen« habe bereits 100 Tonnen medizinische Güter auf den Weg gebracht, um die Erkrankten isolieren und behandeln zu können.[1]

Dies war nur der Auftakt für täglich neue Schreckensmeldungen. Am nächsten Tag waren es laut einer *Reuters*-Meldung bereits 29 Todesfälle. Die in Europa vorgenommen Labortests seien bisher nicht eindeutig verlaufen, man grenze die Suche nun auf Ebola und Marburg-Fieber ein.[2]

Noch einen Tag später waren es bereits an die hundert Todesfälle, die Seuche habe nun auch die ca. 700 km entfernte Hauptstadt Conakry erreicht. Die afrikanische Tradition, Verstorbene in ihren Heimatorten zu begraben, sei hauptverantwortlich für die Ausbreitung. Ab sofort war es den Familien verboten, ihre Toten selbst zu begraben. Stattdessen wurden sie von wildfremden Menschen in exotischen Schutzanzügen und ohne die üblichen Verabschiedungsrituale verscharrt.[3] Dies sorgte für erhebliche Unruhe in der Bevölkerung, denn die Begräbnisrituale sind ein zentraler Bestandteil der westafrikanischen Kultur.

Inzwischen lagen die Ergebnisse des französischen Labors vor: Drei von zwölf Proben seien ebolapositiv. Ab jetzt wird offiziell von einer Ebola-Seuche gesprochen.

Die Behörden Guineas waren offiziellen Quellen zufolge am 9. Februar 2014 von den Ärzten aus Guéckédou benachrichtigt worden, dass eine Häufung von tödlich verlaufenden hämorrhagischen Fiebern beobachtet werde. So brach schließlich am 14. März 2014 ein sechsköpfiges Team von Epidemiologen und einem Laborfachmann nach Waldguinea auf, wie der Landesteil, in dem der Ausbruch stattfand, auch genannt wird. Der Auftrag kam vom WHO-Büro in Conakry und dem Gesundheitsministerium von Guinea. Das Team bereiste das Gebiet und befragte Offizielle und betroffene Familien.[5] So erfahren sie vom zweijährigen Emile und von Méliandou, einem kleinen Dorf mit 31 Häusern, etwa 20 km von der Provinzhauptstadt Guéckédou und ca. 700 km von Conakry, der Hauptstadt Guineas, entfernt. Von dort sind es nur wenige Kilometer zum Dreiländereck Guinea, Sierra Leone und Liberia. Die Menschen in diesem Grenzgebiet gehören diesseits und jenseits der Grenzen zum Stamm der Kissi. Die Kissi haben ihre eigene Sprache, und in den Dörfern sprechen oft nur wenige Französisch (Guinea) oder Englisch (Liberia und Sierra Leone). Viele Familien haben Verwandte jenseits der Grenzen.

Die Menschen in Méliandou waren auch schon vor dem Ebola-Ausbruch arm. Niemand in Méliandou hat ein Moped, von einem Auto ganz zu schweigen, nur zwei oder drei haben ein Handy. Man fühlt sich isoliert und ist im Notfall z. B. auf Transportmöglichkeiten von außen angewiesen. Méliandou hat einen verschlossenen Brunnen, das Wasser riecht nach Chlor. Fünf Minuten entfernt gibt es im Wald einen Bach, an dem die Frauen die Wäsche waschen. Das Wasser ist, wie eines der Untersuchungsteams feststellte, trinkbar – das berichteten mir zumindest die Menschen in Méliandou bei meinem Besuch im Mai 2015.

Das kleine Dorf hat eine eigene Krankenstation, die vom staatlichen Gesundheitsdienst betrieben wird. Ein Krankenpfleger versorgt die Kranken bei Fieber und anderen Gebrechen mit Paracetamol & Co. Nur etwa 200 Einwohner, aber eine eigene Krankenstation? Wie ich später erfuhr, ist der Krankenpfleger auch für die umliegenden Dörfer zuständig. Eine der Fragen, denen ich vor Ort nachgehen wollte, war: Ist nun Ebola in diesem Dorf ausgebrochen, obwohl – oder *weil* – es eine eigene medizinische Einrichtung hat?

In der Schule werden mehr als 100 Kinder unterrichtet. Sie ist der ganze Stolz des Dorfes. Die Lehrer bekommen ihr Gehalt vom Staat, und dass sie dieses regelmäßig in Guéckédou abholen können, scheint eines der wenigen Versprechen der Regierung zu sein, die gegenüber den Dorfbewohnern eingehalten werden. Es gibt mehrere Klassen. Weil der Platz im eigentlichen Schulgebäude nicht ausreichte, hat das Dorf in Eigenleistung eine große und an den Seiten offene Hütte gebaut, in der die Kleinsten in einer weiteren Klasse unterrichtet werden können.

Méliandou ist zwar arm, wie so viele andere Dörfer, aber zu hungern scheint niemand. Überall wachsen Bananen, Mangos und Früchte, die wir Mitteleuropäer gar nicht kennen. Darüber hinaus ist der Regenwald voller Tiere, die gejagt werden, z. B. Affen und Fledertiere.

Hier lebte auch Etienne Ouamouno mit seiner schwangeren jungen Frau und drei Kindern. Der Jüngste war der bereits erwähnte zweijährige Emile. Emile ist in den Augen der Virologen jener Indexpatient, mit dem alles anfing. Am 2. Dezember 2013 wurde Emile krank. Er hatte hohes Fieber, Erbrechen und schwarzen Stuhlgang.[6]

Etienne brachte seinen Sohn zur Krankenstation, nachdem es nicht besser, sondern immer schlimmer geworden war. Sékou S., der Krankenpfleger, nahm sofort einen Malaria-Schnelltest vor.[7] Dieser schlug positiv an. Emile erhielt nun die übliche Medikation bei einer Malaria-Diagnose:

1. das Anti-Malaria-Mittel Artenusate & Amodiaquine (25 mg/67,55 mg«) des Herstellers IPCA, je eine Tablette am Tag, für drei Tage;
2. Paracetamol, ebenfalls drei Tage lang, dreimal am Tag zwei Tabletten (100 mg).

Wenn es nach drei Tagen nicht besser wird, so die Vorschrift, muss Sékou S. den Fall an seinen Vorgesetzten weitermelden. Emile ging es unter der Medikation tatsächlich nicht besser, sondern im Gegenteil immer schlechter. Er starb am nächsten Tag.

Als Nächstes erkrankte Emiles Mutter. Sie hatte die gleichen Symptome und zusätzlich noch Blutungen. Sie starb am 13. Dezember. Am 25. Dezember wurde die dreijährige Philomone, die ältere Schwester von Emile, krank. Symptome: Fieber, schwarzer Durchfall, Erbrechen. So wie auch Emile und die Mutter wurde sie in der Krankenstation positiv auf Malaria getestet und erhielt für drei Tage das Anti-Malaria-Mittel und Paracetamol. Doch auch ihr Zustand verschlechterte sich unter der Medikation. Sie verstarb am 29. Dezember 2013. Danach verstarb am 1. Januar 2014 die Großmutter der beiden Kinder mit Fieber und Brechdurchfall. Die Hebamme des Dorfes erkrankte am 25. Januar, wurde im Hospital von Guéckédou behandelt und starb am 2. Februar. Eine Krankenschwester des Hospitals erkrankte mit den gleichen Symptomen am 29. Januar und starb ebenfalls am 2. Februar.

So setzte sich das Drama fort. Die Virologen konnten bei den meisten Fällen eine Verbindung zu den ursprünglichen Fällen aus Méliandou herstellen. Das war nicht wirklich schwer, denn in der Region sind viele Familien miteinander verwandt und verschwägert. Man besucht sich ständig, auch über die Landesgrenzen hinweg.

Von nun an ging es Schlag auf Schlag. Am 27. März 2014 meldete die WHO insgesamt 103 Verdachts- und bestätigte Fälle, darunter 66 Todesfälle. In der Hauptstadt waren inzwischen fünf Menschen erkrankt, der Rest in den Bezirken des fernen Südostens: Guéckédou, Macenta und Kissidougou.[8]

Am 4. April meldete das Gesundheitsministerium von Guinea 143 Fälle, davon 54 laborbestätigt. In der Hauptstadt Conakry waren es inzwischen 18 Fälle, darunter fünf Todesfälle. Betroffen waren auch 14 erkrankte und acht verstorbene medizinische Pflegekräfte. Auch im benachbarten Liberia wurden die ersten Fälle registriert: 18 Verdachtsfälle, zwei laborbestätigte Fälle, sieben Todesfälle.[9]

Zwischendurch, im Mai 2014, schien es jedoch so, als wäre der Ausbruch versiegt, als wäre auch diese angebliche Ebola-Epidemie trotz fehlender Medikamente und Impfstoffe so selbstbegrenzend wie alle anderen Ebola-Ausbrüche vorher. Ende Mai meldete jedoch Sierra Leone seinen ersten bestätigten Ebola-Fall. Die Untersuchungen führten zu der Annahme, dass sich das Virus bereits seit mindestens zwei Monaten in Sierra Leone verbreitete. Und zu weiteren Erkrankungs- und Todesfällen, deren Verfolgung schnell die Grenzen zu Liberia und Guinea überschritt und zur Auffindung weiterer Ebola-Fälle sorgte.

Am 21. Juni 2014 verkündete MSF (französisch für »Ärzte ohne Grenzen«), die Epidemie sei »außer Kontrolle«, und am 8. August 2014 erklärte die WHO den »internationalen Gesundheitsnotstand«.

Am 15. Juli 2015, also mehr als ein Jahr später, meldete die WHO insgesamt 27 678 Erkrankungen, darunter 11 276 Todesfälle, davon in Guinea 3760 Fälle und 2506 Tote, in Liberia 10 673 Fälle und 4808 Tote, in Sierra Leone 13 209 Fälle und 3947 Tote.[10]

Warum jetzt und warum Ebola?

Die Ebola-Diagnose ist nicht nur deshalb merkwürdig, weil die ersten Patienten malariapositiv waren und anscheinend nie wieder auf Malaria getestet wurden. In einem Land wie Guinea, in dem es offiziell bis dahin noch niemals zu einem Ebola-Ausbruch gekommen ist, war Ebola eigentlich so ziemlich die letzte Diagnose, die für eine labortechnische Überprüfung infrage kam – und auch das erst dann, nachdem alle anderen üblichen Tests negativ verlaufen wären.

Jährlich sterben in Guinea etwa 10 000 Menschen an Malaria, also mit ebolaähnlichen Symptomen.[11] Dazu kommen noch einmal etwa 2500 Menschen, die Opfer des Lassa-Fiebers werden – ebenfalls mit ebolaähnlichen Symptomen.[12]

Eigentlich sollte man erwarten, dass die in die Hochsicherheitslabore Lyon und Hamburg geschickten Patientenproben einer »mysteriösen Seuche« systematisch auf *alle* infrage kommenden Erreger getestet wurden. Dies war jedoch definitiv nicht der Fall, und das ist eines der großen Rätsel im Zusammenhang mit dem Ebola-Ausbruch in Westafrika. In Hamburg wurden die Proben über Ebola hinaus eben nur auf Lassa-Fieber hin getestet.[13]

Welche Gegenproben im französischen Pasteur-Institut in Lyon vorgenommen wurden, hat man meines Wissens nie publiziert.

Die ersten Tests seien »nicht eindeutig« verlaufen. Das kann alles Mögliche bedeuten, z. B. dass erste positive Tests, die mit der ELISA-Methode vorgenommen wurden, nicht durch PCR oder PRNT bestätigt werden konnten. Es kann aber auch bedeuten, dass die Patientenproben auf *mehrere Erreger gleichzeitig* positiv reagiert haben. Einige Proben reagierten offenbar – mit welcher Methode auch immer – positiv auf das Ebola- und das Marburg-Virus.[14] Am Ende waren jedoch nur drei von zwölf Proben ebolapositiv.[15]

Bei den in Hamburg getesteten 20 Patientenproben sah es ähnlich aus. Während keine Probe per PCR auf Lassa-Fieber reagierte, konnte das Ebola-Virus in einem Fall per Elektronenmikroskopie und in fünf Fällen in Zellkultur identifiziert werden.

Wir wundern uns: Wenn diese Labortests tatsächlich zuverlässig genug sind, um auf der Grundlage ihrer Ergebnisse eine weltweite Seuchenpanikmache auszurufen, woran sind denn dann die restlichen drei Viertel der Patienten erkrankt, bei denen das Ebola-Virus *nicht* nachgewiesen werden konnte? Warum wurde die Ebola-Epidemie derart überstürzt ausgerufen, warum hat man nicht stattdessen mit größter Intensität weitergesucht?

Dass dieses Vorgehen durchaus nicht üblich ist, zeigt das Beispiel einer von der *U. S. Army* von 2006 bis 2008 im Hospital von Kenema durchgeführte Studie. Kenema ist eine Stadt im Grenzgebiet von Sierra Leone, 200 km von Guéckédou entfernt. Dort wurden die Proben von 253 akut an hämorrhagischem Fieber erkrankten Patienten, die weder auf Malaria noch auf Lassa-Fieber positiv getestet werden konnten, systematisch auf alternative Erreger untersucht. Normalerweise reagieren nur 30 bis 40 % der malarianegativen Patienten positiv auf das Lassa-Fieber-Virus. Was bedeutet, dass 60 bis 70 % der Patienten, die weder Malaria noch Lassa-Fieber haben, aufgrund anderer Ursachen erkrankt sind. Diese Ursachen herauszufinden war u. a. das spannende Ziel der besagten Studie.

Dass Laborergebnisse nicht immer eindeutig sind, zeigte gleich das Nachtesten auf Lassa-Fieber: Demnach hatten 25,5 % der nochmals überprüften (und zuvor lassanegativ getesteten) Patienten IgG-Antikörper gegen Lassa-Fieber, hatten die Krankheit also durchgemacht, und 3 % hatten IgM-Antikörper, was auf eine akute Infektion hindeutet.

In den anderen Patientenproben wurden nun folgende alternative Erreger gefunden:

Dengue-Fieber-Virus	4,3 %
West-Nil-Virus	2,8 %
Gelbfieber-Virus	2,5 %
Rifttal-Fieber-Virus	2,0 %
Chikungunya-Virus	4,0 %
Ebola-Virus	8,6 %
Marburg-Virus	3,6 %
Krim-Kongo-Virus	0,0 %

Insgesamt wurden also in 27,8 % der Proben, in denen weder Erreger von Malaria noch von Lassa-Fieber nachweisbar waren, die oben aufgeführten alternativen Erreger gefunden.[16]

Nach der Erkrankungsursache der *restlichen* 72,2 % wird übrigens auch in dieser Arbeit nicht gefragt!

Nichtvirale bzw. nichtbakterielle Ursachen werden ebenfalls nicht diskutiert. Warum eigentlich nicht? Somit sind wir schon wieder beim größten Rätsel dieses Ausbruchs und – wie wir im Verlauf des Buches noch sehen werden – auch aller anderen Ebola-Ausbrüche angelangt.

Warum hat außerdem die Tatsache, dass Ebola laut der damaligen Labortestserie die dritthäufigste Ursache für hämorrhagische Fieber darstellte, nicht bereits 2008 zu einem weltweiten Ebola-Alarm geführt? Und warum hat sich Ebola nicht bereits damals epidemieartig über das Gebiet der Kissi ausgebreitet? Warum hat es nicht schon damals einen gleichzeitigen Ausbruch von Ebola, Marburg-Fieber, Chikungunya-Fieber, Rifttal-Fieber, West-Nil-Fieber und Dengue-Fieber gegeben? Warum haben die infizierten Personen nicht schon damals reihenweise ihre Umgebung angesteckt?

Was wäre wohl dabei herausgekommen, hätte man die Patientenproben aus Guéckédou und Macenta genauso akribisch auf alle infrage kommenden Erreger untersucht wie die Patientenproben in Kenema? Warum wurde hier mit zweierlei Maß gemessen? Was hat das mit Wissenschaft zu tun? Und wer kam überhaupt auf die verrückte Idee, die Ebola-Diagnose labortechnisch abprüfen zu lassen – und alternative Erreger eben nicht? Von den fehlenden toxikologischen Untersuchungen ganz zu schweigen!

Ich fragte Prof. Stephan Günther vom Bernhard-Nocht-Institut, warum die Proben nur auf Ebola und Lassa-Fieber getestet wurden und nicht z. B. auf Malaria. Seine Antwort per E-Mail vom 24. Juli 2015:

> Da Malaria lokal diagnostiziert und behandelt werden kann, testen wir das nicht primär, nur wenn wir nichts anderes finden. Die »Ärzte ohne Grenzen« hatten außerdem ein Malariaprojekt in Guéckédou und waren sich sicher, dass es nicht Malaria ist.

Auf meine Rückfrage teilte er mir am 3. August mit:

> Wie gesagt, wir haben Ebola gefunden. Wir hätten weiter auf andere Pathogene getestet, wenn wir nichts gefunden hätten. Wir sollten die Ursache des Ausbruchs finden, und die war mit Ebola klar. Eine Einsicht in unsere Unterlagen ist nicht möglich.

In drei Vierteln der Patientenproben wurden vom BNI *keine* Ebola-Viren gefunden. Aber das BNI, eines der wichtigsten WHO-Referenzlabore für hämorrhagische Fieber, hält es nicht für nötig, genauer hinzuschauen, sondern hört mit der Suche einfach auf? Diese Heimlichtuerei des BNI bestätigte wieder einmal meinen Eindruck, dass in den Laborzentren weltweit gemauschelt wird. Schließlich geht es um internationale Aufträge und staatliche Zuschüsse in Millionenhöhe für Forschungsprojekte oder neue Hochsicherheitslabortrakte. Wer da aus der Reihe der professionellen Virenversteher ausschert, sitzt durchaus mal schnell finanziell auf dem Trockenen. Kein Wunder also, dass ein Prof. Günther meiner Bitte um Einblick in die Original-Laborunterlagen nicht nachkommen wollte: Man ist darauf angewiesen, den Anschein von Wissenschaftlichkeit zu wahren, sonst versiegen Aufträge und Geldquellen.

Das BNI war übrigens auch für die Koordination des europäischen mobilen Labors EMLab zuständig, das bereits Ende März/Anfang April 2014 seine Arbeit in Guéckédou aufnahm, um schnelle Ebola-Diagnosen vor Ort zu ermöglichen.[17] Wer weiß, ob die angebliche

Ebola-Epidemie sich *ohne* dieses Labor nicht doch wieder zu einem Malaria-Ausbruch zurückverwandelt hätte. Denn jeder Patient mit fieberhaftem Brechdurchfall wurde nun ja *zuerst* auf Ebola getestet. Weitere Testungen wurden bei einem positiven Ergebnis gar nicht mehr vorgenommen. Ohne die Ebola-Panikmache und ohne das EMLab wären alle Patienten wie bisher auch zuerst auf Malaria getestet worden.

Alle »Malaria-Etiketten« einfach mit »Ebola-Etiketten« überklebt

Die Symptome von Ebola sind weitgehend identisch mit den Symptomen von Malaria und Lassa-Fieber, den beiden häufigsten Diagnosen bei hämorrhagischem Fieber in Guinea. Eine Prüfung mindestens auf Malaria ist Diagnosestandard, und das weltweit. Dabei sind laut RKI positive Ergebnisse von Malaria-Schnelltests, wie sie auch in Méliandou verwendet wurden, zuverlässig, während negative Testergebnisse auch falsch-negativ sein können. Es muss also selbst dann, wenn der Malaria-Schnelltest negativ ausfällt, noch einmal mit einem genaueren Testsystem auf Malaria geprüft werden.[18]

Schwierig wird die Diagnose allerdings dann, wenn *beide* Tests, sowohl auf Malaria als auch auf Ebola, positiv verlaufen. Dann sei, so das RKI, mit einem der Referenzzentren Rücksprache zu halten, was in der Regel wohl das BNI wäre. Nach welchen Kriterien dieses dann die Entscheidung fällt, ist meines Wissens nirgendwo dokumentiert, also völlig beliebig und möglicherweise von der Tageslaune des zuständigen Sachbearbeiters oder anderen unwissenschaftlichen Einflüssen abhängig.[19]

Um herauszufinden, warum der Ausbruch von 2014 zur Ebola-Diagnose führte, wäre es auch interessant, sich mit jener Person zu unterhalten, die *als allererste* auf die Idee gekommen war, die Ursache könne das Ebola-Virus sein. Bei meinen Recherchen in Guinea führte mich die Spur zu einem hohen Armeearzt und ehemaligen Gesundheitsminister in der Hauptstadt Conakry. Wie mir Dr. Kalissa N'fansoumane, Leiter des Hospitals in Guéckédou, berichtete, habe ihm dieser Armeearzt, als er die rätselhaften Todesfälle telefonisch meldete, geantwortet, dass es sich um Ebola handeln müsse.

Das ist überraschend. Wie konnte ein Gesundheitsfunktionär in der fernen Hauptstadt dies wissen, wo er doch gerade erst von den mysteriösen Fällen erfahren hatte? Vielleicht hatte er schon vorher auf anderem Wege von den tödlichen Erkrankungen gehört. Dennoch ist damit nicht erklärt, wie er auf das Thema Ebola gekommen war. Meinen Versuchen, mit dem besagten Militärarzt ein Treffen für ein Interview zu vereinbaren, wich dieser tagelang aus. Das war ungewöhnlich, denn ich hatte in den zwei Wochen, in denen ich in Guinea unterwegs war, ansonsten niemals Probleme, ein Interview zu bekommen. Sogar ein Gespräch mit dem Präsidenten des Landes stand in Aussicht, kam dann jedoch leider nicht mehr zustande.

Für Dr. Alexis Traore, den Leiter der Impfstation in Guéckédou, fand die erste Begegnung mit dem Ausbruch am 24. Januar 2014 statt. Dr. N'fansoumane vom Hospital in Guéckédou hatte ihm fünf schwere Fälle mit hohem Fieber gemeldet, die nicht auf die Malaria-Behandlung angesprochen hatten. Drei der Patienten seien bereits gestorben. Daraufhin schickte Dr. Traore ein Team mit Medikamenten zum Hospital. Die beiden bis dahin überlebenden Patienten wurden gegen Cholera behandelt, da Cholera in dieser Gegend eine häufige Diagnose bei Brechdurchfällen ist. Doch auch diese Patienten starben. Daraufhin gab Dr. Traore die Anordnung, sich auf eine Cholera-Epidemie vorzubereiten.

Einige der verstorbenen Patienten waren in Nachbardörfern von Méliandou begraben worden. Dort traten weitere Fälle auf, die man nun ebenfalls Ebola anlastete. Cholera-Tests wurden laut Dr. Traore nicht durchgeführt. Behandelt wurde mit Antibiotika, Paracetamol, Anti-Malaria-Mittel und Elektrolytinfusionen.

Das hohe Fieber war eigentlich für Cholera untypisch, die bei einigen Patienten auftretenden Blutungen ebenfalls. Deshalb wurde bei sieben der Patienten ein Cholera-Test durchgeführt. Davon testeten drei positiv auf Cholera. Das irritierte die Mediziner. Sie kamen zu dem Schluss, dass dies keine normale Cholera-Epidemie sein konnte, und informierten über den offiziellen Meldeweg den Regionaldirektor des Gesundheitswesens in der Stadt N'Zérékoré, der die Meldung wiederum nach Conakry weiterleitete.

Aus Conakry kam die Aufforderung, Patientenproben zu schicken. Parallel habe MSF vergeblich versucht, eine Diagnose zu stellen. Laut

Dr. Traore schickten WHO-Vertreter die Proben nach Conakry, von wo aus sie zu den Pasteur-Instituten in Lyon (Frankreich) und Dakar (Senegal) weitergeleitet wurden. Auch MSF nahm Patientenproben und schickte diese nach Hamburg zum Bernhard-Nocht-Institut.[20]

Den wenigsten Menschen ist bewusst, welche Rolle der Erstverdacht bei einer schulmedizinischen Diagnose spielt. Der Arzt, der die Probe eines akut Erkrankten an ein Labor einschickt, muss dem Labor natürlich sagen, worauf getestet werden soll. Schlägt der Test positiv an, ist die Frage nach der Diagnose beantwortet – und das umso mehr, wenn der Patient akute Symptome zeigt, die zu der Diagnose passen. Das Labor erfüllt seinen Auftrag, mehr aber auch nicht. Mehr kann es ja normalerweise auch nicht abrechnen: Prüft das Labor alternative Diagnosen, so muss es dies in der Regel auf eigene Kosten tun. Wenn das Labor stattdessen auf die Idee käme, gegen alle denkbaren Erreger gleichzeitig zu testen, könnte es gut sein, dass der Test bei mehreren (!) Erregern positiv verläuft. Dies ist jedoch der Horror für das Labor, aber auch für den beauftragenden Arzt, denn damit wird eine eindeutige Diagnose unmöglich. Diese benötigt jedoch der Schulmediziner, um regelkonform und haftungsbefreit dem Patienten eine bestimmte Therapie vorschlagen zu können.

Das allein ist aus Patientensicht schon beunruhigend genug, denn die Vorliebe des diagnostizierenden Arztes für bestimmte Diagnosen kann leicht dazu führen, dass andere wesentliche Ursachen übersehen werden. Sie werden deshalb übersehen, *weil der Schulmediziner nach einem positiv verlaufenen Labortest aufhört weiterzusuchen.*

Das kann jedoch fatal sein, denn die Anwesenheit bestimmter Erreger bedeutet ja keinesfalls automatisch, dass dieser Erreger die Ursache einer akuten Krankheit darstellt. Wie wir später noch sehen werden, macht Studien zufolge ein nicht unerheblicher Anteil der afrikanischen Bevölkerung Ebola völlig ohne Symptome durch. Was kann unter solchen Umständen ein positiv verlaufener Labortest bei einem Erkrankten überhaupt aussagen?

Noch beunruhigender ist, dass die verantwortlichen Gesundheitsbehörden und Institute bei der Meldung einer »mysteriösen tödlichen Seuche« nach genau diesem oberflächlichen und vorschnellen Muster vorgehen und nach der Bestätigung einer bevorzugten Diagnose aufhören weiterzusuchen, statt *sämtliche* infrage kommenden Ursachen abzuprüfen.

Um eine weltweite Seuchenpanikmache zu starten, reicht es also aus, wenn ein einziger Mediziner, der Proben einschickt, eine bestimmte Diagnose bevorzugt!

Wie man mir in der Impf- und Geburtsstation in Sérédou in der Nähe von Macenta bestätigte, war dem medizinischen Personal nach Bekanntwerden der erste Ebola-Fälle verboten worden, Malaria-Tests vorzunehmen, um den Kontakt mit Patientenblut zu vermeiden. Patienten mit fieberhaftem Brechdurchfall wurden stattdessen direkt nach Macenta und Guéckédou weitergeleitet, wo seit dem 3. April 2014 das *European Mobile Laboratory* unter der Leitung der WHO Patientenproben direkt testen konnte.[21]

Es ist eine Gesetzmäßigkeit: Je mehr getestet wird, desto mehr testpositive Ergebnisse gibt es – und das völlig unabhängig vom Gesundheitszustand der Patienten. Allein damit lässt sich schon eine scheinbare Epidemie starten, denn diese basiert ja auf Labortests. Wie wir anhand der Testergebnisse des BNI und des Pasteur-Instituts gesehen haben, führen die drei Viertel negativ verlaufenden Testergebnisse jedoch nicht dazu, nach weiteren Ursachen zu suchen. Was ist das denn für eine medizinische Logik?

Eine sehr wichtige Beobachtung in diesem Zusammenhang ist, dass die Malaria-Fälle im gleichen Maße zurückgingen, wie die Ebola-Fälle zunahmen.[22] Dies spricht dafür, dass die angebliche Ebola-Seuche auf einer *Umdeutung* von »Malaria« und »Lassa-Fieber« zu »Ebola« beruht. Es hat jedoch in Wahrheit *insgesamt* nicht mehr Erkrankte mit fieberhaften Brechdurchfällen gegeben als *vor* der Zeit des Ebola-Ausbruchs. Eigentlich hat es nie wirklich eine Ebola-Seuche gegeben, sondern alle Fälle, die vorher das »Malaria-Etikett« aufgeklebt bekommen hatten, erhielten nun das »Ebola-Etikett«.

Die Bedeutung des Indexpatienten

Jede Epidemie beginnt mit dem sogenannten Indexpatienten. Das ist der allererste Erkrankte, der alle anderen angesteckt hat, entweder direkt – oder indirekt, nachdem die Angesteckten wieder andere angesteckt haben. Ohne einen Indexpatienten gibt es, zumindest aus

Sicht des Virologen, keine Epidemie und auch keinen Zusammenhang zwischen den Erkrankten. Wenn jedoch kein Zusammenhang zwischen den Erkrankten nachweisbar ist, hat der Virenjäger nichts mehr zu tun, dann muss er den Fall an andere medizinische Disziplinen, z. B. an die Umweltmediziner, die Ernährungsmediziner, Psychologen, Toxikologen usw. abgeben. Darum wird ein Virologe, der innerhalb des schulmedizinischen Systems Karriere machen will, alles tun, um diesen Zusammenhang zwischen den Erkrankten nachzuweisen. Wenn er es schafft, mit seinen Argumenten das Gehör derjenigen zu finden, die über die medizinischen Fachjournale herrschen, über Institute, Forschungsgelder und Nobelpreise, ist ihm eine ruhmreiche Karriere so gut wie sicher. Das mag auch einer der Gründe sein, warum keiner der internationalen Forscher aus der Reihe der Ebola-Verkünder ausschert. Wofür es aus sachlicher Sicht zahlreiche schwerwiegende Gründe gäbe, wie wir ja in diesem Buch zeigen.

Natürlich stellt sich auch für den Virologen die Frage, wo sich der Indexpatient angesteckt hat. Das bedeutet unter Umständen ein echtes Dilemma, denn um den Fall nicht an andere Disziplinen abgeben zu müssen, gilt es, eine plausible Erklärung zu finden.

Kann man nicht ausmachen, wo sich der Indexpatient angesteckt hat, dann ist das Virus aufgrund einer verhängnisvollen Mutation eben von einem Tier auf den Menschen übergesprungen. Siehe Vogelgrippe oder Schweinegrippe.[23] Dann gilt es als Nächstes, diese Tiere ausfindig zu machen, künftig entweder vom Menschen fernzuhalten oder zu töten – oder komplett mit neu zu entwickelnden Impfstoffen durchzuimpfen. Die erfolgreich eingesetzte »Kreativität« des Virologen bei der Interpretation der verfügbaren Fakten kann durchaus darin münden, dass er hauptverantwortlich an der Entwicklung neuer Medikamente oder Impfstoffe mitwirken darf. Diese Kreativität besteht übrigens auch darin, dass der Virenjäger tapfer alle Hinweise auf eine natürliche Durchseuchung der Bevölkerung mit dem Ebola-Virus ignoriert: Das Virus kursierte vermutlich schon immer in der Bevölkerung, und es erkrankt nur ein derart kleiner Teil der Infizierten, dass man die Virushypothese noch einmal in Ruhe überdenken müsste (siehe dazu Kapitel 4). Doch was der Virologe nicht weiß …

Wir können die internationalen Seuchenkampagnen nur verstehen, wenn wir den Mechanismus der Eigeninteressen dahinter verstehen. In der Medizin haben die Viren- und Bakterienjäger eine regelrechte Sonderstellung. Milliarden und Abermilliarden Euro fließen jährlich in ihre Forschungen und die Entwicklung von neuen Produkten, antiviralen Medikamenten und Impfstoffen. Behauptet ein Virologe, die Ursache einer gehäuften Erkrankung gefunden zu haben, dann stürzen sich in der Regel die Behörden und Medien auf diese Erklärung, und andere alternative Ansätze erhalten keinerlei Aufmerksamkeit mehr. Dabei hätten z. B. die Toxikologen, Psychologen oder Ernährungswissenschaftler möglicherweise einiges beizutragen.

Was ich damit sagen will: Durch die Aufspaltung der Medizin in zahlreiche Bereiche gibt es unter diesen Bereichen eine Konkurrenz um Öffentlichkeit und Finanzmittel. Der Virologe, der etwas auf sich hält, wird deshalb alles versuchen, Erkrankungen innerhalb seines eigenen medizinischen Weltbildes zu erklären – und das Weltbild des Virologen besteht nun mal ausschließlich aus »allgegenwärtigen« und potenziell tödlichen Mikroorganismen.

Dabei können die wahren Zusammenhänge leicht auf der Strecke bleiben. Denn in der Regel sind Krankheiten ja nicht die Folge einer *einzigen* Ursache, sondern das Ergebnis eines Zusammenspiels *verschiedener* Ursachen. Das monokausale Weltbild vieler Schulmediziner, wonach es nur eine einzige Ursache geben kann, die zwingend zu einer ganz bestimmten Diagnose und diese zwingend zu einer ganz bestimmten Therapie führt, macht im Grunde den Arzt in Fleisch und Blut überflüssig. Bei bestimmten Symptomen und Laborwerten könnte auch genauso gut ein Computer die Diagnose stellen und ein Rezept ausdrucken. In diese Richtung geht ja auch die Entwicklung, unterstützt durch immer mehr Richtlinien und Vorgaben, wie der Arzt bei bestimmten Symptomen vorzugehen hat.

Das monokausale Weltbild erleichtert zwar die Diagnose, die Erstellung von einschränkenden Richtlinien und Quasistandards, an die sich der Arzt halten soll, ist jedoch völlig weltfremd. Der Virologe lebt in seiner eigenen Scheinwelt, die er sich nach Belieben zurechtbiegt. Wehe dem Patienten, der einem solchen Mediziner in die Hände fällt!

Dabei wäre es aus Sicht des öffentlichen Gesundheitsdienstes von elementarer Wichtigkeit, Ausbrüche unbekannter Ursache von einem *interdisziplinär* zusammengestellten Team untersuchen zu lassen, das von einem in jeder Hinsicht unabhängigen Universalmediziner geleitet wird. Dies wäre ganz im Sinne der Volksgesundheit und deshalb eine Forderung der Vernunft. Besteht jedoch ein Untersuchungsteam nur aus Virenjägern, wird das Ergebnis auch nur aus Viren bestehen!

Bestimmten Viren oder Bakterien die Schuld in die Schuhe zu schieben ist nicht weiter schwierig: Auch der gesunde Mensch hat mehr Bakterien in sich, als er über eigene Körperzellen verfügt.[24] Auch ein gesunder Mensch macht immer wieder kleinere Entzündungen durch, die er gar nicht bemerkt, da sie lokal und zeitlich begrenzt sind. Das ist der ganz natürliche Umgang unseres Organismus mit wechselnden Stress- und Umgebungsfaktoren. Werden in akuten Fällen keine Bakterien gefunden, so findet der Virenjäger doch häufig virale Aktivitäten im entzündeten Gewebe. In seinem denkbar einfach gestrickten Weltbild bedeutet dies automatisch zweierlei:

1. dass die Viren die Ursache der Entzündung darstellen;
2. dass die Viren von außen eingedrungen sein müssen.

Wissenschaftlich beweisen muss der Virologe dies gar nicht, wie das Beispiel Gebärmutterhalskrebs zeigt: Dafür, dass Prof. zur Hausen frech behauptete, die reine Anwesenheit von humanen Papillomviren (HPV) im Krebsgewebe sei ein Beweis dafür, dass HPV auch die Ursache des Krebsgeschehens darstellt, bekam er sogar den Nobelpreis.

Epigenetisch gesehen ist dies jedoch völliger Blödsinn, denn gestresste Zellen kommunizieren miteinander auf genetischer Ebene – indem sie genetische Sequenzen in Form von Viren untereinander austauschen.[25] Die Epigenetik wird meiner Ansicht nach innerhalb einer Generation die Virologie weitgehend als Wissenschaftszweig ersetzen, denn im Gegensatz zur Virologie ist die Epigenetik in der Lage, die verschiedensten medizinischen Richtungen sinnvoll miteinander zu verbinden.

Durch die ständige bakterielle und virale Aktivität im Kranken wie auch im Gesunden braucht der Virologe unter allen Betroffenen, die positiv auf seinen Test reagieren, nur noch jemanden zu bestimmen, der angeblich als Erster erkrankt ist. Danach bringt er möglichst viele der Erkrankungen in einen Zusammenhang mit ihm. Abschließend ist dann zu klären, von welchem Tier das böse Virus auf den allerersten Indexpatienten übergesprungen sein könnte. Schafft der Virenjäger das, winkt aus der Ferne schon mal das Nobelpreiskomitee.

Ein Dorf namens Irié

Der Handelsminister von Guinea, den ich am Morgen des 25. Mai 2015 in seinem Haus in Guéckédou interviewen konnte, hatte uns von einem Dorf berichtet, in dem 30 oder mehr Menschen an einem einzigen Tag an Ebola gestorben seien. Also fuhren wir am nächsten Tag nach Irié, mehr als 200 km weiter Richtung Südwesten, entlang der liberianischen Grenze. Dieses Dorf ist recht groß, es hat laut dem stellvertretenden Dorfchef mehr als 1000 Einwohner. Dass mehrere Dutzend Menschen an einem Tag gestorben seien, konnten weder die Dorfbewohner noch die örtliche Krankenpflegerin bestätigen. Das Sterben zog sich vielmehr über Wochen hin. Die Indexpatientin war hier eine über 100 Jahre alte Frau, die Ende Juli 2014 von eine Reise aus Sierra Leone zurückgekehrt war und an Durchfall, Erbrechen und Fieber erkrankte. Da die örtliche Krankenstation über keine Malaria-Schnelltests mehr verfügte, konnte keine Malaria-Diagnose durchgeführt werden. Die Patientin erhielt laut der zuständigen Krankenpflegerin Elektrolyte, um den Flüssigkeitsverlust auszugleichen, sowie die Antibiotika Doxycyclin und Metronidazol.[26]

Bekannte Nebenwirkungen von Doxycyclin:[27]

Sodbrennen, Magendruck, *Erbrechen*, Blähungen, Fettstühle, *Durchfall*, Mundschleimhautentzündungen, Rachenschleimhautentzündungen, Heiserkeit, Schluckbeschwerden, allergische Reaktionen mit Hautausschlag, Nesselsucht, Juckreiz, Rötungen, Schwellungen, *Kopfschmerzen*, Gelenkschmerzen, *Fieber*, Wassereinlagerungen im Gewebe, Asthma, Anaphylaxie, Lichtempfindlichkeit mit Sonnenbrand, Fingernagelablösung, *Blutgerinnungsstörungen*, *Blut im Urin*, verbrühte Haut, Sehstörungen, Blutbildveränderungen,

Lympherkrankungen, Nierenschädigungen, Empfindungsstörungen, Herzrasen, Muskelschmerzen, Unruhe, Angstzustände, Geruchsstörungen, Geschmacksstörungen, Überempfindlichkeitsreaktionen aller Art, Schwarze Haarzunge, Darmentzündungen, epileptische Krampfanfälle, Pilzbesiedelungen der Haut und Schleimhäute, Veränderung von Laborwerten.

Bekannte Nebenwirkungen von Metronidazol:

Geschmacksstörungen, Zungenbelag, Zungenentzündungen, Mundraumentzündung, Bauchschmerzen, Magendrücken, leichte bis sehr schwere *Durchfallerkrankungen, Übelkeit,* (bitteres) Aufstoßen, *Erbrechen,* Appetitlosigkeit, *Blutbildveränderungen,* Verminderung weißer Blutkörperchen, *Fieber,* Bindehautentzündung, Schnupfen, Venenrandreizungen und -entzündungen, Sehstörungen, Leberfunktionsstörungen, Gelbsucht, allergische Reaktionen wie Juckreiz, Nesselsucht oder Hautrötungen, allergischer Schock, Harnstörungen, Harnverhalt, Blasenschwäche, Harnblasenentzündung, Genitalpilzinfektionen, EKG-Veränderungen, Darmentzündungen, Bauchspeicheldrüsenentzündung, Verminderung der Blutplättchen, *Kopfschmerzen,* Schwindel, Schläfrigkeit, Schlaflosigkeit, Verwirrtheitszustände, Erregbarkeit, Depressionen, Koordinationsstörungen, Krampfanfälle, Nervenerkrankungen, Taubheitsgefühl, Kribbeln, Pelzigsein der Haut, Schwächegefühl, Benommenheit, Halluzinationen. Metronidazol kann außerdem bei Bakterien erhöhte Mutationen (und damit z. B. Resistenzen) und bei Patienten Veränderungen der Chromosomen, also der DNA, bewirken.

Ebola und Medikamentennebenwirkungen: Haben Sie es bemerkt?

Was auch immer die wahre Ursache der ursprünglichen Symptome gewesen sein mag, z. B. Pestizide, verdorbene Lebensmittel oder kontaminiertes Wasser: *Nach* der Gabe dieser beiden Antibiotika ist es unmöglich, noch eine eindeutige Diagnose zu stellen, selbst wenn sie Ebola lautet, denn allein die möglichen Nebenwirkungen sind in der Lage, heftige und sogar tödliche ebolaartige Symptome auszulösen. Einige der wichtigsten Leitsymptome von Ebola, die mit den möglichen Nebenwirkungen dieser Antibiotika übereinstimmen, habe ich deshalb in der Aufzählung hervorgehoben. Und dabei haben wir mögliche Wechselwirkungen zwischen den beiden Mitteln noch gar nicht berücksichtigt.

Außerdem wäre zu diskutieren, welchen Sinn Medikamente machen, die für eine Schwächung der Immunabwehr sorgen – die weißen Blutkörperchen (Leukozyten) spielen aus schulmedizinischer Sicht nämlich eine zentrale Rolle in der Abwehr von krankmachenden Mikroorganismen. Es kann doch wohl nicht wahr sein, dass man bei einer Infektion Medikamente gibt, die aus schulmedizinischer Sicht Tür und Tor für *alle anderen* Erreger weit aufstoßen!

Trotz (oder vielleicht gerade aufgrund) dieser Medikamente wurde der Zustand der Patientin nicht besser. Deshalb wurde sie in die 20 km entfernte Impf- und Geburtsstation von Sérédou gebracht. Dort wurde sie von drei Krankenpflegern der Nachtschicht empfangen und behandelt.

Zu dieser Zeit (Ende Juli 2014) lief die Ebola-Panikmache bereits auf Hochtouren. Den Krankenpflegern war es deshalb verboten, Malaria-Tests durchzuführen, damit sie nicht mit Blutprodukten in Kontakt kommen konnten.[29] Die Patientin habe »die üblichen« Medikamente erhalten, also vermutlich Elektrolytinfusionen sowie Paracetamol, weitere Antibiotika, Parasiten- und/oder Malaria-Mittel. Drei Tage lang wurde es nicht besser, sondern schlimmer, sodass man sie zum Hospital in Macenta transportieren wollte. Doch sie und ihre Familie verweigerten dies, und so brachte man sie zurück nach Irié, wo sie dann im Kreis ihrer Familie verstarb.

Drei Tage nachdem sie die Krankenstation in Sérédou verlassen hatte, wurden zwei von den drei Krankenpflegern, die sie eingangs behandelt hatten, krank und starben. Insgesamt starben vier der Pfleger. Die Station musste von Mitte August bis Mitte November geschlossen werden, sodass auch keine Impfaktionen durchgeführt werden konnten.

Da die Nebenwirkungen von Medikamenten die gleichen Symptome hervorrufen können wie das Ebola-Virus, habe ich natürlich gefragt, welche Medikamente die Krankenpfleger in Sérédou routinemäßig und bei Konfrontation mit bestimmten Patienten erhalten. Standard sind die üblichen Impfstoffe, wie sie auch die Bevölkerung erhält: Also ein Mehrfachimpfstoff gegen Tetanus, Diphtherie, Keuchhusten, Hepatitis B und HiB, Tuberkulose und Polio.

Dass die Pflegekräfte selbst vorsorglich Antibiotika oder andere Medikamente eingeworfen haben, wollte mir der Krankenpfleger der Station nicht bestätigen. Ich bin mir nicht sicher, ob er mir wirklich die Wahrheit gesagt hätte, denn die weit verbreitete Angst der Pflegekräfte vor Ebola-Patienten kann sehr wohl dazu geführt haben, dass sie ihren Zugriff auf den Medikamentenschrank für sich selbst genutzt haben.

Doch auch die Angst selbst kann, wie wir aufgrund der Psychoneuroimmunologie zweifelsfrei wissen, zu schweren Erkrankungen führen. Und wer sich selbst ständig auf Anzeichen von Fieber, Übelkeit oder Durchfall beobachtet, kann dadurch wie ein Hypochonder diese Symptome erzeugen.

Nach der ersten Patientin wurde kurze Zeit darauf auch eine Freundin ihrer Tochter in die Irié-Krankenstation gebracht. Symptome: Fieber, Kopfschmerzen, Herzrasen, niedriger Blutdruck. Mangels Malaria-Test wurde auch hier rein auf der Basis von Vermutungen behandelt.

Die Antibiotika hatten bei der ersten Patientin nicht geholfen. Also versuchte man es mit Praziquantel (600 mg) gegen Parasiten im Bauch, Niclosamid (500 mg) gegen Bandwürmer, Mebendazol gegen Fadenwürmer, Spulwürmer und Peitschenwürmer. Dazu wurde Sulfadoxin-Pyrimethamin des chinesischen Herstellers ZMC gegeben. Sulfadoxin ist ein Antibiotikum und Pyrimethamin ein Parasitenmittel. Des Weiteren Paracetamol und Elektrolyte (*Ringer-Lactate Solution for Injection*).

Die Patientin wurde mit den Medikamenten nach Hause geschickt. Sie kam dann nicht mehr zurück, sondern wurde, als ihr Zustand sich nicht verbesserte, direkt nach Sérédou gebracht, wo sie fünf Tage lang weiter behandelt wurde.

Bekannte Nebenwirkungen von Praziquantel:[30]

Leibschmerzen, Übelkeit und Erbrechen, Durchfall, Kopfschmerzen, Schwäche, Benommenheit, Quaddelbildung, Juckreiz, *Fieber*, Schwindel, Müdigkeit, Appetitlosigkeit, Muskelschmerzen, Nesselsucht, Hautrötung, Hautausschläge, Störungen des Gehirns einschließlich Epilepsie, Koma, *blutiger Durchfall*, Störungen des Herzens wie Herzrhythmusstörungen.

Bekannte Nebenwirkungen von Niclosamid:[31]

Leibschmerzen, Übelkeit, Brechreiz, Überempfindlichkeitsreaktionen wie Ausschlag, Juckreiz oder Hautrötungen, anaphylaktische Reaktionen bis hin zum anaphylaktischen Schock, Schwindel, Benommenheit, blaues Anlaufen der Haut und Schleimhäute (Zyanose), ungewöhnliches Schwitzen, Erschöpfung.

Bekannte Nebenwirkungen von Mebendazol:[32]

Blutbildveränderungen wie Mangel an weißen Blutkörperchen, Haarausfall, *Kopfschmerzen,* Leberfunktionsstörungen, Leberentzündungen (Hepatitis), *Fieber, Magen-Darm-Beschwerden,* Anaphylaxie, Überempfindlichkeitsreaktionen der Haut, Krämpfe, *Leibschmerzen,* Ausschläge, Nesselsucht, Nierenentzündung, *Durchfall,* Schwellungen, schwere Hauterkrankungen, *Übelkeit* und *Erbrechen, Bauchkrämpfe,* Nierenentzündungen.

Bekannte Nebenwirkungen von Sulfadoxin-Pyrimethamin:[33]

Übelkeit und *Erbrechen, Durchfall,* Appetitlosigkeit, allergische Reaktionen, leichte und schwere Hautreaktionen bis hin zum Tod, *Fieber,* Schüttelfrost, Erkrankungen der Lunge, Hyperventilieren, krankhafte Veränderungen des Blutbildes, *Gerinnungsstörungen,* Hepatitis, *Kopfschmerzen,* Nervenentzündungen, Depressionen, Krämpfe, Störungen des Bewegungsablaufs, Erschöpfung, Muskelschwäche, Nervosität, Apathie, Tinnitus, Halluzinationen, weiße Hautflecken, Nierenversagen und sonstige Nierenerkrankungen.

Die Tochter der Indexpatientin, die ihre Mutter in Sérédou gepflegt hatte, wurde ebenfalls krank. Während ihre Mutter in Irié starb, wurde die Tochter zunächst von einem Medikamentenverkäufer behandelt. Was vermutlich bedeutet, dass er ihr die gleichen Medikamente gab, wie sie von den Krankenstationen verabreicht werden. Der »Pharmacist« kam dann plötzlich nicht mehr, sodass die Krankenstation von Irié am 2. August die Behandlung fortsetzte. Eine Tante übernahm die Pflege, wurde dann selbst krank und starb schließlich, während die Tochter der Indexpatientin immer noch am Leben war.

Auch der Ehemann dieser Tante sowie seine zweite und dritte Ehefrau und die Tochter der Tante erkrankten und starben. Der leitende Pfleger der Krankenstation in Irié floh nach Macenta, erkrankte ebenfalls und starb dort.

Danach gab es immer mehr Erkrankte mit Muskelschmerzen, Durchfall, Halsschmerzen, Fieber, Bauchschmerzen, Husten, Müdigkeit, Gelenkschmerzen oder Ohrenschmerzen. Die Patienten wurden nun direkt nach Macenta oder Guéckédou geschickt, wo sie behandelt und von dem dort inzwischen aufgebauten mobilen Labor auf Ebola getestet wurden.

Was hat ein RKI-Team im Ebola-Land zu suchen?

Das erste in Méliandou eingetroffene internationale Forschungsteam ging vom Robert-Koch-Institut (RKI) aus, der deutschen Seuchenbehörde. Man war vor dem Besuch in Méliandou bereits in Waldguinea auf Forschungsreise gewesen, um nach Hinweisen für eine Zoonose, also einen tierischen Ursprung des Ebola-Virus, zu suchen. Man untersuchte Proben von Wildtieren auf das Vorhandensein des Virus und achtete auf ungewöhnliche Sterbewellen. Bis dahin hatte man weder das eine noch das andere feststellen können, und der Ausflug schien schon zum Scheitern verurteilt, als man die Nachricht erhielt, man habe den Ursprungsort des Ausbruchs gefunden. Mitte April 2014 kam das 17-köpfige Team in Méliandou an.

Insgesamt zehn Tage lang blieb das Team in Méliandou. Das Ziel war, herauszufinden, von welchem Tier das Virus auf den Indexpatienten, nämlich den zweijährigen Emile, übergesprungen war. Bei früheren Ausbrüchen hatte man bereits Affen, Fledermäuse und Flughunde verdächtigt. Deshalb waren im RKI-Team auch einige Experten für Fledertiere dabei. Flughunde sind fledermausähnliche Tiere, im Gegensatz zu ihnen jedoch reine Vegetarier und mit einer guten Sehkraft ausgestattet. Unter den Einheimischen sind sie, wie auch Fledermäuse und andere Wildtiere, als Fleischquelle beliebt.

Doch die Mitglieder der Indexfamilie waren keine Jäger. Dass sie Flughund- oder Fledermausfleisch gegessen hatten, war deshalb eher unwahrscheinlich und konnte auch nicht nachgewiesen werden. Das RKI-Team fand aber heraus, dass ganz in der Nähe des Dorfes, auf halbem Weg zum Waschplatz, ein großer hohler Baum stand, der früher eine Kolonie von Fledermäusen beherbergt hatte. Erst kürzlich war der Baum von den Dorfbewohnern teilweise abgebrannt worden, um die Fledermäuse zu verjagen, die ja laut den Vertretern des Gesundheitswesens als Überträger von Ebola im Verdacht standen.

Die Forscher untersuchten also gefangene Flughunde, Fledermäuse und anderes Getier auf das Virus. Sie wurden nicht fündig. Wie das Virus auf den kleinen Emile übertragen worden war, bleibt somit weiterhin ein Rätsel:

> Die Wissenschaftler um Fabian Leendertz haben auf ihrer Expedition keine weiteren Anhaltspunkte für Ebola-Viren bei Wildtieren gefunden. Das Virus scheint nicht weit verbreitet. Der kleine Junge hat sich höchstwahrscheinlich bei einer einzelnen infizierten Mops-Fledermaus angesteckt. »Er hatte einfach ein unglaubliches Pech«, sagt Leendertz. Sie haben dafür nur Indizien, keine Beweise. Doch näher werden sie dem Ursprung des Ausbruchs nicht kommen.[34]

Näher konnte das RKI-Team der Ursache des Ausbruchs tatsächlich nicht kommen. Dies dürfte auf jedes Team, das *ausschließlich* nach viralen Ursachen gesucht und z. B. keine Toxikologen dabeihatte, zutreffen. Der kleine Emile, so vermuten die Wissenschaftler, habe wie die anderen Kinder auch in dem hohlen Baum mit den Fledermäusen gespielt. Dabei wurde, so die Vermutung, das Virus übertragen.

Dass die Teammitglieder sich keine Mühe gegeben oder im Rahmen ihrer Vorgaben eine schlechte Arbeit geleistet hätten, kann man ihnen sicher nicht unterstellen. Das Problem liegt in der Voreingenommenheit bei der Planung und der einseitigen Zusammensetzung des Teams. *Beides hat dafür gesorgt, dass nichtvirale Ursachen niemals auch nur in Erwägung gezogen wurden.*

Damit aber hat die aus Steuergeldern finanzierte Reise ihr Ziel verfehlt. Denn es kann ja nicht Ziel der Forschungsreise einer deutschen Gesundheitsbehörde sein, z. B. nur nach Bestätigung der Lieblingstheorie ihres Chefs zu suchen. Ziel muss es vielmehr sein, die *wahren* Ursachen herauszufinden, auch wenn es Interessengruppen gibt, denen das vielleicht nicht recht ist, wie z. B. den Herstellern von

Pestiziden oder Medikamenten. Dazu muss ein Forschungsteam jedoch interdisziplinär zusammengestellt sein.

So gesehen waren die Reise des RKI-Teams und der ganze Aufwand von vornherein ein Flop. Das betrifft allerdings nicht nur das RKI-Team, sondern alle bisherigen Untersuchungen lokaler und internationaler Mediziner über den Ursprung des Ausbruchs. Wer von ihnen dafür möglicherweise den Nobelpreis einheimsen wird, wird sich noch zeigen.

Widersprüchliche Angaben über den Zeitpunkt des Ausbruchs

Wie Baize et al. in ihrer berühmten Veröffentlichung erklären, sind die Zeitpunkte der Erkrankungen und Todesfälle nicht ganz eindeutig.[35] Eine zweite Untersuchung habe ergeben, dass Emile nicht Anfang, sondern Ende Dezember erkrankt sei. Auch das RKI-Team, das bereits Mitte April 2014 vor Ort war, geht von »Ende Dezember« als Beginn des Ausbruchs aus, ebenso ein interessanter Artikel im *Miami Herald* vom 29. Dezember 2014.[36]

Tatsächlich dokumentieren in Fernsehaufnahmen gezeigte Sterbelisten Emiles Todestag auf den 28. Dezember 2013. Seine Erkrankung hätte somit während des Weihnachtsfestes begonnen. Und das könnte durchaus von Bedeutung sein, denn in Méliandou gibt es eine neuapostolische Kirche, und Emiles Familie könnte durchaus der christlichen Minderheit angehören. Somit stellt sich auch die Frage, was Emiles Familie eventuell Besonderes zu Weihnachten gegessen hat, das dann zu den Erkrankungen geführt haben könnte.

Normalerweise nehmen es Virologen und Epidemiologen mit den Abläufen eines Ausbruchs sehr genau, denn die Glaubwürdigkeit ihrer Hypothesen hängt davon ab. Ohne Indexpatienten und ohne genaue Rekonstruktion, wer genau wann genau und wo genau erkrankt ist, bricht die Ansteckungshypothese möglicherweise zusammen – und der Virologe muss das Feld für andere medizinische Disziplinen räumen. Das will weder er, noch wollen das seine Auftrag- und Geldgeber.

Darum ist es überraschend, dass es Abweichungen von knapp vier Wochen bezüglich des Krankheitsbeginns von Emile und seinen Familienangehörigen gibt. Mindestens ebenso überraschend ist, dass die wissenschaftliche Welt dieses Paradoxon ohne Kommentare, Diskussion und neue Untersuchungen einfach hingenommen hat. Ein Blick in *PubMed*, die weltweit wohl wichtigste medizinische Datenbank für Fachartikel, zeigt ... nichts! Nämlich *keine* Diskussion über die Diskrepanzen bei der Erfassung der allerersten Fälle und die Konsequenzen, die sich daraus ergeben könnten.

Dies ist aus unserer Sicht nur durch die enormen subtilen Abhängigkeitsstrukturen in der wissenschaftlichen Welt und in Verbindung mit der pharmazeutischen Industrie erklärbar. Möglicherweise stellt das Dorf Méliandou nur eine Art Sündenbock dar, und hinter der globalen Ebola-Panikmache stehen ganz andere Interessen als das Leben und die Gesundheit der westafrikanischen Bevölkerung.

Begann die Epidemie überhaupt in Guinea?

Neben dem Zeitpunkt des Ausbruchs bestehen nach Ansicht des Handelsministers von Guinea Zweifel daran, ob der Ursprung des Ausbruchs überhaupt in Guinea zu suchen ist. Wie er mir im Interview erzählte, sei Ende 2013 eine kranke Frau aus Sierra Leone in Guéckédou behandelt worden. Als es nicht besser wurde, sei sie nach Méliandou gegangen, um dort von einem Naturheiler behandelt zu werden. Dort sei der kleine Emile mit ihr in Kontakt gekommen und von ihr angesteckt worden.

Ein zweiter Fall betreffe die Familie eines Mitarbeiters von *Blanc Guinée* in Guéckédou. *Blanc Guinée* sei eine NGO, die sich um Kinder kümmere. Die Ehefrau des Mitarbeiters stamme aus Sierra Leone und habe Besuch von ihrer kranken Schwester bekommen, die sie gepflegt habe. Die Schwester, sie selbst und die Mutter, die aus Sierra Leone gekommen war, um zu helfen, seien gestorben. Der Mann und seine zwei Kinder hätten als Einzige überlebt.

Diese Beispiele würden zeigen, dass der Ausbruch möglicherweise in Wahrheit in Sierra Leone begonnen habe. Den Ärzteteams, u.a. von MSF, warf der Minister Nachlässigkeit vor, sie hätten Berichte aus der Bevölkerung nicht ernst genug genommen.

Mitte April 2014 konnten in den Waldgebieten erst 67 von 390 erfassten Kontaktpersonen ausfindig gemacht werden, also weniger als ein Fünftel.[37] Daran war zum einen der Mangel an Helfern für die Ebola-Nachforschungsteams schuld, aber auch der enorme Widerstand der Bevölkerung, ihre Kranken den vom Ausland oder der eigenen Regierung geschickten Ärzten anzuvertrauen. Dies zeigt, dass auch die Vermutungen über die vermeintlich frühesten Erkrankungen und den Ausgangsort eben nur Vermutungen sein konnten – und auch bis heute reine Vermutungen geblieben sind. Entsprechend vorsichtig sind auch die Formulierungen in den Veröffentlichungen. Dennoch wird gegenüber der ganzen Welt so getan, als handle es sich um bewiesene Fakten.

Unabhängig davon, was wirklich an den Einzelfallberichten dran ist, so zeigen sie die grundsätzliche Problematik, einen Ausbruch von fieberhaften Brechdurchfällen als einen abgeschlossenen Ausbruch mit einem bestimmten Startzeitpunkt auszumachen. Im Dreiländereck von Guinea, Liberia und Sierra Leone gab und gibt es *ständig* Erkrankungen dieser Art und gleichzeitig sehr viele grenzüberschreitende Kontakte, sodass man, wenn man sorgfältig genug arbeitet, immer wieder Anhaltspunkte finden wird, dass sich ein vermeintlicher Indexfall doch schon vorher bei einem anderen Erkrankten angesteckt hat.

War alles nur ein dummer Zufall?

Halten wir einmal fest, was wir bisher erfahren haben: Alle Zeichen deuten darauf hin, dass es sich bei den vermeintlichen Ebola-Fällen in Wahrheit um übliche Malaria-Fälle gehandelt hat und immer noch handelt. Insgesamt hat es ja gar nicht mehr Kranke und Todesfälle gegeben als vor der Ebola-Krise. Bemerkenswert ist, dass die Malaria-Befunde von der internationalen Fachwelt konsequent ignoriert werden und man genauso konsequent weitere Malaria-Tests meidet.

Ebenfalls wurde und wird bis heute ignoriert, dass nur ein kleinerer Teil der nach Europa eingeschickten Patientenproben ebolapositiv reagiert hat. Auf dieser Grundlage einen weltweiten Seuchenalarm auszurufen ist aus meiner Sicht unverantwortlich. Schließlich hatten ja auch in früheren Fällen im Rahmen von Studien erfasste positive Ebola-Tests nicht automatisch zu einem solchen Alarm geführt!

Es gibt aus meiner Sicht hauptsächlich zwei mögliche Erklärungen für das beschriebene Geschehen:

a) ein komplexes Zusammenspiel von reinen Zufällen, gewürzt mit einem Mix von Eigeninteressen der diversen Beteiligten;
b) eine bewusste Einflussnahme auf das Diagnoseverhalten in Waldguinea, mit dem erklärten Ziel, eine Ebola-Seuche auszurufen.

An den Zufall können wir, die Autoren dieses Buches, nicht glauben. Dazu wurden die einfachsten Grundregeln der Wissenschaftlichkeit auf allen Ebenen zu oft zu massiv verletzt. Und auch die möglichen Motive hinter dem Geschehen, die wir im Verlauf des Buches noch besprechen werden, sind zu schwerwiegend, die Redlichkeit der mitspielenden globalen Spieler zu fragwürdig.

Dass die schweren Erkrankungen bewusst von Unbekannten durch Ausbringung eines Virus hervorgerufen wurden, wie manche Einheimische vermuten, können wir nicht ausschließen, halten es jedoch für unwahrscheinlich. Für wesentlich wahrscheinlicher halten wir Variation b), also dass interessierte Kreise eine von vielen Gelegenheiten wahrnahmen, um eine Häufung von schweren Erkrankungen als Ebola-Ausbruch zu deklarieren. Mit den möglichen Motiven dahinter und deren Plausibilität werden wir uns im Laufe des Buches noch beschäftigen.

»Pestizide hat es in Guinea noch nie gegeben«

Wie bereits angesprochen, treffen die Symptome von Ebola auf eine ganze Reihe von tropischen bakteriellen und viralen Erkrankungen zu, darunter Malaria, Lassa-Fieber, Gelbfieber und andere. Dabei haben wir uns im Wesentlichen innerhalb der Schulmedizin bewegt und vorerst keine kritischen Fragen zur Erregerhypothese gestellt. Sucht man nun lange genug auf der RKI-Website, findet man über virale und bakterielle Ursachen hinaus auch noch ganz am Ende der Liste einen Hinweis auf andere Ursachen als einen der vielen infrage kommenden Erreger:

> Differenzialdiagnostik: Malaria ist im Hinblick auf Tropenkrankheiten bei Patienten mit unklarem Fieber die wichtigste Differenzialdiagnose. Aufgrund der hohen Letalität einer *Malaria tropica* und

> der guten Behandlungsmöglichkeiten muss Malaria frühestmöglich ausgeschlossen bzw. bestätigt werden. (…) Des Weiteren sollten Erkrankungen durch andere Erreger viral hämorrhagischer Fieber (z. B. Gelbfiebervirus, Lassavirus, Denguevirus, Vertreter von Hantaviren, Krim-Kongo-Virus) und Hepatitis A ausgeschlossen werden. Auch nichtvirale Erkrankungen wie *Typhus abdominalis*, Pest, Rickettsiosen, Meningokokken-Sepsis bzw. andere Sepsisformen, Leptospirose, hämorrhagische Formen des Rückfallfiebers, bakterielle Ruhr, *evtl. auch Intoxikationen* müssen ggf. berücksichtigt werden.[38] (Hervorhebung hinzugefügt)

Sozusagen nur der Vollständigkeit halber erwähnt das RKI auch die Möglichkeit, Vergiftungen mit in die Ursachensuche einzubeziehen, da die Symptome von Ebola, Malaria & Co. z. B. auch durch Umweltgifte, Medikamente oder Pestizide verursacht werden können. In der Regel fallen Vergiftungen bei der Differenzialdiagnose völlig unter den Tisch, da die Expertenteams und die weltweiten Gesundheitssysteme völlig auf Bakterien und vor allem auf Viren fixiert sind und der mächtige pharmazeutisch-chemische Industriekomplex, der weltweit Forschungen und Forscher finanziert, natürlicherweise kein Interesse daran hat, dass die Auswirkungen ihrer Produkte auf die Gesundheit von Mensch, Tier und Umwelt von Toxikologen zu genau unter die Lupe genommen werden.

Bei meinen Recherchen zu den allerersten bekannten Ebola-Fällen in Zentralafrika im Jahre 1976 bin ich jedoch auf sehr massive Hinweise gestoßen, dass Vergiftungen sehr wohl berücksichtigt werden müssten (siehe folgende Seiten und Kapitel 3). Auf meiner Reise durch Guinea standen deshalb Pestizide, Impfstoffe und sonstige Medikamente ganz oben auf meiner persönlichen Aufmerksamkeitsliste.

Diémory, ein in Deutschland lebender Guineaner und mein Reisebegleiter, war noch auf der Hinreise der vollen Überzeugung, dass in Guinea keine Pestizide verwendet werden und dass sämtliche Lebensmittel aus Guinea sozusagen automatisch als »bio« zu betrachten seien. Doch unser Aufenthalt brachte zutage, dass viele Landwirte bereits Pestizide einsetzen – auch in Méliandou. Dort war, so erklärte man uns, vor dem Ebola-Ausbruch der erste mithilfe von Pestiziden angebaute Reis geerntet und verzehrt worden. Ob die Indexfamilie von diesem Reis gegessen hatte, konnten uns die Dorfeinwohner jedoch nicht mit Sicherheit sagen.

Die in Méliandou eingesetzten Pestizide sind: *Glycel 41 % SL* und *Glyphosate 360 g/l SL*.

Mögliche Symptome einer Glyphosatvergiftung sind laut einem EU-Bericht:

> Hautentzündung, Bindehautentzündung, Geschmacksveränderung, *Übelkeit, Erbrechen, Durchfall,* Mund- und Rachen-Brennen, Speichelfluss, Ausschläge im Mund, Stimmverlust, Schluckbeschwerden, *Magen- u. Bauchschmerzen,* Blutdruckabfall, Atemstörungen, Husten, Bronchienverengung, Bluthochdruck, Übersäuerung, Schock, Bronchien- u. Lungenentzündung, Lungenödem, Nierenversagen, *Fieber,* Tod.[39]

Fazit von Dr. Wolfgang Bödeker vom Pestizid-Aktions-Netzwerk e.V. (PAN):

> Vergiftungen durch glyphosathaltige Pestizide führen beim Menschen zu Schädigungen des Magen-Darmtraktes, der Lungen, des Herz-Kreislauf-Systems und der Nieren.
>
> Bereits geringe Mengen können zu ernsthaften Vergiftungen führen.
>
> Nach internationalen Studien verlaufen ca. 7 % der Vergiftungen tödlich, glyphosathaltige Pestizide unterscheiden sich hierin nur wenig von Organophosphaten.[40]

Die Giftwirkung von Pestiziden kann durch Mischungen, wie sie oft in der Landwirtschaft angewendet werden, verstärkt werden. Auch in Méliandou waren die beiden oben genannten Glyphosatprodukte vom befragten Reisbauern gemischt worden, um das Wirkungsspektrum zu erweitern.

Wie ich mich selbst überzeugen konnte, sind Glyphosate in Guinea leicht verfügbar. Sie werden von Händlern in Buden am Straßenrand angeboten. Glyphosate sind eigentlich dazu gedacht, in Kombination mit genetisch verändertem Saatgut eingesetzt zu werden, welches gegen das Gift resistent ist. Dieses Saatgut wurde jedoch von den von mir befragten Händlern nicht angeboten. Die Landwirte versprühen das Mittel vielmehr *vor* der eigentlichen Saat, um die Unkräuter auszumerzen. Ob die notwendigen Sicherheitsmaßnahmen und Schulungen umgesetzt werden, ist fraglich, da oft bereits die französische Sprache ein Hindernis dafür darstellt, die Erklärungen auf den Flaschen und in den Produktunterlagen zu verstehen. Zudem sind viele Guineaner Analphabeten.

Doch es gibt nicht nur die direkte Wirkung von Glyphosaten auf die menschliche Gesundheit. Sie können auch andere Krankheitsursachen, z. B. die von Mikroorganismen, verstärken – eine Wirkung, die auf keinen Fall unterschätzt werden darf:

> Glyphosat beeinträchtigt den Ernährungs- und Gesundheitszustand von Tier und Mensch, weil die Darm-Mikroflora geschädigt wird, es infolgedessen an wichtigen Verdauungsenzymen sowie Aminosäuren mangelt und toxinbildende Bakterien wegen fehlender Gegenspieler sich im Darm stärker ausbreiten; außerdem aber auch, weil infolge biochemischer Reaktionen der Zellwandschutz (durch Sulfate) einschließlich der Blut-Hirn-Schranke beeinträchtigt wird, Spurenelemente schlechter verfügbar sind sowie Enzyme für die Immunabwehr gehemmt werden.[41]

> Eine starke Belastung mit Glyphosat macht offenbar auch anfällig gegenüber bestimmten Krankheitserregern. 2011 wurde der Fall eines sächsischen Bauern bekannt, der an einer lebensbedrohlichen Botulismusinfektion erkrankt ist. Bei dem Mann wurden rund tausendfach erhöhte Glyphosatwerte im Urin festgestellt.[42]

> (…) verstärkt negative Effekte anderer Stressoren, z. B. Pestizide, Räuber, Parasiten – gezeigt für Fische und Amphibien.[43]

Selbst wenn man die viralen Ursachen für die Erkrankungen weiterhin priorisieren will, stellt sich die Frage, inwieweit der Einsatz von Pestiziden im Dreiländereck Westafrikas quasi den Boden für Erreger von hämorrhagischem Fieber bereitet hat – auch dann, wenn ein direkter Zusammenhang mit den Todesfällen in Méliandou nicht nachweisbar ist.

In der gesamten von uns gesichteten Literatur zu Ebola ist keine Rede davon, dass Pestizidrückstände in den Patientenproben untersucht und mit der Anfälligkeit, an Ebola zu erkranken, verglichen wurde. Das Gleiche gilt übrigens auch für Medikamentenrückstände. Die Mediziner und Forscher, die sich mit Ebola beschäftigen, sind offensichtlich gar nicht daran interessiert, die wahren Ursachen herauszufinden, aus welchen Gründen auch immer.

Das Meldewesen für Glyphosatvergiftungen lässt bereits in Deutschland sehr zu wünschen übrig, wie *PAN Germany* auf seiner Website kritisiert. In Guinea gibt es überhaupt kein Meldewesen für Vergiftungen, auch nicht für Medikamentennebenwirkungen. Und wenn die Menschen mit Brechdurchfällen in den Krankenstationen landen, wird sowieso erst einmal auf Malaria, Lassa-Fieber oder Cholera getippt. Die Möglichkeit von Vergiftungen wurde, soweit wir das beurteilen können, *niemals* in Erwägung gezogen. Allein das ist im Grunde schon ein Skandal ersten Ranges.

Antiparasitenmittel: den Wirt gleich mit beseitigen?

Wie mir die Einwohner von Méliandou berichteten, waren etwa vier Wochen vor dem Ebola-Ausbruch sämtliche Dorfbewohner mit zwei Antiparasitenmitteln behandelt worden: Ivermectin und Albendazol.

Solche Aktionen finden mehrmals im Jahr in vielen Dörfern Guineas statt. Der Direktor der Dorfschule erzählte mir, dass in Méliandou etwa 20 Kinder direkt nach der Einnahme umgekippt seien. Er halte das für allergische Schocks, wie er sie als gelegentlicher Helfer des öffentlichen Gesundheitsdienstes öfters erlebt habe. Den Eltern dieser Kinder war von den verabreichenden Medizinern jedoch erklärt worden, die Reaktion zeige nur, dass die Mittel gut anschlagen würden …

Die Nebenwirkungen der Parasitenmittel hinterließen jedoch bleibende Eindrücke im Dorf. Die Vorbehalte gegen Impf- und Antiparasitenaktionen wurden durch diese Erfahrungen zusätzlich genährt. Wie mir der Krankenpfleger von Méliandou erklärte, halten die meisten Dorfbewohner diese Antiparasitenmittel für die eigentliche Ursache der Ebola-Fälle im Dorf. Das genaue Datum der Antiparasitenaktion konnte ich leider nicht herausfinden, aber der Abstand von mehreren Wochen zu dem ersten Auftreten der Ebola-Fälle ist mir mehrfach bestätigt worden. Damit war meine erste Vermutung, dass die Antiparasitenmittel der *unmittelbare* Auslöser der Erkrankungen gewesen sein könnten, entkräftet.

Wie mir Dr. Traore von der Impfstation in Guéckédou im Interview berichtete, war die letzte Antiparasitenaktion vor dem Ebola-Ausbruch die bisher erfolgreichste gewesen, d.h., im Umkreis von Guéckédou waren so viele Menschen wie nie zuvor mit diesen Mitteln behandelt worden.

Ivermectin

Ivermectin ist ein antiparasitärer Wirkstoff aus der Gruppe der Avermectine zur Behandlung eines Befalls mit Fadenwürmern und Ektoparasiten (Milben, Läuse, Zecken) in der Human- und Tiermedizin. In der Humanmedizin wird er unter anderem zur Therapie der Flussblindheit, bei Fadenwurminfektionen des Darms sowie gegen Läuse und Krätzmilben eingesetzt.

Bekannte Nebenwirkungen:

> *Fieber,* schneller Puls, tiefer Blutdruck, Schwindel, Müdigkeit, *Kopfschmerzen,* Schwäche, Muskel- und Gelenkschmerzen, Tremor, *Durchfall, Übelkeit,* Appetitlosigkeit, *abdominale Schmerzen,* Ödeme, Juckreiz. (...) Bei Tieren wurden in hoher Dosierung Zeichen von ZNS-Toxizität beobachtet: Lethargie, Ataxie, Mydriasis, Tremor, Tod.[44]

Das *Deutsche Ärzteblatt* berichtete 1998 auf seiner Website:

> Ein aufsehenerregender Leserbrief im *New England Journal of Medicine* berichtete im April 1997 über gehäufte Todesfälle in einem Pflegeheim innerhalb von sechs Monaten nach Behandlung aller Patienten mit Ivermectin wegen einer hartnäckigen Skabiesendemie.[45]

Albendazol

Albendazol ist ein antiparasitärer Wirkstoff aus der Gruppe der Antihelminthika zur intestinalen und systemischen Behandlung von Wurm- und Protozoeninfektionen. Häufige unerwünschte Wir-

> kungen sind *gastrointestinale Beschwerden, Kopfschmerzen* und Schwindel. (...) Albendazol ist bei Überempfindlichkeit und während der Schwangerschaft kontraindiziert. Bei Frauen im gebärfähigen Alter muss zuvor eine Schwangerschaft ausgeschlossen werden. (...) Gelegentlich treten *Kopfschmerzen*, Schwindel und gastrointestinale Störungen wie *Bauchschmerzen, Übelkeit* und *Durchfall* auf. Überempfindlichkeitsreaktionen, ein Anstieg der Leberenzymwerte und schwere Hautreaktionen sind selten.[46]

Den offiziellen Angaben zufolge vertragen sich die beiden Mittel bei gleichzeitiger Einnahme. Auch hier kann man jedoch davon ausgehen, dass die Wechselwirkungen nur wenig erforscht sind. Noch weniger dürften die Wechselwirkungen mit anderen Medikamenten und z. B. mit Pestiziden erforscht sein.

Zwischenfazit: Der *unmittelbare* Auslöser der angeblichen Ebola-Fälle im Dorf scheinen diese Medikamente allein schon wegen des zeitlichen Abstands nicht gewesen zu sein. Dennoch wäre zu untersuchen, inwieweit die Medikamente in Verbindung z. B. mit Glyphosaten den gesundheitlichen Gesamtzustand so beeinträchtigt haben könnten, dass andere Stressfaktoren sozusagen freie Bahn hatten.

Jeder seriöse Naturheilkundler würde diese Daten sorgfältig erheben. Den Einwohnern von Méliandou zufolge hat jedoch keiner der Experten von RKI, WHO, CDC und Co. ihnen Fragen nach möglichen nichtviralen Ursachen gestellt. Ich war seit dem Ausbruch der erste Besucher des Dorfes, der dies tat.

Die Rolle von Medikamenten

Die Nebenwirkungen von Medikamenten werden bereits bei uns in Deutschland von den meisten Menschen unterschätzt. In Guinea ist dies noch extremer, denn ein Meldesystem für Medikamentennebenwirkungen besteht dort genauso wenig wie ein Meldesystem für Pestizidvergiftungen. Zudem ist der blinde Glaube an die Segnungen der westlichen Medizin bei vielen Menschen aufgrund ihres Bildungsniveaus vielleicht sogar noch ausgeprägter als bei uns.

Wie mir der verantwortliche Krankenpfleger der Impfstation von Sérédou in der Nähe von Macenta berichtete, gehen die Impfteams in der Regel monatlich in die Dörfer, um die üblichen Impfungen vorzunehmen. Natürlich werden dann nicht jedes Mal alle gegen alles, sondern jeweils diejenigen geimpft, deren Impfzeitpunkt laut Impfkalender gekommen ist. Diese Impfaktionen fanden neben den Antiparasitenaktionen auch in Méliandou regelmäßig statt. Zwar wollten die Einwohner von Méliandou nach der Ebola-Erfahrung keinen Impfungen mehr zustimmen, ob sie dies jedoch angesichts der Virenpanikmache durchhalten werden, bleibt abzuwarten.

Sicher ist, dass die Impfungen ebenso wie die Antiparasitenmittel und die Pestizide, soweit die Dorfbewohner mit ihnen bzw. dem damit behandelten Produkt in Kontakt kamen, ihren Teil dazu beitragen, das Immunsystem und die Gesamtgesundheit der Bevölkerung zu schwächen, sodass im Extremfall schon der geringste Auslöser eine schwere Erkrankung verursachen kann. Dass ein derart vorgeschwächter Organismus auf die übliche schulmedizinische Behandlung von Malaria unvorteilhaft reagiert, ist nachvollziehbar. Schauen wir uns deshalb die möglichen Nebenwirkungen von Paracetamol und Artenusate & Amodiaquine etwas näher an.

Paracetamol

Paracetamol gilt weltweit als eines der beliebtesten Schmerzmittel, vor allem auch für Kinder. Doch in den letzten Jahren ist das rezeptfrei erhältliche Mittel zunehmend ins Gerede gekommen:

> Giftiger als bisher geglaubt – Paracetamol: Neue Studienergebnisse zeigen schwerwiegende Nebenwirkungen
>
> — T-ONLINE AM 27.10.2014

> Aspirin und Paracetamol gefährden Leben
>
> — FOCUS ONLINE AM 23.10.2014

> Schmerzmittel: Studie enthüllt beängstigende Nebenwirkung von Paracetamol
>
> — HUFFINGTON POST ONLINE VOM 20.5.2015

> Paracetamol – schlimme Nebenwirkungen und Risiken?
>
> — GESUNDHEITS-FAKTEN.DE VOM 8.5.2013

Außer den Nebenwirkungen können die Mittel auch Unverträglichkeitsreaktionen mit anderen Medikamenten hervorrufen.

— N24 ONLINE VOM 21.1.2015

In der Fachinformation von *Paracetamol-Ratiopharm* finden wir folgende zugegebene Nebenwirkungen:

Zelltod der Leber, durch Mangel an Blutplättchen hervorgerufene *Blutungen, Fieber,* Schleimhautgeschwüre, Hauterkrankungen, Lymphknotenschwellungen, Atmungsstörungen, anaphylaktische Schocks.

Überdosierungen können vor allem bei kleinen Kindern und Personen mit Lebererkrankungen, bei Alkoholismus, bei Fehlernährung und Unverträglichkeit mit anderen Medikamenten zu folgenden Symptomen führen: *Übelkeit, Erbrechen,* Magersucht, Blässe, *Unterleibsschmerzen,* Herzmuskelschwäche, Bauchspeicheldrüsenentzündung, Koma, Tod.

Darüber hinaus kann die Einnahme von Paracetamol Laborwerte verändern. Virentests werden in der Fachinfo in diesem Zusammenhang zwar nicht erwähnt; da jedoch ein erhöhter Zelltod in der Regel zu einem vermehrten Vorkommen von Zell- und DNA-Trümmern im Blut führt, kann dies unter Umständen auch PCR-Tests verfälschen. Solche Verfälschungen sind z. B. bei den HIV-Tests bekannt.[47]

Artesunate & Amodiaquine

Das Medikament ist eine Kombination eines aus dem Einjährigen Beifuß (*Artemesia annua*) gewonnenen Arzneistoffs namens Artemisinin und Amodiaquin, einem Arzneistoff, der Chloroquin ähnelt, einem Mittel, das seit Jahrzehnten zur Malaria-Vorsorge und -Behandlung eingesetzt wird. Das Tropeninstitut des Berliner Universitätsklinikums Charité schreibt auf seiner Website:

Amodiaquin-Artesunat (AQ-AS) wurde in den letzten Jahren in vielen afrikanischen Ländern als Mittel der Wahl für die Behandlung der unkomplizierten Malaria eingeführt. Allerdings liegt eine nur unzureichende Zahl von Studien zu Wirksamkeit und Verträglichkeit dieser Kombinationstherapie vor.[48]

Die häufigsten Nebenwirkungen laut WHO: Magersucht, *Unterleibsschmerzen, Übelkeit,* Kraftlosigkeit, Schläfrigkeit, Schlaflosigkeit, Husten. Darüber hinaus sind Blutarmut und Vertigo bekannt.

Im Zusammenhang mit Amodiaquine wurden Leberschäden, Störungen des Allgemeinbefindens, *Fieber,* Schleimhautgeschwüre, Hauterkrankungen, Mandelentzündungen, Mundfäule oder Lymphknotenschwellungen berichtet. Bei den meisten dieser Symptome spielt ein Mangel an Granulozyten, einer Untergruppe der weißen Blutkörperchen, eine wesentliche Rolle.[49, 50]

Dr. Philipp Matthias Rezbach schreibt 2004 in seiner Doktorarbeit: »In der Anwendung als Langzeitprophylaxe hat sich Amodiaquin aufgrund der Nebenwirkungen nicht bewährt.«[51] Bei der von ihm beschriebenen Studie erhielten 110 afrikanische Kinder das Kombimedikament. Die am häufigsten beobachtete Nebenwirkung waren *Erbrechen* (bei 22 Kindern), danach Husten (18), *Bauchschmerzen* (18), *Durchfall* (14), *Kopfschmerzen* (10), Appetitlosigkeit (7), Halsschmerzen (6), Schläfrigkeit (5), *Fieber* (3), Schwindel (2), Milzvergrößerung (2) und andere.

Abschließender Kommentar des Autors: »Die Kombination von Amodiaquin mit Artesunat (…) wurde von den Studienteilnehmern gut vertragen.«

Fazit:

Die Einnahme von Paracetamol und Artesunate-Amodiaquin kann sehr wohl bestehende Symptome einer Malaria und ähnlicher Erkrankungen verstärken oder gar erst erzeugen. Die Medikation muss also bei der Anamnese *unbedingt* berücksichtigt werden.

»Eine Erfindung des weißen Mannes«

Die bereits erwähnte Parasitenaktion hatte in Méliandou für erhebliche Unruhe unter den Dorfbewohnern gesorgt, denn vor der Einnahme hatten die Beauftragen des Impfzentrums aus Guéckédou die jeweilige Größe der Person gemessen. Der Grund dafür war wohl, dass man von der Größe auf das Gewicht der Dorfbewohner schließen wollte, denn die Parasitenmittel waren gewichtsabhängig zu dosieren. Im Dorf ging jedoch die Idee um, dass Maß für

Leichensäcke genommen wurde und man sie durch die Parasitenmittel umbringen wollte.

Es mag sich paradox anhören, aber so groß wie bei den meisten Afrikanern der blinde Glaube an die westliche Medizin ist, so groß ist auf der anderen Seite das Misstrauen gegenüber ihren Vertretern. Am 8. April 2014 meldet das *British Medical Journal*, dass die Ärzte ohne Grenzen von wütenden Menschen aus Macenta vertrieben worden seien. Der Mob warf ihnen vor, die Krankheit in die Stadt gebracht zu haben.[52]

Dies war nicht die einzige Eruption von Gewalt gegen Ebola-Offizielle. Im Juli 2014 wurden im Ort Wome acht Mitglieder eines Ebola-Aufklärungsteams von den Einheimischen brutal getötet. Woher diese Wut kam, ist aus der Ferne schwer zu beurteilen. Angeblich hatte das Team alles richtig gemacht, indem es zunächst die Dorfältesten mit den traditionellen Begrüßungsgeschenken aufgesucht hatte. Dann seien während des Palavers junge Männer aggressiv geworden, ohne provoziert worden zu sein. Man fand die Toten später im Abwassertank der Schule eines Nachbardorfs.

Die Regierung schickte daraufhin die Armee, was dazu führte, dass fast die gesamte Bevölkerung in die Wälder flüchtete. Einige starben dort an Schlangenbissen und durch wilde Tiere. Vertreter des Ortes beklagten Übergriffe und Willkür der Soldaten, 20 der Dorfältesten starteten deshalb vor dem Parlamentsgebäude in Conakry einen Hungerstreik.

Der weiße Mann habe Ebola erfunden, um den schwarzen Mann zu töten, so lauten häufig die Vorwürfe. Ebola gebe es gar nicht. Regierung und Behörden hätten gar nicht verständnisloser auf diese Vorwürfe reagieren können. Statt den Ursachen für das Misstrauen auf den Grund zu gehen, versuchten sie mit aller Macht zu verhindern, dass die staatliche Autorität infrage gestellt wurde.

Der Gouverneur der Region Nzérékoré sagte öffentlich im Radio, Ebola sei »eine gefährliche Krankheit, aber diejenigen, die glauben, Ebola existiere nicht, sind noch gefährlicher als die Krankheit selbst«.[53] Nach Ansicht von Guineas Premierminister Mohammed Said Fofanah seien die Dorfbewohner von Wome und anderen Dörfern »durch Informationen vergiftet, die sie glauben macht, dass die Krankheit nicht existiert oder aber benutzt wird, um sie zu töten«.[54]

Im September 2014 kam es auch in Nzérékoré zu Ausschreitungen, als Ebola-Beauftragte einen Markt mit Sprühgeräten desinfizieren wollten. Die Menschen hatten Angst, dass man sie mit Ebola infizieren wollte.

In Guéckédou traf ich David L., einen jungen Agraringenieur aus dem Stamm der Kissi, der mir seine Zweifel bezüglich der Ebola-Geschichte berichtete. Er erzählte mir z. B., dass die Ebola-Fälle ausgeblieben waren, nachdem man die Ärzte aus Macenta vertrieben hatte – und wieder aufflammten, nachdem sie zurückgekehrt seien. Eine ernst zu nehmende Beobachtung, denn David, der für uns danach auch in Méliandou übersetzt hatte, machte ganz und gar nicht den Eindruck eines oberflächlichen Menschen. Doch ob das Ausbleiben neuer Ebola-Fälle damit zu tun hat, weil niemand Ebola diagnostizieren konnte oder wollte, oder damit, dass die verabreichten Medikamente die Symptome nur noch verschlimmerten, oder damit, dass die Ebola-Diagnose Todesängste bei den Betroffenen freisetzte, ist damit natürlich nicht geklärt.

Einige Faktoren bleiben im Dunkeln

Mit den bisher besprochenen möglichen Ursachen der Ebola-Symptome haben wir natürlich bei Weitem nicht alles abgedeckt. Das schwierige Klima spielt sicherlich eine wesentliche Rolle. Während der Kolonialzeit wurde Guinea deshalb sogar »das Grab des weißen Mannes« genannt.

Falsche Ernährungsgewohnheiten oder Hunger und damit einhergehende Schwäche des Immunsystems, das Fehlen von sauberem Trinkwasser etc. können in Einzelfällen eine wichtige Rolle spielen – weshalb die individuelle Anamnese ja auch so unglaublich wichtig ist. Auch die zahlreichen Mobilfunkmasten werden ihren Teil dazu beitragen, insbesondere da es in Guinea anders als bei uns in Deutschland wohl kaum eine Kontrolle geben dürfte, ob irgendwelche Grenzwerte eingehalten werden.

Dennoch muss bei einer akuten Erkrankung in der Regel ein unmittelbarer Auslöser vorliegen, der sozusagen das »menschliche Gesundheits-Fass« zum Überlaufen bringt. Bei meiner Reise konnte ich solche unmittelbaren Auslöser leider nicht zweifelsfrei bestimmen.

Zweifelsfrei bleibt dagegen die Feststellung, dass die Ebola-Diagnose auf der konsequenten Ignorierung aller Fakten und Spuren beruht, die zu anderen Ursachen hätten führen können. Die freiwillige Selbstzensur aller verantwortlichen Stellen verhindert dies bis heute.

Was sind die Interessen von WHO, CDC und MSF?

Naturgemäß liegt es im Interesse einer nationalen Regierung, zumal eines derart wirtschaftsschwachen Landes wie Guinea, Epidemien möglichst nicht hochzuspielen, denn die Flucht ausländischer Investoren aus dem Land, die Schließung von Grenzen und der Zusammenbruch des Handels bedeuten eine Katastrophe. Deshalb ist es verständlich, wenn Dr. Aboubacar Sidiki Diakité, der zuständige einheimische Beamte für die Koordinierung der Ebola-Bekämpfung, darauf bestand, dass nur laborbestätigte Erkrankungsfälle, also aus schulmedizinischer Sicht *eindeutig* diagnostizierte Fälle, an die Medien gemeldet wurden.

Ganz anders die ausländischen Organisationen wie die WHO. Ihre Sorge ist nicht das Overreporting, also die Überschätzung der Fallzahlen, sondern vielmehr das Underreporting, die Unterschätzung der Fallzahlen. Die WHO meldete an die Medien, was das Zeug hielt. Jeder Fall mit fieberhaftem Erbrechen, der mit einem bestätigten Ebola-Fall in Verbindung gebracht werden konnte, lief in die Statistik. Und das in einem Land, wo jährlich Tausende mit genau diesen Symptomen sterben, mit oder ohne Ebola-Viren.

Die WHO hat hier auch Eigeninteressen. Da sie ständig mit Finanzierungslücken und Budgetbeschneidungen zu kämpfen hat, ist eine Epidemie mit viel internationaler Aufmerksamkeit wie ein Rettungsanker in der Not. Je schlimmer die Situation dargestellt werden kann, desto größer die Spendierlaune der reichen Länder.

Und doch sind die öffentlich erreichbaren Daten verwirrend. Denn offenbar gibt es in Afrika »die« WHO gar nicht. Die Länder der afrikanischen WHO-Region wählen nämlich – mit Einverständnis der WHO-Spitze in Genf – ihren Repräsentanten selbst. Dies war zur Zeit des Ausbruchs der Angolaner Dr. Luis G. Sambo, mit Sitz in Brazzaville/Republik Kongo. Die afrikanischen WHO-Verantwortlichen haben also andere Loyalitäten als die von Genf direkt eingesetzten Experten. Das könnte erklären, warum die angebliche Ebola-Epidemie in den ersten Wochen nicht so ernst genommen wurde oder, nach anderer Lesart, die Todesfälle nicht künstlich zu einer Virusepidemie aufgebauscht wurden, man deshalb auch nicht die Ebola-Kontaktpersonen mit der Akribie gesucht und isoliert hatte, wie es aus schulmedizinischer Sicht notwendig gewesen wäre.

Ein Anruf von den CDC genügt – und schon muss auch die afrikanische WHO spuren

Als die nationalen Behörden von Guinea es sogar wagten, vom CDC-Team, das in Guinea aktiv werden sollte, Referenzen zu fordern, schaltete sich CDC-Direktor Thomas Frieden höchstpersönlich ein. Bei der US-Seuchenbehörde waren die Erkrankungen in Guinea also schon Chefsache, als noch gar nicht klar war, dass sich die Fälle zu einer Epidemie ausweiten würden. Frieden kontaktete jedoch nicht Margaret Chan, die Generaldirektorin der WHO, sondern WHO-Vize Keiji Fukuda, einen ehemaligen CDC-Mitarbeiter und Offizier im Range eines Captain im EIS (*Epidemiologic Intelligence Service*), einem epidemiologischen Geheimdienst, der dem US-Verteidigungsministerium untersteht und dessen Offiziere weltweit Schlüsselpositionen im Gesundheitswesen wie auch in der Pharmaindustrie einnehmen. Fukuda hat wohl ein Machtwort gesprochen, denn das Problem mit den guineischen Experten hatte sich damit erledigt.

Haben schon die WHO und die Ärzte ohne Grenzen eigene finanzielle Interessen, was zu einem gewissen Alarmismus führen kann, so gilt dies bei der US-Seuchenbehörde CDC in noch viel stärkerem Maße. Die CDC und insbesondere die an den CDC ausgebildeten EIS-Offiziere sind der US-Regierung unterstellt – und deren Außenpolitik ist nicht von Selbstlosigkeit getragen.

Hunger, Kriege und Klima – eine tödliche Dreieinigkeit

Das Virus ist nicht die alleinige, vielleicht noch nicht einmal die wichtigste Ursache des gegenwärtigen Ebola-Ausbruchs in Westafrika. Wenn es die reichen westlichen Industriestaaten mit ihrer Hilfsbereitschaft wirklich ernst meinten, dürften sie nicht die Symptome bekämpfen, sondern müssten den Menschen bei der Überwindung der Hauptursachen beistehen. Und das sind zum Teil die gleichen Geißeln, die früher auch Deutschland heimsuchten.

Hunger und Armut

Die vom gegenwärtigen Ebola-Ausbruch besonders betroffenen Staaten Westafrikas – Guinea, Sierra Leone und Liberia – zählen zu den ärmsten Ländern der Welt. Mindestens die Hälfte der Bevölkerung lebt unter der absoluten Armutsgrenze. Hunger und Mangelernährung sind alltäglich, wobei das in einem grundsätzlich sehr fruchtbaren Land wie Guinea eher saisonbedingt ist, aber auch mit der fehlenden Wertschätzung der eigenen natürlichen Ressourcen zu tun hat: Wer sich in Deutschland mit Kräutern und essbaren Pflanzen auskennt, braucht auch dann nicht zu verhungern, wenn die gesamte Infrastruktur zusammenbricht. Dies gilt umso mehr in Guinea. Doch das Wissen fehlt hier wie dort und ist bei einigen wenigen Kräuterkundigen angesiedelt, die als absonderlich angesehen werden.

Im Grunde ist es eine Binsenweisheit, dass gerade hungernde Menschen sehr anfällig gegenüber Infektionskrankheiten aller Art sind, insbesondere gegenüber fieberhaften Durchfallerkrankungen, zu denen das Ebola-Fieber gehört. Die Hilfsorganisation »Die Sternsinger« schreibt auf ihrer Website:

> Was ist Hunger überhaupt? Liegt die Energiezufuhr für längere Zeit unter dem Bedarf eines gesunden Menschen, dann hungert er – so lautet die Definition der UN-Ernährungs- und Landwirtschaftsorganisation (FAO). Ein weiterer Indikator: eine einseitige Ernährung, die keine ausreichende Eiweiß-, Vitamin- und Mineralstoffzufuhr ermöglicht.
>
> Was passiert, wenn man hungert? Der Stoffwechsel ändert sich. Er begrenzt den Energiebedarf und baut Reserven wie Fett und Muskeln ab. Der Körper magert ab, wird untergewichtig. Hunger und Mangelernährung machen Menschen anfällig für Infektionskrankheiten, behindern ihre geistige und körperliche Entwicklung, schwächen die Arbeitskraft und können zum Tod führen. Weltweit sterben mehr Menschen an Folgen von Hunger und Mangelernährung als an HIV/Aids, Malaria und Tuberkulose zusammen.

> Was ist der Unterschied zwischen Mangel- und Unterernährung? Bekommt ein Mensch über längere Zeit zu wenig Essen, spricht man von Unterernährung. Mangelernährung ist auf den ersten Blick nicht sichtbar und wird daher auch versteckter Hunger genannt. Selbst wenn ein Mensch genug zu essen hat, kann er mangelernährt sein: In seiner Nahrung fehlen wichtige Vitamine und Nährstoffe.[55]

Selbst Prof. Heininger, langjähriges Mitglied der Ständigen Impfkommission (STIKO) und einer der vehementesten Impfbefürworter Deutschlands, muss in seinem Werk *Handbuch Kinderimpfung* einräumen:

> Man weiß aus früheren Zeiten, dass gewisse Mangelzustände Infektionskrankheiten begünstigen können: Hungernde Kinder erkranken z. B. öfter und schwerer an Infektionskrankheiten als gut ernährte Kinder, weil ihre Abwehrkräfte durch das Hungern stark beeinträchtigt sind. Auch ein Mangel an Vitamin C begünstigt das Auftreten von Infektionskrankheiten, insbesondere Erkältungskrankheiten. Unter unseren heutigen Lebensbedingungen treten bei einer normalen Ernährung derartige Mängel praktisch nicht auf.[56]

Vom Sonnenvitamin D ist bekannt, dass es möglicherweise noch mehr als Vitamin C gegen alle Arten von Erkältungserkrankungen und gegen viele weitere Erkrankungen vorbeugt.[57]

Die WHO empfiehlt bei Masern hochdosierte Gaben von Vitamin A, um das Komplikations- und Sterberisiko zu senken, und bei den Impfaktionen in der Dritten Welt werden parallel oft Vitamin-A-Injektionen verabreicht.[58] Welche Wirkung eine ausreichende Versorgung mit Vitamin A bei anderen Kinderkrankheiten hat, lässt sich im Moment nur erahnen. Wir stehen erst am Beginn eines umfassenden Verständnisses über die Bedeutung von Vitalstoffen wie Vitaminen, Mineralien, Enzymen und Bitterstoffen. All das nehmen wir vor allem durch eine ausreichende und vollwertige Nahrung auf.

Fehlende Trennung von Trink- und Abwasser

Wenn sich die reicheren Staaten dieser Welt also wirklich Sorgen um das gesundheitliche Wohlergehen der Menschen Westafrikas machen, dann sollten sie sich als Erstes auf ein umfassendes Programm zur Überwindung von Hunger, Armut und Elend einigen.

Im Sommer 2012 kam es in Guinea und Sierra Leone zu einem größeren Ausbruch der Cholera. Die Berichterstatter beschreiben das Fehlen von sauberem Trinkwasser und einer ordentlichen Abwasserentsorgung als ein grundsätzliches Problem, insbesondere in den betroffenen Slumgebieten. Cholera und ähnliche Erkrankungen sind unter solchen Lebensbedingungen und klimatischen Umständen Dauergast in Westafrika, insbesondere im Ebola-Dreiländereck. Auch in Deutschland wurden Cholera, Typhus und ähnliche Erkrankungen erst überwunden, als Prof. Pettenkofer in den Städten eine bis dahin unbekannte Maßnahme einführte: die Trennung von Trink- und Abwasser.[59] Will man unnötige Erkrankungen und Todesfälle durch Tropenkrankheiten in Westafrika wirklich nachhaltig abschaffen, muss in den Städten ein Minimum an hygienischem Standard geschaffen werden.

»Grab des weißen Mannes«: Das Klima

Ein weiterer wesentlicher Faktor ist natürlich das feuchtheiße Klima im Ausbruchsgebiet. Insbesondere während der Regenzeit werden die gesundheitlichen Ressourcen des Menschen stark gefordert. Bei *Wikipedia* heißt es unter »Westafrika«:

> Westafrika hatte lange Zeit den Ruf als »Grab des weißen Mannes«. Im 18. Jahrhundert starben 25 bis 75 % der neuankommenden Europäer innerhalb des ersten Jahres nach Ankunft an Tropenkrankheiten wie Malaria, Gelbfieber oder der Schlafkrankheit. Später waren es schätzungsweise immer noch gut 10 %. Die Ausbreitung dieser Krankheiten wurde durch die hohe Verbreitung von Malariamücken und Tsetsefliegen sehr begünstigt. Hinzu kamen die schlechten hygienischen Bedingungen während der Regenzeit, welche zusätzlich zur Amöbenruhr führen konnten.

In einem Reiseführer wird das Klima so beschrieben:

> Das Klima in dieser Region galt als eher unangenehm und ungesund. Sierra Leone wurde einst als das Grab des weißen Mannes

> bezeichnet. Allerdings geht man heute davon aus, dass weniger die klimatischen Bedingungen als vielmehr typische Tropenkrankheiten für das Sterben vieler Europäer verantwortlich waren. Trotzdem muss man, speziell in der Regenzeit, das Klima in Sierra Leone als eher unangenehm bezeichnen. Außerdem muss man während der Trockenzeit immer mit einem sonderbaren Nebel bzw. Dunst rechnen, welcher durch den Nordostwind Harmattan ins Land gebracht wird. Während der Regenzeit scheint die Sonne an der Küste nicht sehr oft. Je weiter man ins Land kommt, umso freundlicher wird es dann. Im Sommer ist es zwar sehr sonnig, aber einige Teile der Küste liegen recht ungünstig und bekommen maximal 5-6 Stunden Sonne am Tag. Grundsätzlich muss man in den höheren Lagen im Land immer mit recht kühlen Nächten rechnen.

Ein Grund für die häufigen Darmerkrankungen in diesem Klima ist das schnelle Verderben der Lebensmittel und der Zustand stehender Gewässer. Fäulnisgifte sind nun mal unverträglich, und in größerer Menge können sie – vor allem in geschwächtem Zustand – zum Tode führen.

Als Überträger zahlreicher Fieber- und Darmerkrankungen in Westafrika werden vor allem diverse Stechmücken angesehen. Deren Vermehrung wird durch das Klima, insbesondere während der Regenzeit, sehr begünstigt. Mücken sind eine echte Plage im Regenwald. Seit Jahrzehnten werden deshalb in Afrika zur Bekämpfung übertragbarer Krankheiten große Mengen Insektizide eingesetzt, unter anderem auch solche, die bei uns wegen ihrer Gesundheitsgefährdung für den Menschen längst verboten sind, wie z. B. DDT.

Immer wieder werden schwere Infektionen nach Insektenstichen beobachtet. Das ist zum einen bei dem geschwächten gesundheitlichen Zustand der hungernden Menschen kein Wunder. Neben der offiziellen Erklärung, dies würde durch die Übertragung krankmachender Keime verursacht, gibt es jedoch noch eine weitere durchaus plausible Erklärung: Die stechenden Insekten sind derart vergiftet, dass sie nicht nur Erreger, sondern auch hochgiftige Insektizide bei einem Stich übertragen. Die Möglichkeit eines solchen Zusammenhangs ist zwar bisher nur eine Hypothese, sie wäre es aber wert, näher untersucht zu werden. Es ist allerdings absehbar, dass eine industrieabhängige Forschung dieses Thema so lange meidet, wie sie kann.

Der Einfluss des Klimas bzw. Wetters auf die Entstehung und Verbreitung von Ebola-Epidemien war auch Thema einer in *Eurosurveillance* veröffentlichten wissenschaftlichen Arbeit. Die Autoren kommen zu dem Schluss, dass relativ niedrige Temperaturen in Verbindung mit einer sehr hohen Luftfeuchtigkeit Ebola-Erkrankungen begünstigen.[60]

Der angebliche Polio-Ausbruch von 2010 in der ehemaligen sowjetischen Republik Tadschikistan weist jedoch auch auf die Möglichkeit hin, dass durch unerwartet starke Regenfälle oder Stürme Depots mit giftigen Materialien überlaufen und in der Umgebung zu Erkrankungswellen führen können, die dann aufgrund der Ähnlichkeit der Symptome als Infektionskrankheiten interpretiert werden.[61]

Kriege

Gerade das Dreiländereck von Sierra Leone, Guinea und Liberia wurde in den letzten Jahrzehnten immer wieder von blutigen Bürgerkriegen und ihren Folgen heimgesucht. Zerstörte Infrastrukturen, Flüchtlinge und ständige Todesangst verschärften die bereits bestehenden Probleme noch zusätzlich. Kein Wunder, dass die westafrikanischen Staaten sich seit 1975 unter der Bezeichnung ECOWAS (*Economic Community of West African States* = »Wirtschaftsgemeinschaft der westafrikanischen Staaten«) mehr und mehr zu einem wirtschaftlichen und politischen Verbund zusammenschließen, um mehr Frieden und Stabilität in der Region zu schaffen.[62] Es ist sehr zu hoffen, dass die Friedensbemühungen fruchten. Unsere eigenen Regierungen könnten durch ihr Verhalten einiges zu diesen Bemühungen beitragen.

Typische Symptome, Falldefinition und Differenzialdiagnose

Was als Ebola-Fieber in die Statistik einfließt oder aber eine andere Diagnose erhält, hängt maßgeblich von der Falldefinition der zuständigen Behörden und der Differenzialdiagnose, also der Berücksichtigung möglicher anderer Ursachen, ab. Hierbei kann es gravierende

Unterschiede geben, je nachdem, wer die Diagnose stellt, wo sie gestellt wurde und zu welchem Zeitpunkt. Die konkret angewandten Kriterien sind leider nicht immer transparent, was die Bewertung eines Ausbruchs sehr erschweren kann. Nachstehend einige der maßgeblichen Quellen zu diesem Thema.

Die Bezeichnung »Ebola« wurde durch einen Fluss in Zaire (heute Demokratische Republik Kongo) geprägt, an dessen Ufern es 1976 zu zahlreichen Erkrankungen gekommen war. Die Symptome, die 1976 während der allerersten Ausbrüche in Zentralafrika bei insgesamt 183 der Patienten beobachtet wurden, waren folgende:[63]

- Fieber (bei 100 %)
- Kopfschmerzen (bei 100 %)
- Schmerzen im Brustkasten (bei 83 %)
- Durchfall (bei 81 %)
- Blutungen (Blut im Stuhl oder Urin, im Erbrochenen, Zahnfleisch- oder auch innere Blutungen, bei 71 %)
- trockener, schmerzhafter Hals (bei 63 %)
- Erbrechen (bei 59 %)
- Hautausschläge oder Abschuppungen der Haut (bei 52 %)
- Husten (bei 49 %)

In der Regel begannen die Symptome mit Fieber und Kopfschmerzen und verschlimmerten sich dann mit unterschiedlichen Ausprägungen. Es sind noch zahlreiche weitere, nur schwer vorhersagbare Symptome möglich, die jedoch wesentlich seltener auftreten.

Ein wichtiges Merkmal vieler Patienten ist die Dehydrierung, das heißt eine durch Flüssigkeitsverlust bedingte Austrocknung. Dr. D. P. Francis von den CDC berichtete 1977 bei einem Ebola-Symposium in Belgien, dass die Erkrankten, die unter starkem Durchfall litten, aussahen wie Cholera-Patienten.

Ursache aus schulmedizinischer Sicht

Der offiziellen Lehrmeinung zufolge ist ein fadenförmiges Virus die alleinige Ursache des Ebola-Fiebers. Diese Virusform hatte man erstmals 1967 in Marburg bei Laborunfällen innerhalb der Behringwerke unter dem Elektronenmikroskop entdeckt. Die Symptome der am »Marburg-Virus« Erkrankten sind vom Ebola-Fieber praktisch nicht zu unterscheiden.

Es handelt sich um ein sogenanntes RNA-Virus. Die RNA ist eine Art Arbeitskopie der DNA, also der genetischen Informationen, und hat innerhalb der Zelle die Aufgabe, Aminosäuren, die Bausteine des Lebens, herzustellen. Im Falle des Ebola-Virus geht die Lehrmeinung davon aus, dass das Virus die Zellen, in die es eindringt, entarten lässt und auf diese Weise die Krankheit auslöst.

Eine alternative Sichtweise unter Berücksichtigung epigenetischer Erkenntnisse geht jedoch eher davon aus, dass die Körperzellen als Reaktion auf Stress von sich aus mit der Aktivierung von bis dahin abgeschalteten genetischen Sequenzen und der Produktion von bestimmten Aminosäuren beginnen. Damit wären die Viren ein Teil der Wirkung und nicht die Ursache.

Falldefinition des RKI (gültig bis Ende 2014)

Aus Sicht des Robert-Koch-Instituts (RKI), der deutschen Seuchenbehörde, kann Ebola mit oder ohne Blutungen verlaufen, auch mit oder ohne Fieber, muss aber wenigstens eines der beiden Symptome aufweisen.

Der entscheidende Punkt ist ein positiv verlaufender labordiagnostischer Test, der aus einer erfolgreichen Virusanzucht in Kultur, einem Nachweis von typischer viraler DNA (PCR-Test), einem Nachweis von typischen viralen Proteinen (z. B. ELISA-Test) oder einem optischen Nachweis unter dem Elektronenmikroskop bestehen kann.

Der Nachweis eines Kontaktes mit anderen Erkrankten, also die Bestätigung eines »epidemiologischen Zusammenhangs«, wird nicht verlangt.[64]

Falldefinition des RKI (gültig ab 2015)

Ab 2015 gilt eine neue Definition. Das klinische Bild erfordert entweder Fieber und Blutungen oder aber Fieber und Tod ohne das Auftreten weiterer typischer Symptome.

Fieber alleine und Blutungen alleine erfüllen nun das klinische Bild eines Ebola-Fiebers nicht mehr.

Für den labordiagnostischen Nachweis reicht jedoch ab 2015 auch ein Nachweis in Form von Antikörpern aus.

Bei Antikörpertests besteht allerdings das Problem, dass sie auch auf lange zurückliegende Erkrankungen bzw. Infektionen hinweisen können und nicht automatisch auf eine akute Infektion hindeuten. Wenn also jemand, der eine Ebola-Infektion überstanden hat, antikörperpositiv getestet wird, wäre es kontraproduktiv, ihn als gefährdeten Patienten oder gefährdenden Virusüberträger zu behandeln, denn aus schulmedizinischer Sicht ist er ja gegen das Virus und seine Weiterverbreitung geschützt.

Das dadurch entstehende Problem einer Falschdiagnose will man umgehen, indem man sich beim Testen auf den Nachweis des M-Typs (IgM) der Immunoglobuline konzentriert, da dieser Antikörpertyp im Gegensatz zu anderen auf eine akute Infektion hindeuten soll. Alternativ wird auch eine deutliche Veränderung der IgG-Werte zweier nacheinander genommener Proben als Hinweis auf eine akute Infektion gewertet.[65] Der Nachweis eines Kontakts zu einem bestätigten Ebola-Fall ist weiterhin keine Voraussetzung für eine Ebola-Diagnose.

Differenzialdiagnose laut RKI

Auf der Website des RKI findet man folgende Vorschläge zur Abgrenzung des Ebola-Fiebers von ähnlichen Erkrankungen:

> Malaria ist im Hinblick auf Tropenkrankheiten bei Patienten mit unklarem Fieber die wichtigste Differenzialdiagnose. Aufgrund der hohen Letalität einer *Malaria tropica* und der guten Behandlungsmöglichkeiten muss Malaria frühestmöglich ausgeschlossen bzw. bestätigt werden. Hinweise zur Malaria-Diagnostik außerhalb von spezialisierten Behandlungszentren, je nach Vorliegen eines begründeten oder nichtbegründeten Verdachts auf Ebolavirusinfektion, finden sich unter *www.rki.de/malaria-befunde*. Des Weiteren sollten Erkrankungen durch andere Erreger viral hämorrhagischer Fieber (z.B. Gelbfiebervirus, Lassavirus, Denguevirus, Vertreter von Hantaviren, Krim-Kongo-Virus) und Hepatitis A ausgeschlossen werden. Auch nichtvirale Erkrankungen wie *Typhus abdominalis*, Pest, Rickettsiosen, Meningokokken-Sepsis bzw. andere Sepsisformen, Leptospirose, hämorrhagische Formen des Rückfallfiebers, bakterielle Ruhr, evtl. auch Intoxikationen müssen ggf. berücksichtigt werden.[66]

Das RKI empfiehlt also in erster Linie die vorherige Abklärung, ob es sich um Malaria handeln könnte, was in Ländern mit so hohem Malaria-Risiko wie in den westafrikanischen Ländern durchaus Sinn macht. Darüber hinaus empfiehlt das RKI die Abprüfung einer ganzen Reihe weiterer Infektionskrankheiten, die ganz ähnliche Symptome wie das Ebola-Fieber verursachen können.

Zu guter Letzt geht das RKI auch auf die Möglichkeit ein, dass die Symptome durch Vergiftungen verursacht sein können. Auch das ist sinnvoll, berücksichtigt man das Fehlen von staatlichen Instanzen, die auf der Durchsetzung von Arbeits- und Umweltschutzmaßnahmen bestehen, und den daraus resultierenden rücksichtslosen Einsatz von Pestiziden und anderen hochgiftigen Chemikalien in der Landwirtschaft, der verarbeitenden Industrie und dem Bergbau.

Falldefinition laut CDC bis 5. August 2014

Ein Verdachtsfall muss laut der US-Seuchenbehörde CDC folgende Kriterien erfüllen:[67]

1. Fieber über 38,6 Grad Celsius und bestimmte Symptome wie Kopfschmerzen, Muskelschmerzen, Erbrechen, Durchfall, Bauchschmerzen, unerklärliche Blutungen und
2. epidemiologische Risikofaktoren, z. B. Kontakt mit Blut oder Körperflüssigkeiten eines bestätigten Falles oder Verdachtsfalles oder Aufenthalt, Reise in Endemiegebiet oder Kontakt mit Fledermäusen, Nagetieren oder Affen im Endemiegebiet.

Ein bestätigter Fall weist zusätzlich noch einen positiven Labortest auf das Ebola-Virus auf.

Zur Abklärung ähnlicher Diagnosen wird allein Malaria genannt. Im Vergleich mit der vom RKI empfohlenen Vorgehensweise ist es also möglich, dass zahlreiche vom RKI aufgeführte Erkrankungen, die ansonsten zu anderen Diagnosen geführt haben könnten, nach der CDC-Vorgehensweise gar nicht berücksichtigt werden. Diese Vorgehensweise könnte quasi automatisch zu höheren Fallzahlen beim Ebola-Fieber führen, zumindest bei solchen Fällen, bei denen Labortests nicht nur bei einer, sondern bei mehreren Infektionskrankheiten angeschlagen hätten.

Falldefinition laut CDC ab 6. August 2014

Am 6. August, also *einen Tag vor* dem Ausrufen des WHO-Notfalls, wurde auf der CDC-Website ein wesentliches Merkmal geändert: Malaria, die bisher einzige von den CDC vorgeschlagene Differenzialdiagnose, wurde auch noch gestrichen.[68]

Eine Begründung für diese unverständliche Änderung wird auf der Website nicht geliefert. Die Streichung von Malaria als Differenzialdiagnose muss jedoch *automatisch* zu einer Zunahme der registrierten Ebola-Fälle führen, da bestätigte Malaria-Fälle in der Regel gar nicht mehr auf das Ebola-Virus getestet werden. Das kann durchaus gravierende Ausmaße annehmen – bei mehreren zehntausend bestätigten jährlichen Malaria-Fällen in den von Ebola betroffenen Ländern.

Für Ärzte innerhalb der USA gilt möglicherweise eine andere Liste von Differenzialdiagnosen. Da werden nämlich an entsprechender Stelle auf der CDC-Website genannt: Malaria, Typhus, Meningokokken- und andere bakterielle Infektionen.[69] Wie diese unterschiedlichen Angaben auf der Website der Behörde konkret in der Praxis ihre Anwendung finden, ist nicht ganz klar.

Falldefinition laut ECDC

Die europäische Seuchenbehörde ECDC lehnt sich offenbar nicht nur dem Namen nach an die US-Seuchenbehörde CDC an, sondern hat die Falldefinition der CDC gleich unverändert übernommen.

Allerdings ist die Liste der Differenzialdiagnosen doch etwas länger als die auf der Seite mit der Ebola-Falldefinition der CDC und beinhaltet neben Malaria auch Gelbfieber, Dengue-Fieber, Lassa-Fieber, Rickettsiosen und Leptospirose.

Die Unterschiede zwischen CDC/ECDC und RKI zeigen eine gewisse Eigenständigkeit der deutschen Behörde, was angesichts der CDC-Tendenz, Differenzialdiagnosen zu vernachlässigen, grundsätzlich zu begrüßen ist.

»Flexible« Falldefinition der WHO öffnet Tür für statistische Manipulationen[70]

Verdachtsfall vor einem Ausbruch: Erkrankung mit fieberhaftem Beginn und fehlende Wirkung der in der Region üblichen Behandlung des Fiebers und wenigstens eines der folgenden Symptome:

- blutiger Durchfall
- Zahnfleischbluten
- Hautblutungen
- Blut im Auge
- blutiger Urin

Verdachtsfall während eines Ausbruchs: Plötzliches hohes Fieber und Kontakt mit

- einem möglichen, wahrscheinlichen oder bestätigten Ebola-Fall oder
- einem toten oder kranken Tier

oder mindestens drei Symptome aus dieser Liste:

- Kopfschmerzen
- Appetitlosigkeit
- Lethargie
- Muskelschmerzen
- Gelenkschmerzen
- Atemprobleme
- Erbrechen
- Durchfall
- Magenschmerzen
- Probleme beim Schlucken
- Schluckauf
- oder unerklärliche Blutungen
- oder plötzlicher unerklärlicher Todesfall

Bestätigter Fall: Verdachtsfall mit positivem Labortest (auf IgM-Antikörper, typische virale DNA oder gelungene kulturelle Anzucht des Virus)

In dem entsprechenden WHO-Papier findet sich noch folgender »wichtiger Hinweis«:

> Während eines Ausbruchs kann sich die Falldefinition ändern, um neu auftretenden klinischen Zeichen oder Veränderungen bei den lokal auftretenden Übertragungswegen gerecht zu werden.

Die mögliche Veränderung der Falldefinition während eines Ausbruchs hat zwei Gesichter:

Zum einen ist aus schulmedizinischer Sicht jederzeit eine der gefürchteten Mutationen eines krankmachenden Virus möglich, wodurch sich die Symptomatik der Erkrankung ändern kann. Dem möchte man verständlicherweise gerecht werden.

Andererseits kann eine Veränderung der Falldefinition, wenn sie willkürlich vorgenommen wird, jegliche vernünftige epidemiologische Auswertung unmöglich machen, da der Verlauf der (statistisch erfassten) Epidemie allein schon durch Veränderungen der Falldefinition in jede Richtung beeinflusst werden kann. Es kommt darauf an, wie diese »Flexibilität« in der Praxis von der WHO angewendet wird.

Differenzialdiagnose laut WHO

Als Differenzialdiagnose für Reiserückkehrer aus betroffenen Ländern erwähnt die WHO:[71]

- Malaria
- Typhus
- Bakterienruhr (Shigellose)
- Cholera
- Leptospirose
- Pest
- Rickettsiosen
- Rückfallfieber
- Meningitis
- Hepatitis
- andere hämorrhagische Fieber

Zu beachten ist, dass es sich hier um eine vorgeschlagene Vorgehensweise für Reisende handelt, die aus nicht direkt von Ausbrüchen betroffenen Ländern zurückkehren. Ob die Überprüfung dieser alternativen Diagnosen von der WHO auch in den eigentlich betroffenen Ländern empfohlen wird, ist nicht ohne Weiteres ersichtlich.

Wichtig zu verstehen ist, dass die Art und Weise, wie mit den möglichen Alternativdiagnosen umgegangen wird, entscheidenden Einfluss auf den (offiziellen) Verlauf einer Epidemie haben kann.

Übertragungswege bis heute ein großes Rätsel

Beim Marburg-Virus, das gewissermaßen den Vorläufer des Ebola-Virus darstellt, ging man im Nachhinein davon aus, es sei von den aus Uganda eingeführten Versuchsaffen übertragen worden. Ähnliches versucht man bis heute auch beim Ebola-Virus nachzuweisen – vergeblich.

Bereits beim ersten registrierten Ebola-Ausbruch von 1976 im Süden des Sudan konnten die Forscher keinen Beleg dafür finden, dass die Krankheit durch Tiere übertragen wurde.[72]

Das RKI schreibt dazu auf seiner Website:

> Das Reservoir ist nicht eindeutig gesichert. Als Überträger werden Menschenaffen und vor allem Flughunde vermutet. Infektionen des Menschen entstehen durch Kontakte zu infizierten Tieren (z. B. durch Wildjagd, Verzehr und Zubereitung von Wildtierprodukten). Eine Übertragung von Mensch zu Mensch ist durch den direkten Körperkontakt mit an Ebolafieber erkrankten oder verstorbenen Menschen oder durch den Kontakt mit deren Blut oder anderen Körperflüssigkeiten möglich. Es gibt bisher keine Hinweise auf eine Übertragung von Filoviren auf den Menschen durch die Atemluft. Ebolaviren können außerhalb des Körpers einige Tage infektionsfähig bleiben. Eine Ansteckung über Gegenstände wie Spritzen, die mit infektiösen Körperflüssigkeiten kontaminiert sind, ist daher möglich. Auf Oberflächen, die dem Sonnenlicht ausgesetzt oder getrocknet sind, überlebt das Virus allerdings nur wenige Tage.
>
> Für Reisende in Epidemiegebiete besteht nur ein sehr geringes Infektionsrisiko, solange sie keinen direkten Kontakt mit erkrankten oder verstorbenen Menschen und Tieren bzw. deren Körperflüssigkeiten haben.[73]

Auch nach 40 Jahren Forschung ist demnach immer noch nicht klar, ob Tiere überhaupt eine Rolle bei der Übertragung spielen. Auch beim aktuellen Ausbruch wird immer wieder nach dem Kontakt der Erkrankten zu Tieren gesucht. Das ist insofern verständlich, als man ansonsten wohl die Virushypothese infrage stellen müsste. Insekten werden von den Forschern weitgehend ausgeschlossen, aber auch das ist unter den Wissenschaftlern nicht unumstritten.[74]

Sicher scheint vielmehr zu sein, dass ein anhaltender enger Körperkontakt, einschließlich des Kontakts zu Körperflüssigkeiten, notwendig ist, um die Krankheit sicher zu übertragen. Besonders auffällig war die Anfälligkeit von Personen, die Erkrankte in den Kliniken pflegten, also medizinisches Personal und Angehörige.[75]

Für eine Übertragung durch die Luft konnten bisher keinerlei Hinweise gefunden werden. Dennoch betrachteten die CDC offenbar laut ihrem Ebola-Datenblatt zwischenzeitlich die Luftübertragung als eine Tatsache.[76] Dies ist nicht nachvollziehbar, denn für eine Übertragung durch die Luft gibt es nach unserem Wissen bisher keinerlei Belege.

2
Eine unverhoffte Reise durchs Ebola-Land

(VON HANS U. P. TOLZIN)

Ein überraschendes Angebot

Eigentlich bin ich das, was man einen »Schreibtischtäter« nennt: Für gewöhnlich sitze ich an meinem Computer, sammle Daten, recherchiere im Internet und ziehe meine Schlussfolgerungen. Vor Ort, d. h. am Ort des Geschehens, bin ich eher selten. Doch dann erhielt ich am 5. April 2015 unverhofft eine E-Mail von dem mir bis dahin völlig unbekannten Herrn S.:

> Sehr geehrter Herr Tolzin, soeben habe ich ein einstündiges Interview zwischen Ihnen und Herrn Leitner angesehen, wo es unter anderem auch über Afrika ging.[1] Natürlich waren alle Aspekte des Interviews sehr interessant, aber insbesondere Ihre Ausführungen zu den Gegebenheiten in Afrika und speziell Westafrika ließen mich fragen, woher Sie diese Informationen haben. Könnten Sie mir daher bitte mitteilen, woher Sie wissen,
>
> - dass in Afrika viel »Junkfood« gegessen wird, bzw. mehr als z. B. anderswo auf der Welt?
> - dass in Westafrika besonders viele oder besonders schädliche Pestizide eingesetzt werden?
> - dass in den Ebola-Ländern die großflächige Baumwollproduktion einen wesentlichen Anteil an der Wertschöpfung hat?
>
> Ich entnehme der Art, wie Sie über diese Länder sprechen, dass Sie noch nicht selbst vor Ort gewesen sind. Wenn Sie noch nie selber in Guinea waren, würde ich Sie gerne dorthin einladen. Ich könnte mir vorstellen, dass Sie dadurch ein besseres Bild von der Lage vor Ort erhalten könnten und noch fundierter über die verschiedenen Aspekte der sogenannten Ebola-Epidemie reden könnten. In der Hoffnung, bald von Ihnen zu hören, verbleibe ich mit freundlichen Grüßen, S.

Oh, oh, da hatte mich Herr S. »am Schlafittchen«. Denn vor Ort war ich ja tatsächlich nie gewesen, und wie die Lage in Guinea konkret aussah, wusste ich nur durch Berichte anderer. Inwieweit »Junkfood« und bei der Baumwollproduktion eingesetzte Pestizide, die ja durchaus eine wichtige Rolle als Krankheits(mit)ursache spielen können, gerade in Guinea beim Ausbruch eine Rolle gespielt hatten, konnte ich nicht wirklich mit Sicherheit sagen. Alles, was ich bis dahin mit Sicherheit sagen konnte, war (und so sind auch meine Aussagen in dem Interview zu verstehen), dass die offiziellen Publikationen nichtvirale Ursachen kategorisch ausschlossen, ohne dies überhaupt untersucht oder auch nur in Erwägung gezogen zu haben. Dies stellt aus meiner Sicht einen unglaublichen, inakzeptablen Vorgang dar, denn dadurch wird die Ebola-Diagnose für die Betroffenen zu einem tödlichen russischen Roulette: Eine falsche Diagnose bedeutet eine falsche Therapie und wegen der Nebenwirkungen nicht nur keine Heilung, sondern über die eigentliche Krankheitsursache hinaus sogar noch eine zusätzliche Belastung für den Organismus.

Doch war das Angebot von Herrn S. überhaupt ernst gemeint? Schließlich hatte es schon früher Versuche gegeben, mich und andere Impfkritiker öffentlich bloßzustellen.[2] Es gab nur einen Weg, dies herauszufinden: Die Reise wirklich zu planen und zu schauen, wohin das führt. Ich legte also einen Reisetermin fest und begann, mich über das Land zu informieren und mich um Visa und andere Formalitäten zu kümmern. Die Amtssprache in Guinea ist Französisch. Da ich diese Sprache nicht beherrsche, musste also ein Übersetzer gefunden werden, der mich begleitet. Ich begann also, in meinem Bekanntenkreis nach flexiblen, abenteuerlustigen und sprachkundigen Personen zu suchen. Der Sponsor war einverstanden, auch den Flug einer zweiten Person zu übernehmen – und das sogar Businessclass! Nach ein paar Wochen hatte ich tatsächlich jemanden gefunden, der bereit war, mich zu begleiten. Da ich die Reise, wenn ich sie schon machte, in Ton und Bild dokumentieren wollte, fragte ich den Sponsor, ob er auch den Flug für einen Kameramann übernehmen würde, wenn wir statt Businessclass auf den »billigen Plätzen« fliegen würden.

Wie es der Zufall – oder das Schicksal? – so will, war ich beim Versuch, ein Visum zu beantragen, mit dem Honorarkonsul von

Guinea, Herrn B. aus München, in Kontakt gekommen. Er berichtete mir seine Erfahrungen, die er bei seinem vierjährigen Aufenthalt in dem afrikanischen Land gesammelt hatte, und empfahl mir einen seit Jahren in Deutschland lebenden Guineaner als Reiseleiter. Er habe vor Jahren ein Filmteam durch Guinea begleitet und dieses sei damals begeistert von ihm gewesen, insbesondere weil er aufgrund seiner guten Kontakte und seines Verhandlungsgeschicks alle bürokratischen Formalitäten und Hürden erfolgreich regeln konnte.

Daraufhin nahm ich mit Herrn Diémory K. Kontakt auf. Seine guten Deutschkenntnisse und sein Auftreten gefielen mir bereits am Telefon. Da er grundsätzlich bereit war, die Reise mitzumachen, vereinbarten wir auf seinen Vorschlag hin ein Treffen mit dem Konsul der Botschaft von Guinea in Berlin. Dieses Treffen fand dann auch statt. Bei einem gemeinsamen Essen stellte ich mein Reiseprojekt vor, und der Konsul sicherte mir zu, dass alle Formalitäten zügig geregelt würden.

Bereits bei diesem ersten Kontakt mit offiziellen Vertretern des Landes hatte ich den Eindruck, gewissermaßen offene Türen einzurennen. Die internationalen Kontakte Guineas sind aufgrund der Ebola-Krise fast völlig zusammengebrochen. Jeder Reisende, der bereit ist, das Land kennenzulernen und der Welt darüber zu berichten, ist willkommen und bietet eine Chance, aus der internationalen Isolierung herauszutreten, vielleicht sogar Touristen und Investoren anzulocken.

Auch in Guinea selbst verfestigte sich dieser Eindruck der Hoffnung, die jeder ausländische Journalist darstellte. Wobei sicherlich das Verhandlungsgeschick meines Reisebegleiters eine nicht unbedeutende Rolle spielte, denn im Umgang mit Afrikanern in einem gestressten Land, dessen Geschichte, Kultur, Mentalität und Sprache mir völlig fremd waren, wären ansonsten grobe Kommunikationsfehler vorprogrammiert gewesen.

Ich verhandelte weiter mit meinem Sponsor. Er zeigte sich grundsätzlich bereit, auch den Flug für drei Personen zu übernehmen, wobei ich ausdrücklich darum bat, nicht Businessclass, sondern Economy zu buchen. Dazu hatte mir Diémory dringend geraten, denn der Umstand, dass er nicht nur *mit Weißen* aus Europa einreisen würde, sondern darüber hinaus auch noch *Businessclass*, könnte sich seiner

Erfahrung nach schnell herumsprechen und dazu führen, dass jeder Einheimische, dessen Dienstleistung wir in Anspruch nehmen wollten, völlig unrealistische Preisvorstellungen entwickelte. Dass diese Sorge nicht ganz unbegründet war, durfte ich dann vor Ort, d. h. in der Hauptstadt Conakry, schnell erfahren. Vor allem in Conakry hat jeder, der Geschäfte machen will (und das will jeder!), ein Handy. Eine »Eine-Hand-wäscht-die-andere-Nachricht« über »reiche und naive Ausländer« kann sich auf diese Weise sehr schnell herumsprechen.

Auf der Suche nach dem »Faktor X«

Mein wichtigstes persönliches Ziel war, bei den allerersten erfassten Ebola-Fällen den unbekannten »Faktor X« zu finden, der jeweils den eigentlichen Auslöser für die schweren fieberhaften Brechdurchfälle darstellte. Denn an tödliche Viren konnte ich nach meinen ausgiebigen Recherchen auch bei Ebola nicht (mehr) glauben: Wenn in den Waldgebieten Afrikas bis zu 21 % der Bevölkerung Ebola symptomfrei durchmachen,[3] dann *musste* es noch weitere Faktoren geben, die zu den schweren Erkrankungen geführt haben. Da die klugen Mediziner und Virenjäger von WHO, MSF und CDC anscheinend niemals nach solchen Faktoren Ausschau gehalten haben, bot sich mir nun eine einmalige Chance, selbst vor Ort Recherchen anzustellen.

18. Mai 2015 – Ankunft in Conakry

Mein Sponsor hielt sein Versprechen, und so flogen wir am 18. Mai 2015 zu dritt mit *Air France* von Stuttgart aus nach Paris und von dort aus weiter nach Conakry, der Hauptstadt Guineas.

Air France ist meines Wissens die einzige Fluggesellschaft gewesen, die zu dieser Zeit Conakry täglich anflog. Der Flughafen ist klein, kein Vergleich zum Stuttgarter oder gar Pariser Flughafen. Das Erste, was mir auffiel, als ich aus dem Flughafen kam, war der Geruch. Die tropische Wärme und Schwüle hatte ich schon einmal auf den Bahamas erlebt, das war also nicht völlig neu. Hier aber roch es nach Verbranntem, und zwar nach verbranntem Plastik, und überall in der Hauptstadt schwebte hintergründig ein Hauch von Fäkalien. Später sah ich, dass die Bewohner von Conakry ihren Plastikmüll, von dem sie nicht wenig hatten, einfach am Straßenrand verbrannten, und daher der Geruch. Rund um den Flughafen waren viele Menschen mit irgendetwas beschäftigt, wie auch sonst fast überall in der Stadt an den Straßenrändern. Typisch für Conakry im Vergleich zu einer deutschen Großstadt sind die fehlenden mehrstöckigen Häuser – sie sind die Ausnahme, wenngleich sie in der City von Conakry häufiger anzutreffen sind als in anderen Stadtbezirken. Stattdessen steht Hütte neben Hütte, teilweise festes Mauerwerk, teilweise Lehmwände.

Wir wurden von Diémorys jüngerem Bruder Alpha abgeholt, einem Studenten der Medizin. Und von einem Fahrer, den ein Geschäftskontakt von Diémory vermittelt hatte. Das Fahrzeug war ein geräumiger *Toyota*-Geländewagen, der Fahrer – natürlich – ein Einheimischer. Es war ausgemacht, dass wir das Fahrzeug erst einmal testen sollten. Bei Zufriedenheit würde über Dauer der Miete und über den Preis verhandelt werden.

Das Ziel vom Flughafen aus war die Familie von Diémory in einem äußeren Stadtviertel, von der wir eingeladen waren, die Zeit bis zur Abreise ins Landesinnere zu verbringen. Unser eigentliches Ziel war ja das Dorf Méliandou in Waldguinea im Südosten des Landes, ca. 700 km von Conakry entfernt.

Conakry vibriert vor Leben. Wo immer man mit dem Fahrzeug wegen des Verkehrs anhalten musste, scharten sich sofort Verkäufer und auch ein paar Bettler um das Auto. Manche von ihnen waren recht forsch und schienen nahe daran, die Wagentür zu öffnen, um ihre Waren noch unmittelbarer feilbieten zu können. Unser erfahrener Fahrer hatte deshalb grundsätzlich die Zentralverriegelung aktiviert.

Jeder in Conakry scheint irgendetwas zu verkaufen, sei es Nahrung oder Handykarten zum Aufladen, Süßigkeiten oder einfach nur Wasser in Plastikbeuteln. Manchmal nahmen wir das auch in Anspruch, ich musste aber lernen, bei Nichtinteresse dies möglichst schnell und deutlich zu signalisieren, damit der Andrang an mein Wagenfenster auch wirklich nachließ.

Diémory warnte mich, dass die Preise auf dem Markt für mich als Weißen unter Umständen astronomisch hoch sein würden. So war es dann auch, wenn Kameramann Bernhard und ich mal einen

Alleingang über den Markt wagten. Ansonsten hatten immer Diémory oder sein Bruder die Dinge besorgt, die wir brauchten, denn sie konnten als Einheimische einen normalen Preis aushandeln.

Von Diémorys Familie wurden wir ausgesprochen freundlich aufgenommen. Wir hatten unser eigenes Gästezimmer mit Bad – und sogar mit Klimaanlage! Strom gab es in der Hauptstadt nur zu bestimmten Tageszeiten, wobei diese Zeiten zwischen den einzelnen Stadtvierteln ständig wechselten. Diémorys Familie hatte allerdings auch einen Generator, mit dem die Klimaanlage auch dann betrieben werden konnte, wenn es gerade mal keinen Strom gab. Für die Klimaanlage waren wir, sofern sie funktionierte, sehr dankbar, allerdings war der Generator, wenn er benötigt wurde, dermaßen laut, dass ich kaum schlafen konnte. Ich fragte mich, wie denn die Nachbarn auf diesen Krach reagierten, aber in ganz Guinea scheinen Stromgeneratoren einen derartigen Luxus darzustellen, dass man sie einfach überhört.

Das Bad hatte fließend Wasser, aber es roch stark nach Chlor. Das Trinkwasser in Guinea ist grundsätzlich stark gechlort. Selbst das überall käufliche Quellwasser in Plastikflaschen oder Plastikbeuteln ist gechlort. Jemand, der empfindlich auf Chlor reagiert, hat in Guinea so gut wie keine Chance, dem Chlor zu entgehen.

Tatsächlich konnte Bernhard das käufliche Wasser nicht trinken, ohne danach Magenkrämpfe zu bekommen. Er hatte eine ziemlich schwierige Zeit, bis wir in Méliandou unsere gesammelten Plastikflaschen an einem Bach auffüllen konnten. Von da an tranken wir beide nur noch dieses Wasser – ohne weitere Probleme.

Das Haus unserer Gastgeber war von einem kleinen Hof und dieser von einer hohen Mauer umgeben, die von Glasscherben gesäumt wurde. In einem Land, in dem viele nichts haben, müssen wohl die wenigen, die etwas haben, gut auf das wenige, was sie haben, achten.

In den Häusern Guineas, sei es in der Hauptstadt oder im hintersten Dorf Waldguineas, ist es in der Regel dunkel, manchmal sogar stockdunkel. Um die Hitze und die Mücken draußen zu halten, werden Türen und Fenster entweder geschlossen oder verhängt. Strom hat ja selbst die Hauptstadt nur stundenweise.

19. Mai 2015 – Termin beim Abgeordneten

Unsere erste Anlaufstelle war Herr Kamano, ein Abgeordneter des nationalen Parlaments. Wir fuhren zu seinem Büro im Parlamentsgebäude in Conakry. Dieses Gebäude sah von außen ganz passabel aus, innen war der Zustand jedoch bemerkenswert wartungsbedürftig. Ich habe in der ganzen Zeit in Guinea nicht wirklich verstanden, ob dies daran lag, dass den Politikern der Zustand ihres repräsentativsten Gebäudes egal war, oder daran, dass alle investierten Mittel auf dem Weg zu ihrem Ziel in der allgegenwärtigen Korruption versacken. Soweit ich es mitbekam, erhalten alle Angestellten des Staates Gehälter, von denen sie kaum leben, geschweige denn eine Familie ernähren können, sodass »abgezweigt« wird, was nur irgend geht. Ansonsten werden sie regelrecht ausgebeutet und oft mit der Aussicht auf einen besser bezahlten Job vertröstet, oder sie versuchen die Position, die sie erreicht haben, dazu zu nutzen, ihr Gehalt aufzubessern.

Mein Reiseleiter und auch der deutsche Honorarkonsul hatten das Treffen mit Herrn Kamano arrangiert, den sie beide persönlich kannten. Wir machten ein Interview, das wir auch filmten und in dem Herr Kamano die Situation des Landes aus seiner Sicht schilderte. Danach trafen wir eine andere Bekannte von Diémory, die Besitzerin eines Reisebüros, die uns auch das Mietfahrzeug vermittelt hatte.

Unser nächstes Ziel waren professionelle Geldwechsler, bei denen der Franc Guinéen günstiger zu erhalten war als in offiziellen Wechselstuben. Wir mussten ein wenig warten, bis mehrere der Geldwechsler sich geeinigt hatten, den Gegenwert für 1000 Euro, die ich wechseln wollte, zusammen aufzubringen. Dafür erhielt ich 8,5 Millionen Franc Guinéen. Das waren zwei dicke Geldscheinpacken, jeweils etwa 7 cm dick.

Das Abendessen nahmen wir im Hotel *Petit Partout* am Meer ein, um uns einen Eindruck von den besseren Hotels in Conakry zu verschaffen – und vielleicht auch interessante Leute zu treffen. Die Toiletten hier waren wirklich blitzeblank, was, wie ich später erfuhr, daraufhindeutete, dass dieses Hotel nicht von einem Einheimischen, sondern von einem ausländischen Geschäftsmann – in der Regel ist das ein Libanese – geführt wurde.

20. Mai 2015 – Formalitäten für die Überlandfahrt

Wir waren noch einmal beim Abgeordneten Kamano im Parlament verabredet, denn er wollte uns einen Geländewagen mit Fahrer vermitteln. Beides testeten wir für einen Tag, entschieden uns jedoch dagegen, vor allem, weil die Klimaanlage nicht richtig funktionierte.

Die ersten dreieinhalb Tage blieben wir in Conakry und bei unserer Gastgeberfamilie, um anzukommen und Formalitäten zu erfüllen. Diese bestanden darin, den offiziellen Segen der Regierung dafür zu bekommen, dass ich durch das Land reisen durfte, und dafür, dass ich fotografieren, filmen und Interviews machen durfte. Wir mussten zwar bei bestimmten Stellen mehrmals vorsprechen, aber die Zeit, um diese Dokumente zu erhalten, war letztlich nicht verschwendet. Sie erwiesen sich sowohl bei der eigentlichen Fahrt als auch bei den offiziellen Stellen, bei denen wir vorsprachen, als sehr hilfreich.

Bezüglich Überlandfahrten ist es nämlich so, dass man immer wieder auf offener Strecke von Polizisten, Soldaten oder sonstigen Leuten in Uniform angehalten wird, die einfach eine Schnur über die Straße spannen, um irgendetwas zu kontrollieren. Manchmal reichte es, die Fahrzeugpapiere vorzuweisen, manchmal waren aber auch die Dokumente notwendig. Die wirtschaftliche Lage in Guinea ist sehr angespannt. Das hat zur Folge, dass selbst Staatsbedienstete aufgrund ihres nicht ausreichenden Gehalts schauen müssen, wie sie ihre Familien über die Runden bringen. Eine der Möglichkeiten ist die Einrichtung einer Straßensperre. Ohne unsere Dokumente hätten wir wohl zahllose Male ein »Weggeld« zahlen müssen. Das ist zwar aus Sicht des Europäers in der Regel nicht viel, aber es kann stark variieren, vor allem, wenn Weiße mit im Fahrzeug sitzen. Wer keine offizielle Rückendeckung von der Regierung vorweisen kann, muss blechen.

Sicher könnte man das Korruption nennen. Jedoch angesichts der angespannten Wirtschaftslage versucht eben jeder, das Beste daraus zu machen. Vor allem in der Hauptstadt herrscht eine Mentalität vor, die in etwa besagt:

> Lieber hole ich mir heute, was ich holen kann, als auf morgen zu warten. Was morgen sein wird, ist völlig unsicher. Morgen könnte

eine Revolution ausbrechen oder Ebola oder ein neuer Krieg. *Heute* muss ich meine Familie ernähren, morgen ist ein neuer Tag.

So ist es für Weiße auf den Märkten der Hauptstadt geradezu unmöglich, zu üblichen Preisen einzukaufen. Die Verkäufer holen aus ihnen heraus, was nur geht. Zum Beispiel hatten wir vor dem Rückflug über einen Einheimischen eine externe Festplatte bestellt. Der Verkäufer hatte zunächst telefonisch einen Preis von 60 Euro genannt. Als er dann ins Hotel kam und uns Weiße sah, waren es gleich mehr als 80 Euro, was man in diesem Fall sogar noch als sehr moderate Preissteigerung ansehen muss.

Auch der Besitzer des Geländewagens versuchte den eigentlich ausgemachten Preis am Ende noch nach oben zu schrauben. Es ist in Guinea nicht ratsam, eine versprochene Leistung oder Ware im Voraus zu bezahlen. Wir waren beispielsweise in den Hotels nach ein paar Tagen dazu übergegangen, allenfalls die Hälfte der vereinbarten Summe im Voraus zu zahlen. Sonst konnte es leicht sein, dass die versprochene Klimaanlage nicht funktionierte, oder nicht zu den versprochenen Uhrzeiten, oder dass es kein fließendes Wasser gab oder kein Toilettenpapier. Wenn man dann schon bezahlt hat, sind die einheimischen Hotelmanager kaum motiviert nachzubessern.

Die geschäftliche Ethik in Guinea ist nicht sehr hoch, insbesondere gegenüber Ausländern und Mitgliedern anderer Stämme. Es gibt drei große und mehrere kleine Volksstämme in Guinea, jeder mit einer eigenen Sprache, und die Konkurrenz untereinander ist groß. Dies bildet sich auch auf politischer Ebene ab, denn die Parteien im Parlament sind weitgehend Vertretungen der jeweiligen Stämme. Ich vermute, das ist seit der Kolonialzeit bis heute einer der wichtigsten Hebel für ausländische Mächte: die einheimischen Stämme – und nun Parteien – gegeneinander auszuspielen. Und das Interesse der Industrienationen an Guinea ist groß, denn das Land besteht praktisch nur aus kostbaren Bodenschätzen.

Wie in anderen sogenannten demokratischen Staaten spült auch in Guinea das Parteiensystem nicht unbedingt die fähigsten und ehrlichsten Personen an die Spitze und in die Machtpositionen. Jeder, der eine Position hat, vom Präsidenten bis hin zum kleinen Beamten, nutzt sie, um seine Schäfchen ins Trockene zu bringen. Natürlich sind die Möglichkeiten für die Mitglieder der Regierung ungleich größer, denn durch ihre Hände fließen zum Teil beachtliche Summen. Es wird abgezweigt, was geht, und es kommt regelmäßig zu Skandalen, z. B., wenn wieder einmal bekannt wird, dass ein Minister eine Villa in Frankreich besitzt, die er sich eigentlich nicht hätte leisten können. Bestechung ist in Guinea Alltag.

Wer als Ausländer investieren will, vor allem in die Bodenschätze, muss die richtigen Leute »überzeugen«, damit alles seinen legalen Gang hat. Dafür gibt es ein hoch aktuelles Beispiel. Zum Zeitpunkt meiner Reise gab es eine aufsehenerregende Auseinandersetzung der Regierung mit dem israelischen Milliardär Steinmetz, der von der Regierung eine Lizenz für den Abbau von Eisen in Waldguinea gekauft hatte. Er hatte auch versprochen, in großem Umfang zu investieren. Jetzt wird ihm von der Regierung vorgeworfen, Regierungsvertreter bestochen zu haben. Darüber hinaus habe er keine echten Absichten zum großmaßstäblichen Abbau von Eisen gezeigt – so wie bereits ein anderer Bergbaukonzern vor ihm, von dem sich die Regierung ebenfalls getäuscht sehe. Stattdessen habe Steinmetz die günstig von der Regierung Guineas erworbene Lizenz mit Milliardengewinnen an einen australischen Bergbaukonzern weiterverkauft. Die Regierung von Guinea sah die Vereinbarung nun als nichtig an, was für Steinmetz natürlich einen enormen finanziellen Verlust bedeutete – vom internationalen Gesichtsverlust einmal ganz abgesehen. So habe ich mehrfach von Offiziellen in Guinea zu hören bekommen, dass der zeitliche Zusammenhang zwischen der Stornierung des Vertrages und dem Beginn der Ebola-Krise schon ein merkwürdiger Zufall sei.

Die Korruption in Guinea und das Leben von einem Tag zum nächsten ist also sicherlich eine der wichtigsten Ursachen für den Zustand des Landes. Aber längst nicht jeder Guineaner hat diese Einstellung. So wurden mir im Landesinneren auf den Märkten Lebensmittel und andere Waren meistens zu üblichen Preisen angeboten. Ich habe mich auch mit einigen Ladenbesitzern unterhalten und den Eindruck erhalten, dass es auch dem Guineaner möglich ist, langfristig zu planen und zu sparen, z. B. für sein eigenes Gewerbe. Der Zusammenhalt unter den Familien ist sehr groß. Zwei

Brüder, die in Macenta einen Elektro- und Werkzeugladen führen, dessen Bestand sicherlich einen Wert von wenigstens 1000 Euro hat, erzählten mir, dass insgesamt sieben Familien zusammengelegt hätten und davon leben.

Ich hatte nicht den Eindruck, dass es den Menschen schlecht geht, weil sie faul und unmotiviert sind. Im Gegenteil, jeder scheint irgendetwas zu verkaufen oder herzustellen. An jeder Straßenecke sind Handwerker anzutreffen – von der Kfz-Werkstatt bis hin zum Friseur. Die überall erlebbare Korruption und der gleichzeitig ebenfalls überall erlebbare Fleiß stellten einen deutlichen Kontrast dar, der mir immer wieder zu denken gab.

21. Mai 2015 – Auf der Suche nach »Peter«

Wir hatten weitere Termine, um unsere offiziellen Reisedokumente zu bekommen. Unter anderem trafen wir die offizielle Medienbeauftragte Guineas, eine Dame, die von den Medienvertretern, wie mir Diémory erklärte, gewählt und nicht vom Präsidenten bestimmt wird.

Zum Mittagessen waren wir mit Margaret, einer jungen Dame, verabredet, die früher bei einer dänischen Firma gearbeitet hatte – bis deren europäische Mitarbeiter aufgrund von Ebola fluchtartig das Land verlassen hatten. Margaret erzählte uns ein wenig von den Auswirkungen Ebolas. Sie vermittelte uns außerdem den Kontakt zu ihrem ehemaligen Arbeitskollegen David in Guéckédou, dem Ziel unserer Reise. David habe, so erzählte sie uns, eine differenzierte Sichtweise zur Ebola-Hysterie. Ich beschloss, dass ich David unbedingt treffen und interviewen wollte.

Am Abend gingen wir noch auf die Suche nach Peter, einem in Conakry lebenden Deutschen, bei dem wir übers Internet eine Übernachtung gebucht hatten. Doch Peter hatte nicht auf die Buchung reagiert und war auch telefonisch nicht erreichbar, sodass wir mehrere Stunden damit verbrachten, sein Haus zu suchen, dessen Standort wir nur ungefähr wussten – und das in einer Großstadt ohne Straßennahmen und Hausnummern! Schließlich gaben wir in der Dunkelheit auf und stornierten übers Internet die Buchung wieder.

22. Mai 2015 – Aufbruch nach Guéckédou

Als alle Formalitäten endlich erledigt waren, brachen wir ins Landesinnere auf. Es war beim ersten Fahrer, der uns mit seinem Toyota-Geländewagen schon vom Flughafen abgeholt hatte, geblieben. Wir hatten inzwischen auch zwei andere Fahrzeuge und Fahrer ausprobiert, vor allem, weil ich bemerkte, dass die Preisverhandlungen mit dem Besitzer des ersten Fahrzeugs schwierig werden konnten: Wir mussten ihm zeigen, dass wir nicht auf ihn angewiesen waren und das Geschäft noch nicht ganz so sicher war, wie er vielleicht dachte. Doch weder zum Fahrer noch zum Fahrzeug gab es wirklich eine vergleichbare Alternative.

An dieser Stelle muss ich etwas zum Straßenverkehr sagen. Was für uns fast unvorstellbar ist, ist in Guinea Alltag: Es gibt keine Verkehrsregeln! Das bedeutet, dass jeder fährt, wie er will. Es kann also sein, dass einem auf einer vierspurigen Ausfallstraße auf einmal Fahrzeuge entgegenkommen, weil gerade Rushhour ist. Dann werden eben alle vier Spuren in eine Richtung genutzt.

In der Hauptstadt, insbesondere in der City, ist man Staus gewohnt. Dann ist eine Kreuzung mal voll mit Fahrzeugen, die alle in verschiedene Richtungen abbiegen wollen. Jeder fährt so offensiv, wie er kann, denn sonst kommt er nirgendwohin. Also wird bis auf Daumenbreite an andere Fahrzeuge heranmanövriert. Unser Fahrer war ein Meister darin. Ein ums andere Mal dachte ich: »Jetzt kracht's!«, aber er manövrierte derart präzise, dass er nicht ein einziges Mal ein anderes Auto berührte. Und – was soll ich sagen: Es funktioniert. Jeder Stau hat sich nach einer Weile aufgelöst, irgendwie sind wir immer an unser Ziel gelangt.

Gleichzeitig kann man auch nicht sagen, dass die Guineaner rücksichtslos oder aggressiv fahren. Ich habe immer wieder erlebt, dass wir von anderen Fahrern in die Fahrspur gewunken wurden, und auch unser Fahrer verhielt sich so. Einmal hatten wir unterwegs einen Platten, und sofort kam jemand, um uns zu helfen. Mag sein, dass unser Fahrer ihm dafür etwas zugesteckt hat, aber das mindert nicht seine grundsätzliche Hilfsbereitschaft. Im Allgemeinen hatte ich von den Guineanern jedenfalls den Eindruck eines freundlichen Volkes.

Unterstützend für den weitgehend reibungslos verlaufenden Verkehr in Guinea mag auch sein, dass man nicht – wie in Deutschland – auf sein Recht pochen kann, falls die Schuld für den Unfall beim anderen Fahrer lag. Man muss zwar in Guinea für die Zulassung des Fahrzeugs eine Versicherung abschließen, die umgerechnet etwa 50 Euro im Jahr kostet. Bei der Versicherung eine Leistung einfordern zu wollen sei, wie man mir erzählte, jedoch völlig hoffnungslos. Was für eine Goldgrube für den Versicherungskonzern, der sich dieses Geschäft für Guinea hat sichern können! Auch das Hinzuziehen eines Polizisten oder einer sonstigen Amtsperson im Falle eines Unfalls ist nicht unbedingt ratsam, denn wie dieser in der Schuldfrage entscheiden würde, könnte zu sehr davon abhängen, welcher Fahrer vom gleichen Stamm ist oder wer die besseren Beziehungen spielen lassen kann oder wer dem Polizisten ein paar Scheine zuschiebt. Die Konsequenz: Jeder fährt so offensiv wie möglich, um ans Ziel zu kommen, gleichzeitig aber mit maximaler Umsicht, denn ein Auto ist auch in Guinea eine sehr wertvolle Anlage, und seine Beschädigung wird möglichst nicht riskiert.

Auf der Fahrt nach Méliandou im Bezirk Guéckédou schien uns das Glück weiter zu begleiten. Nicht weit von Conakry entfernt machten wir bei einem Verwandten von Diémory, einem Richter, einen Höflichkeitsbesuch. Als dieser hörte, wohin wir wollten und dass wir noch nicht wussten, in welchem Hotel wir bleiben würden, rief er gleich per Handy seinen Kollegen in Guéckédou an. Es wurde ausgemacht, dass wir zuerst bei ihm vorsprechen und er uns dann weiterhelfen würde. So kam es, dass wir nun in Guéckédou eine konkrete Anlaufstelle hatten.

Die Straßen in Guinea sind von sehr uneinheitlicher Qualität. Die Nationalstraße 1, auf der wir die meiste Zeit fuhren, scheint überall schon einmal gut ausgebaut gewesen zu sein, die Teerdecke ist jedoch irgendwann einmal teilweise weggespült worden, und dort, wo dies nicht der Fall ist, weist sie Schlaglöcher auf, die selbst von einheimischen Fahrern mit großem Respekt behandelt werden. Dies umso mehr, da die Fahrer die Autos vom Kleinwagen bis zum Lastzug in der Regel bis zur absoluten Grenze beladen. Wir haben z. B. Kleinbusse gesehen, die normalerweise neun Personen fassen und in denen wir an die 20 Personen zählten. Dazu kam auf dem Dach und auf der

Stoßstange stehend nochmals fast die gleiche Menge an Mitfahrern. Wir sahen auch jede Art von Kraftfahrzeugen, die auf dem Dach eine Ladung trugen, die die Höhe des Fahrzeugs, ob Pkw oder Kleinbus, leicht verdoppelten. Die Kleinbusse schienen allerdings nicht die üblichen Sitze zu haben, sondern einfach nur Bretter, auf denen die Passagiere saßen. Der öffentliche Nah- und Fernverkehr ist unzureichend ausgebaut, es gibt jedoch zahllose selbstständige Taxifahrer, die für eine kleine Summe jeden mitnehmen, der noch irgendeinen Platz im, auf oder am Fahrzeug findet. Personenbeförderung gibt es in Form von Mopeds, Pkws oder Kleinbussen. Ich war allerdings sehr froh und dankbar, bis auf eine kurze Ausnahme nicht auf diese Transportangebote zurückgreifen zu müssen, sondern im eigenen Fahrzeug unterwegs zu sein.

Die Strecke nach Guéckédou schafften wir nicht an einem Tag, auch wenn uns der Richter gesagt hatte, die Straßen nach Waldguinea seien gut genug dazu. Vermutlich war das ein gängiger Scherz unter den Einheimischen. Wir übernachteten unterwegs in einem Hotel. Der Zustand insbesondere des Badezimmers war für mich als verwöhnten Deutschen durchaus eine Herausforderung.

Am nächsten Tag meldeten wir uns gleich nach unserer Ankunft beim Richter von Guéckédou, der uns sehr freundlich empfing und nach kurzem Palaver ein paar Häuser weiter zum Haus des Präfekten von Guéckédou führte, dem wir ebenfalls unsere Gastgeschenke überreichten, unser Anliegen schilderten und die offiziellen Reisedokumente vorlegten. Die traditionellen Gastgeschenke in Guinea sind Kolanüsse und Geldgeschenke. Wichtig ist die Art und Weise der Übergabe. Zum Beispiel übergibt man einem hochgestellten Gastgeber ein Geschenk nicht direkt, sondern zunächst dem eigenen Beauftragten, dieser übergibt es dem Beauftragten des Gastgebers und dieser dann schließlich dem Gastgeber direkt. Die Beachtung dieser Regeln hat in Guinea aus geschichtlichen und kulturellen Gründen eine große Bedeutung. Kolanüsse enthalten übrigens Koffein und haben, wenn sie gekaut werden, eine aphrodisierende Wirkung. Ich konnte mich nicht so recht mit ihnen anfreunden, von den Einheimischen werden sie jedoch sehr geschätzt.

Man kann als Fremder und vor allem als Weißer in Guinea nicht einfach in irgendeine Stadt und noch weniger in ein Dorf gehen, ohne sich zuerst bei dem Repräsentanten des Ortes vorzustellen und sein Anliegen zu schildern. Auf diese Weise zeigt man Respekt und baut etwaigen Fragen, Irritationen oder Misstrauen am besten vor.

23. Mai 2015 – Erster Besuch in Méliandou

Nach dem Besuch beim Präfekten fragten wir uns nach Méliandou durch, dem nicht ganz 20 km von Guéckédou entfernt gelegenen Dorf, in dem angeblich das Ebola-Virus von einer Fledermaus auf einen kleinen zweijährigen Jungen übergesprungen sein soll. Die Fahrt dorthin war überraschend kurz und dauerte weniger als eine halbe Stunde.

Im Dorf angekommen, fragten wir zunächst natürlich nach dem Dorfchef. Kamera und Fotoapparat blieben erst einmal in den Taschen. Wir wurden zum Dorfchef geführt, und eilig wurden vor seinem Haus ein paar Plastikstühle herbeigeholt. Diémory begann damit, unser Anliegen zu erklären. Der Dorfchef hörte ruhig und ernst zu, so wie wir ihn die ganze Zeit, die wir im Dorf verbrachten, erleben sollten. Weitere Dorfbewohner gesellten sich dazu, die Dorfältesten nahmen ebenfalls auf Plastikstühlen Platz, die Jüngeren standen drum herum. Auch Frauen und Kinder waren darunter. Nachdem klar war, dass wir einerseits nicht alles glaubten, was man offiziell über Ebola erzählte, dass wir hier waren, um herauszufinden, was *wirklich* passiert war, und andererseits daran interessiert waren, was die Menschen hier wirklich an Hilfe benötigten, löste sich die anfängliche Skepsis etwas auf.

Natürlich waren wir nicht die ersten Weißen, die seit Ebola in ihr Dorf gekommen waren, von der immer wieder versprochenen Unterstützung sei aber niemals etwas angekommen. Zwar habe man Lebensmittel unterschiedlicher Qualität erhalten, die waren jedoch auch nötig, denn dem Dorf war verboten worden, die eigenen Felder zu bestellen. Der Sinn dieser Maßnahme wollte auch uns nicht so recht einleuchten.

Wir baten den Dorfchef, eine nach Prioritäten geordnete Wunschliste des Dorfes aufzustellen. Während wir das Dorf besichtigten und dabei Aufnahmen machen durften, saß er mit einigen Dorfbewohnern zusammen und erstellte nachfolgende Wunschliste:

1. eine Ölpresse zum Erstellen von Palmöl;
2. ein Moped, da niemand im Dorf eines hatte und man völlig abhängig von Außenstehenden war, wenn z. B. Besorgungen in der Stadt zu machen waren oder ein Notfall auftrat;
3. eine Solaranlage, um Strom zu erzeugen und auch in der Nacht Licht zu haben;
4. ein kleiner Dorfladen, sodass man nicht immer gleich in die Stadt musste, um Kleinigkeiten einzukaufen.

Während ich diesen Bericht schreibe, bin ich mit Diémory und Vertretern der Guineaner in Deutschland im Gespräch, auf welche Weise wir sicherstellen können, dass Spendengelder aus Deutschland zu 100 % im Dorf ankommen und nicht, wie sonstige Hilfen aus dem Ausland, bereits in der Hauptstadt »versickern«. Wir benötigen hier in Deutschland einen gemeinnützigen Verein dafür und natürlich verlässliche Ansprechpartner in Guinea. Bis Ende 2015 sollten wir eigentlich so weit sein; über den aktuellen Stand werde ich auf der Website *www.meliandou.de* berichten. Das Mikrokredit-Dorfprojekt, das wir starten wollen, wollen wir das »Méliandou-Dorfprojekt« nennen.

Nach dem ausführlichen Willkommenspalaver führte man uns durchs Dorf. Unter anderem zeigte man uns das Haus der Familie, die durch die Krankheit insgesamt vier Mitglieder verloren hatte, und die Gräber der Verstorbenen. Diese lagen mitten im Dorf, oft direkt neben den Häusern, in denen sie gelebt hatten, so wie es die Tradition in Guinea will. Da es schon später Nachmittag war und wir nicht viel Zeit vor dem Dunkelwerden hatten, besichtigten wir noch die Schule und die Krankenstation, beide waren um diese Zeit jedoch leer.

24. Mai 2015 – Guéckédou: Im Hospital und beim Präsidenten auf der Tribüne

Am nächsten Tag besuchten wir Dr. Kalissa N'fansoumane, den Leiter des Hospitals in Guéckédou, in dem die ersten Ebola-Fälle behandelt worden waren. Er bestätigte, dass die ersten Fälle malariapositiv getestet wurden und die übliche Malariabehandlung nicht anschlug, weshalb man die Diagnose infrage gestellt hatte. Für eine Weile waren die Patienten auf Cholera hin behandelt worden, d. h., sie erhielten Elektrolytinfusionen gegen den Flüssigkeitsverlust. Was allerdings nicht zu Cholera gepasst hatte, war das hohe Fieber. Auch Dr. N'fansoumane erklärte uns, dass das Gehalt der Mitarbeiter kaum eine Familie ernähren könne und dass wie in Méliandou auch im Hospital von den versprochenen Hilfsgütern gar nichts oder nicht alles angekommen war, weil auf dem Weg nach Guéckédou Verschiedentliches »verloren ging«.

Er führte uns durch die Räume der Klinik, sodass wir uns selbst einen Eindruck davon machen konnten, in welchem Zustand sich die Einrichtung befand. Spenden für die Klinikeinrichtung sind ein weiteres Hilfsprojekt, das uns am Herzen liegt.

Nach dem Besuch der Klinik fuhren wir zum Stadion von Guéckédou. Wie es hieß, war Alpha Condé, der Präsident, gerade auf einer Wahlkampfveranstaltung im Stadion. Wir hatten bereits in unserem Hotel Bekanntschaft mit seiner Security gemacht und erkundet, ob eventuell ein Interview mit dem Präsidenten möglich wäre. Auf der Fahrt zum »Stadion«, einem von einer Mauer umfassten großen Platz mit Tribüne, sahen wir einen Hubschrauber dicht über dem Platz kreisen. Als wir beim Stadion eintrafen, kamen uns plötzlich Menschenmengen entgegen, was uns reichlich irritierte: Waren wir etwa zu spät gekommen? Angeblich nicht, wurde uns berichtet, sodass wir uns durch die strömenden Menschen unseren Weg zu Fuß ins Stadion bahnten.

Diémory führte uns durch die gebliebenen Menschen hindurch bis ganz nach vorne zur Absperrung vor der Tribüne. Währenddessen lief bereits die Ansprache eines lokalen Amtsträgers. Für mich überraschend wurden wir durch die Absperrung vor der Tribüne durchgelassen, wo wir neben zahlreichen Würdenträgern als einzige Weiße am gebotenen Schauspiel teilhaben konnten. Das Stadion war nur noch teilweise gefüllt, aber es waren immer noch tausende von Menschen da. Medizinmänner auf Stelzen präsentierten vor der Tribüne einen akrobatischen Tanz, aber das konnten sicherlich nur die ganz vorne stehenden Zuschauer genießen. Wir auf der Tribüne hatten jedoch sehr gute Sicht. Schließlich sprach der Präsident selbst. Er wurde von einem Übersetzer in die Kissi-Sprache übersetzt. Das war schon ein bisschen aufregend, wir zwei die einzigen Weißen unter tausenden Einheimischen. Zum Interview kam es leider nicht mehr, Diémory vermutete, dass es möglich gewesen wäre, wenn der Protokollchef etwas mehr Engagement gezeigt hätte. Eventuell hatte er ein kleines Geschenk erwartet, aber das kann ich natürlich nicht mit Sicherheit sagen.

Danach waren wir mit David L. verabredet, dem ehemaligen Arbeitskollegen von Margaret, die wir in Conakry getroffen hatten. Ihm waren einige Ungereimtheiten bezüglich der offiziellen Ansteckungshypothese bei Ebola aufgefallen, die er uns vor der Kamera erzählte.

Am Abend konnten wir im Hotel den Fernsehbericht von der Wahlveranstaltung sehen. Interessanterweise zeigte die Hubschrauberperspektive ein volles Stadion. Später wurde uns erklärt, dass die Menschen, die nur ganz am Anfang da gewesen seien, für ihr Kommen Geld erhalten hätten. Ob das wahr ist, weiß ich natürlich ebenfalls nicht.

25. Mai 2015 – Guéckédou: Interview mit dem Handelsminister und zweiter Besuch in Méliandou

Am Montag, den 25. Mai, besuchten wir zuerst den Handelsminister von Guinea in seinem Haus in Guéckédou. Auch von ihm hörten wir, wie sehr Guinea unter der Ebola-Krise und der sich daraus ergebenden internationalen Isolation litt und dass der zeitliche Zusammenhang zwischen dem Ausbruch von Ebola und der Auseinandersetzung mit dem bloßgestellten Milliardär Steinmetz zu denken gebe. Der Minister erzählte uns auch von einem Dorf namens Irié, hinter Macenta gelegen, in dem 30 Menschen an einem einzigen Tag an Ebola gestorben seien. Ich entschied mich deshalb, dieses Dorf nach Möglichkeit zu besuchen.

Nach dem Interview fuhren wir wieder nach Méliandou und betrieben weitere Recherchen. Dabei stellten wir fest, dass die Anwendung von Pestiziden auch in diesem abgelegenen Dorf nicht unbekannt war. Ein Reisbauer zeigte uns die Glyphosatprodukte, die er auf seinen Reisfeldern angewendet hatte. Kurz vor dem Ebola-Ausbruch erntete er erstmals Reis, den er mithilfe von Glyphosaten angebaut hatte. Die Möglichkeit einer Vergiftung als Ursache oder Mitursache der malariaartigen Symptome wurde ja den offiziellen Publikationen zufolge niemals untersucht.

Da Glyphosatvergiftungen die allgemeine Krankheitsanfälligkeit verstärken, darf dieser Faktor auf keinen Fall unbeachtet bleiben. Bei unserem dritten Besuch in Méliandou am 28. Mai zeigte uns der Reisbauer auch das Feld, das er mit Glyphosat besprüht hatte. Eigentlich waren Glyphosate dafür gedacht, in Kombination mit genverändertem und deshalb gegen das Pestizid resistentem Saatgut angewendet zu werden. Solches Saatgut wurde jedoch bei den Händlern, die ich befragte, gar nicht angeboten. Stattdessen wurden die Felder *vor* der Aussaat besprüht, um das Unkraut zu vernichten. Dass es sich bei den Pestiziden um Gift handelt, war den Dorfbewohnern eigenen Bekundungen zufolge bekannt. Doch durch die Todesfälle und die Abwanderung vieler junger Leute sei die Manpower nicht vorhanden, um die Felder entsprechend zu pflegen. Die Alternative, junge Leuten aus anderen Dörfern anzustellen, sei mangels Geld nicht möglich.

In der Krankenstation trafen wir diesmal den zuständigen Krankenpfleger an. Er war bereit zu einem Interview und erzählte uns von den allerersten Ebola-Fällen, die er betreut hatte. Sie seien alle im Schnellverfahren malariapositiv getestet worden.[4] Dies war vielleicht das wichtigste Ergebnis meiner Reise, denn davon war in der Fachliteratur keinerlei Hinweis zu finden. Dass später anscheinend keine weiteren Malaria-Tests vorgenommen wurden, ist eines der größten Rätsel der Ebola-Krise.

Der Krankenpfleger zeigte uns auch die Medikamente, die den Kranken aufgrund der Malaria-Diagnose verabreicht worden waren, nämlich das Malaria-Medikament Artenusate Amodiaquine und das Schmerzmittel Paracetamol. Darüber hinaus erfuhren wir auch von einer Antiparasitenaktion, die einige Wochen vor dem angeblichen Ebola-Ausbruch in Méliandou stattgefunden hatte. Der Krankenpfleger bestätigte uns, dass viele Dorfbewohner diese Parasitenaktion für die eigentliche Ursache der Todesfälle halten.

Der Direktor der Dorfschule erzählte uns, dass etwa 20 Kinder nach der Gabe der Parasitenmittel einfach umgekippt seien. Er kenne das aus seinen Einsätzen im Rahmen des öffentlichen Gesundheitsdienstes und halte das für anaphylaktische Schocks.

Stolz führte uns der Schuldirektor durch die Dorfschule. Wir wurden in allen Klassen, es waren vier oder fünf, herzlich begrüßt und vorgestellt. Diémory stellte in jeder Klasse Fragen, die zum Allgemeinwissen gehörten, und verteilte kleine Geldpreise an die Sieger, was bei Schülern (vor allem natürlich den Siegern) und den Erwachsenen gut ankam. Ich hatte den Eindruck, dass dem Dorf die Schule und damit eigentlich die Zukunft ihrer Kinder sehr am Herzen lag.

Würde das Dorf über Strom und damit auch abends über Licht verfügen, könnten besonders fleißige Schüler für die Verwirklichung ihres Lebenstraums auch abends noch lernen. Dass es diese Lernwilligen in Guinea zuhauf gibt, konnte man z. B. in der City von Conakry sehen, wo abends viele Schüler und Studenten unter den Straßenlaternen saßen, um dieses Licht zum Lernen zu benutzen.

Wir besichtigten auch den berühmten Fledermausbaum, von dem aus das Virus angeblich »durch einen echt dummen Zufall« von einer der Fledermäuse auf den kleinen Emile übergesprungen sein soll.[5] Die Fledermaushypothese ist aus meiner Sicht derart weit hergeholt, dass man wirklich am gesunden Menschenverstand ihrer Vertreter zweifeln muss. Und natürlich letztlich auch an unserem eigenen, wenn wir so einen Unsinn einfach übernehmen.

26. Mai 2015 – Macenta, Irié und Sérédou

Wir fuhren weiter nach Macenta, über eine teils abenteuerliche, teils auch sehr gut ausgebaute Straße, etwa 100 km weiter in Richtung Südosten, an der liberianischen Grenze entlang. Hier hatte vor ein paar Jahren ein heftiger Krieg um den Zugang zu den Eisenbergen getobt. Die Grenzgebiete waren damals voll von Flüchtlingen gewesen.

Ein im Dreck stecken gebliebenes Fahrzeug blockierte die Straße, und eine kleine Umfahrung führte zwar darum herum, wurde aber von etwa einem Dutzend Männern blockiert, die ein Weggeld von uns verlangten. Es war nicht viel, etwa zwei Euro – vielleicht, weil wir offizielle Dokumente dabeihatten. Die Männer sahen auch nicht wirklich bedrohlich aus, aber sie waren bei Weitem in der Überzahl und verhielten sich ganz offensichtlich gesetzwidrig.

In Macenta angekommen, wollten wir beim dortigen Präfekten vorsprechen, verpassten ihn jedoch nur um wenige Sekunden. Wir fuhren also direkt weiter nach Irié, dem Dorf mit den vielen Ebola-Toten. In Irié fragten wir den erstbesten jungen Mann auf seinem Moped nach dem Dorfältesten. Während er davonfuhr, um ihn zu holen, ließ sich Diémory mit dem Dorfchampion auf ein Damespiel ein. Jedenfalls sah es ähnlich wie das bei uns bekannte Dame aus. Diémory gewann. Der Vertreter des Dorfältesten kam und stellte sich als der eigentliche Dame-Champion heraus. Diémory spielte auch gegen ihn und verlor diesmal ritterlich. Die Ehre des Dorfes war gerettet.

Wir wurden zum Haus des Dorfchefs geführt, und dort übergaben wir erst einmal das gebräuchliche Gastgeschenk. Danach das übliche Palaver. Leute versammelten sich um uns herum, und wir erklärten unser Anliegen. Wir besichtigten das Haus, in dem eine Frau eine ganze Reihe von Waisenkindern betreute, die örtliche Krankenstation.

Danach trafen wir die Naturheiler des Ortes. Ich war gespannt, welche alternativen Methoden sie anwandten und mit welchem Erfolg. Die Heiler waren jedoch keine große Hilfe, wir bekamen nur die üblichen Standardantworten zu hören. Welche Faktoren möglicherweise für die Erkrankungen eine Rolle spielten, war von ihnen nicht zu erfahren. Leider auch nicht von den Dorfbewohnern, mit denen wir redeten. Ich wollte ja den Faktor X herausfinden, schien dem aber nicht näherzukommen.

Hier wie in Méliandou ein Mikrokreditangebot anzusprechen schien uns nicht angebracht, auch nicht eine Spende an die Frau mit den Waisenkindern, die sichtlich nicht sehr glücklich darüber war, dass wir in ihr Haus eingedrungen waren, weshalb wir es auch alsbald wieder verließen. Diémory äußerte die Ansicht, dass sie das Geld sowieso nicht hätte behalten dürfen, wenn wir ihr eine Spende gegeben hätten, denn aus den Kommentaren der Dorfeinwohner ging eine ungute Atmosphäre des gegenseitigen Neides und der Missgunst hervor, da einige Familien Unterstützung erhalten hatten und andere nicht. Jeder wollte, dass wir sein Haus besuchten, offensichtlich, weil er sich ein Geschenk davon versprach. Wir wollten jedoch keine weitere Unruhe in das Dorf bringen. Allerdings konnten wir uns gut vorstellen, später von Deutschland aus Spenden für die Ausrüstung der Krankenstation zu sammeln.

Wir besichtigten als Nächstes die Krankenstation und sprachen mit der Krankenpflegerin. Ihr direkter Vorgänger und vorheriger Vorgesetzter war eines der Ebola-Opfer gewesen. Auf mein Nachfragen erfuhren wir, dass hier keineswegs 30 Menschen an einem Tag gestorben waren, sondern dass sich die Erkrankungen und Todesfälle über Wochen erstreckt hatten.

Auch in Irié war den Dorfbewohnern verboten worden, ihre Felder zu bewirtschaften. Das hatte sie von Lebensmittellieferungen abhängig gemacht. Von der WHO und *Blanc Guinee* kamen Reis und Erdnussöl. Ich fragte, ob es eine gute Qualität gewesen sei. Die Antwort lautete ähnlich diplomatisch wie in Méliandou: »Wenn man Hunger hat, ist es egal, welche Qualität es hat.«

Die Patienten und Toten des Dorfes hatte man damals von Macenta aus abgeholt. Einige Patienten seien zurückgekommen, andere jedoch nicht. WHO und *Blanc Guinee* hatten Hilfen und Spenden versprochen, aber es sei kaum etwas angekommen, so wie in Méliandou auch. Es hatten zwar einige Familien Reis und Erdnussöl erhalten, die meisten Opfer jedoch gar nichts, was eben die angesprochene Unruhe ins Dorf gebracht hatte. Die Anzahl der Toten habe zwischen 30 und 60 gelegen, ganz genau konnte uns das niemand sagen.

Es waren auch Menschen erkrankt und gestorben, bei denen die Dorfbewohner nicht sagen konnten, wo sie sich angesteckt hatten. Es gab Tage, an denen alle aus Angst vor Ebola das Dorf verließen und in den Busch gingen. Irié hat mehr als 1000 Einwohner.

Auch wenn ich bezüglich »Faktor X« nicht viel weitergekommen war, erfuhr ich immerhin, dass man die Patienten in der Krankenstation nicht auf Malaria hatte testen können, da die Tests ausgegangen waren. Deshalb hatten sie Medikamente auf Verdacht erhalten: Antibiotika, Paracetamol, Malaria-Mittel, Parasitenmittel.

Wir verabschiedeten uns von den Dorfbewohnern und fuhren wieder zurück Richtung Macenta. Auf dem Weg dorthin machten wir bei der Impf- und Geburtsstation von Sérédou Halt und erwischten gerade noch den diensthabenden Krankenpfleger, bevor er Feierabend machen konnte. Er berichtete uns von der ersten Patientin aus Irié, die hier in der Station behandelt worden war. Sie habe vier

Pflegekräfte angesteckt, die ebenfalls gestorben seien. Sie mussten die Station schließen. Von 15. August bis 15. November hatte dann auch keine Impfaktion mehr stattgefunden. Als man wieder beginnen wollte, hatten viele Dörfer die Impfungen verweigert, da sie ein starkes Misstrauen gegenüber den Ärzten entwickelt hatten.

Der Tod so vieler Pflegekräfte ist eines der Rätsel, für die ich keine eindeutige Antwort finden konnte. Meine Analyse des Ausbruchs von 1976 im Sudan hatte ja darauf hingedeutet, dass dem Ebola-Ausbruch Impfaktionen in den Kliniken vorausgegangen waren. Meine Vermutung ist, dass viele Pflegekräfte »vorsorglich« Medikamente nahmen, im Glauben, das könne gegen eine Erkrankung schützen – und dann die Nebenwirkungen zu spüren bekamen. Beweisen kann ich dies nicht. Der Krankenpfleger in Sérédou verneinte den Missbrauch von Medikamenten durch das Personal. Doch was hätte er auch anderes vor der Kamera sagen sollen?

Ein weiterer Faktor, der bei dem Tod von Pflegekräften eine Rolle spielen kann, ist der Voodoo-Effekt. Damit meine ich, dass eine eingeredete Todesangst wie eine sich selbst erfüllende Prophezeiung wirkt. Wer sich unsichtbaren und allgegenwärtigen tödlichen Viren ausgeliefert sieht, schwächt dadurch sein Immunsystem und seinen gesamten Organismus unter Umständen in einem Ausmaß, das sogar zum Tode führen kann.

Abschließend erhielt ich noch eine wichtige Information bezüglich der Malaria-Tests. Diese seien von der vorgesetzten Stelle verboten worden, um Kontakt mit Blut von Erkrankten zu vermeiden. Eine Diagnose konnte somit erst in Macenta oder Guéckédou mit Unterstützung des Europäischen Mobilen Labors durchgeführt werden. Und da hat man natürlich zuerst auf Ebola hin getestet und auf Malaria nur in Ausnahmefällen.

27. Mai 2015 – Beim Präfekten von Macenta und im Schlammlochstau

Am nächsten Morgen trafen wir den Präfekten von Macenta, erklärten unser Anliegen und erhielten auch von ihm eine Ergänzung unserer offiziellen Dokumente mit Unterschrift und Stempel. Danach schauten wir uns ein wenig auf dem Markt von Macenta um. Nun ja, es handelte sich nicht um einen Markt in unserem Sinne, vielmehr waren die Einfallstraßen gesäumt mit Ständen und Buden, an denen alles Mögliche verkauft wurde. Bei einer Bude voller Elektroartikel, Werkzeuge und sonstiger Kleinartikel hielten wir an, denn auf einem Regal vor der Bude standen Pestizide in typischen gelben Glyphosatflaschen zum Verkauf, Produktname »Sene Manssa«, Herstellerland China. Davon würden täglich etwa zwölf Flaschen verkauft, so der Ladenbesitzer. Manchmal würde er sogar größere Mengen absetzen, da bei ihm auch Händler einkauften.

Der Laden wurde von zwei Brüdern geführt. Ich unterhielt mich zuerst mit dem jüngeren, dann mit dem älteren. Dieser erklärte mir, dass insgesamt sieben Familien für diesen Laden zusammengelegt hatten und von ihm ernährt wurden. Die Vereinbarung sei, dass die Brüder diesen Familien täglich insgesamt 100 000 Guinée Franc geben, das sind etwa 8,50 Euro. Von diesem Geld lebten also 70 bis 80 Personen! Ich war sehr beeindruckt von der Geschäftstüchtigkeit und der Fähigkeit, langfristig wirtschaftlich zu denken und zu handeln, denn das empfand ich als deutlichen Kontrast zur in Conakry erlebten »Von-der-Hand-in-den-Mund-Mentalität«. Möglicherweise lautet die »Formel«, die dies erklärt: Gewissenhaftigkeit, Zuverlässigkeit und Ehrlichkeit innerhalb der eigenen Familie und dem sozialen Umfeld, Berechnung und Ausbeutung gegenüber Fremden.

Bei der Weiterfahrt nach Guéckédou saßen wir plötzlich fest. Innerhalb kurzer Zeit sammelten sich endlose Fahrzeugschlangen und hunderte von Menschen, im Zentrum ein gewaltiges Schlammloch, in dem mehrere Lkws stecken geblieben waren. Ratlosigkeit allenthalben, schließlich auch Streit und Prügeleien, weil man sich wohl nicht einig war, wer die Schuld an dem Stau hatte und wie man versuchen wollte, die Fahrzeuge herauszuziehen. Bernhard und ich als die einzigen Weißen mittendrin. Einheimische aus den Dörfern in der Nähe mischten sich unter die aufgehaltenen Reisenden und boten Lebensmittel und Wasserbeutel an. Verhungern oder verdursten musste hier niemand – vorausgesetzt, man hatte Geld dabei.

Schließlich erreichten von irgendwoher Baustellenfahrzeuge das Schlammloch. Wieder langes Palaver, denn man konnte sich nicht einigen, in welcher Reihenfolge die stecken gebliebenen Lkws herausgezogen werden sollten. Doch irgendwann schwenkte die Stimmung um, die Menschen arbeiteten endlich im Team. Die ersten Fahrzeuge wurden wieder flottgemacht, und jedesmal brach lauter Jubel aus.

Insgesamt hatte uns das vier Stunden aufgehalten. Dabei holte ich mir den ersten Sonnenbrand des Jahres. Am Ende waren wir wirklich froh, wieder wohlbehalten in unserem Hotel in Guéckédou angekommen zu sein.

28. Mai 2015 – Méliandou 3, Impfstation Guéckédou und Rückfahrt

Wir fuhren noch ein drittes Mal nach Méliandou und ließen uns das Reisfeld zeigen, das einer der Dorfbewohner mit Glyphosat besprüht hatte. Die Reisfelder lagen ein wenig abseits vom Dorf, man musste durch etwas Wald und an Ananasstauden und Kolanussbäumen vorbeilaufen. Neben dem Reisfeld lagen noch die leeren Glyphosatflaschen. Der Reisbauer erklärte uns, dass er beide Sorten miteinander gemischt hatte. Den 18-Liter-Sprühbehälter habe er von *US Aid*, einer US-Behörde für Entwicklungshilfe, geschenkt bekommen. Ich fragte mich, was genau die USA mit solchen Geschenken entwickeln wolle. Die Umsätze für *Monsanto* & Co.?

Wir unterhielten uns auch noch einmal mit dem Krankenpfleger, der uns seine Version von der Antiparasitenaktion im Dorf erzählte, die wenige Wochen vor dem Ebola-Ausbruch stattgefunden hatte.

Danach fuhren wir zur Impfstation von Guéckédou, die über Monate hinweg die zentrale Ebola-Behandlungsstation der Region gewesen war, betreut von MSF und Standort des *EMLabs*. Hunderte von Patienten mit Ebola-Diagnose waren hier gestorben. Als wir ankamen, war die Station geschlossen. Der uniformierte Wächter zeigte uns jedoch das Gelände und den Friedhof, ein überwuchertes Gelände ohne Grabsteine, in dem seiner Beschreibung nach hunderte Todesopfer begraben lagen.

Danach begannen wir unsere Rückfahrt nach Conakry. Wir beschlossen, in Kissidogou zu übernachten. Auf dem Weg dahin hatten wir plötzlich einen Platten und mussten irgendwo zwischen den Dörfern im Dunkeln anhalten. Sofort kam ein Mann aus der Nachbarschaft und half unserem Fahrer sachkundig beim Reifenwechsel. Ich war beeindruckt.

Das Hotel in Kissidogou war vom Niveau her gewöhnungsbedürftig, aber ich hatte mich inzwischen darauf eingestellt. Wir wollten an dem Abend noch etwas essen gehen, aber das Restaurant, das wir auswählten, hatte nichts mehr da außer Reis und Omelette. Ohne Strom keine Kühlschränke und ohne Kühlschränke ist am Abend nur noch das da, was von dem, was am Morgen geschlachtet wurde, übrig ist. Mit frischem Gemüse haben es die Guineaner anscheinend sowieso nicht besonders.

Als wir am nächsten Morgen in die Gänge kamen, hatte unser Fahrer bereits einen neuen Ersatzreifen in der Stadt besorgt. Wer in Guinea mit dem Auto unterwegs ist, kann sich keine Nachlässigkeiten erlauben – es gibt hier keinen ADAC, den man einfach so anrufen kann und der innerhalb von einer halben Stunde vor Ort kommt.

29. Mai 2015 – Rückfahrt, Ankunft in Conakry

Die weitere Rückfahrt verlief weitgehend ereignislos. Nach einem Zwischenstopp bei der Familie von Diémory übernachteten wir Deutschen diesmal auf Einladung des Sponsors im Hotel Riviera Royal. Das Hotel hatte einen überraschend hohen Standard. Beim Essen trafen wir einen relativ jungen Franzosen namens Pierre, der sich als der von der WHO beauftragte Verantwortliche für die zu der Zeit laufenden Impfstoffstudien erwies. Da wurde ich natürlich sofort hellhörig und fragte ihn ein wenig aus. Eine Gruppe von Kontaktpersonen von Ebola-Fällen würde mit dem experimentellen Impfstoff geimpft, die andere Gruppe 21 Tage später. Die Wirksamkeit würde daran festgemacht, wie viele Todesfälle in beiden Gruppen auftreten. Als ich ihn erstaunt fragte, ob man denn nicht wenigstens die Antikörpertiter messe, verneinte er dies. Parallel würde allerdings eine Studie von MSF laufen, in der die Titerhöhe erfasst würde. Offenbar war Pierre meine Fragerei ein wenig zu unheimlich, denn plötzlich verschwand er auf sein Zimmer.

30. Mai 2015 – Im Hotel von Conakry und Treffen mit John Elliot

Wir versuchten wiederholt, uns mit dem Armeearzt und früheren Gesundheitsminister zu treffen, der Dr. N'fansoumane zu Beginn der Ebola-Epidemie am Telefon gesagt hatte, dass es sich bei der Krankheit um Ebola handeln müsse – also zu einem Zeitpunkt, als von Ebola noch keine Rede war. Er schien zwar in der Stadt zu sein, aber wir hatten den deutlichen Eindruck, dass er uns auswich.

John Elliot, der Sohn der staatlichen Medienbeauftragten, kam zu mir ins Hotel und zeigte mir Ausschnitte aus einer Filmserie, die er für das Fernsehen von Guinea gedreht hatte. Darin ging es um die Zwangsverheiratung einer jungen Frau. Da er Englisch sprach, konnte ich mich auch ohne Diémory, der den Tag bei seiner Familie verbrachte, einigermaßen verständigen. 13 Folgen, so erzählte John Elliot mir, habe er gedreht, mit einem finanziellen Aufwand von etwa 70 000 Euro. Der staatliche Sender würde es gerne senden, habe aber nicht das Geld, es zu bezahlen. John Elliot erhoffte sich ganz offensichtlich von mir Kontakt zur Filmindustrie in Europa. Für sein nächstes Projekt, so erzählte er mir, würde er eine Million Euro benötigen. Wie realistisch es ist, dass irgendjemand in Europa einem unbekannten Filmemacher in Westafrika eine Million Euro in die Hand drückt, sei dahingestellt. John Elliot gehörte auch eher der privilegierten Klasse in Conakry an, sein weißer Geländewagen wirkte hochwertig und gepflegt. Was ich allerdings gut fand, war sein Engagement für soziale Themen in Guinea. Das halte ich für unterstützenswert. Wenn einer meiner Leser sich für die Arbeit von John Elliot interessiert, schicke ich ihm sehr gerne den Link zu Kostproben seiner Arbeit.

Am Abend waren wir von Diémorys Familie zu einem Abschiedskonzert eingeladen. Diémory und die älteren seiner Geschwister spielen ein traditionelles Musikinstrument, eine Art Xylophon mit dem Namen Balafon. Teilweise spielten sie es zu dritt, d. h. mit drei Balafonen. Dazu wurde abwechselnd getanzt.

Das Balafon hat eine lange Tradition in Mali und Guinea. Im 16. Jahrhundert wurde es von einem malischen König, der die Künste aktiv förderte, entwickelt.

Gegen Ende des Konzerts stellte mir Diémory ein befreundetes Ehepaar und deren kleine, etwa vier Jahre alte Tochter vor. Ich hatte sofort den Eindruck, dass dieses Kind anders war als alle anderen Kinder, denen ich bis dahin in Guinea begegnet war. Es kam mir wacher, lebendiger vor. Ich fragte erstaunt, ob das Mädchen vielleicht ungeimpft sei. Tatsächlich war dies der Fall. Wieder einmal hatte sich für mich bestätigt, dass sich ungeimpfte Kinder spürbar von geimpften Kindern unterscheiden. Bernhard hat diese Szene zufällig aufgenommen. Sie kann auf *YouTube* angeschaut werden (Kanal von Hans Tolzin aufrufen).

31. Mai 2015 – Im Hotel von Conakry und Interview mit Dr. Alexis Traore

Wir versuchten weiter vergeblich, uns mit dem Armeearzt zu verabreden. Dafür konnten wir ein Interview mit Dr. Traore in seinem Haus in Conakry vereinbaren. Dr. Traore war der Leiter der inzwischen geschlossenen Ebola-Station in Guéckédou. Für Traore hatte die Ebola-Krise am 24. Januar 2014 begonnen, als das Krankenhaus von Guéckédou fünf Patienten mit Durchfall und hohem Fieber meldete, die nicht auf die Malaria-Behandlung ansprachen und von denen drei bereits gestorben waren. Er hatte daraufhin ein Team mit Medikamenten losgeschickt, um auf Cholera hin zu behandeln, da Cholera in dieser Gegend von Guinea recht häufig vorkommt. Beide Überlebenden wurden gegen Cholera behandelt, starben aber trotzdem. Dr. Traore hatte dann angeordnet, sich auf eine Cholera-Epidemie vorzubereiten.

Einige der Toten wurden in Nachbardörfern von Méliandou begraben, wo dann weitere Fälle auftraten. Cholera-Tests wurden jedoch nicht vorgenommen. Die Cholera-Behandlung bestand aus Antibiotika, Paracetamol und Anti-Malaria-Mitteln. Sie wunderten sich über das Fieber, denn das ist normalerweise kein Cholera-Symptom. Außerdem traten Blutungen auf. Das sah nicht nach einer normalen Cholera-Epidemie aus. Man informierte die vorgesetzte Stelle in N'Zérékoré, die dann das Gesundheitsministerium in Conakry informierte. Bei sieben Patienten testeten sie ausnahmsweise auf Cholera, davon waren drei tatsächlich positiv. Das hatte ihn als Arzt irritiert.

Von Conakry kam dann die Aufforderung, Proben zu schicken. Parallel habe auch MSF – vergeblich – versucht, eine Diagnose zu stellen. Die Patientenproben wurden von der WHO nach Conakry geschickt und von dort an das *Institut Pasteur* in Lyon (Frankreich) und Dakar (Senegal) weitergeleitet. MSF hatte parallel Proben genommen und an das Bernhard-Nocht-Institut (BNI), das WHO-Kollaborationslabor für fieberhafte Tropenerkrankungen, nach Hamburg geschickt.

Insgesamt wurden in Dr. Traores Station 381 Patienten behandelt, davon starben 316. Eigentliche Aufgabe seiner Station waren Vorsorgemaßnahmen gegen Infektionskrankheiten, also Impfungen und Antiparasitenaktionen. Ebola war als zusätzliche Aufgabe dazugekommen. Die letzte Kampagne, die vor der Ebola-Krise stattgefunden hatte, richtete sich gegen Elefantiasis, eine Anschwellung der Lymphknoten, die auf Würmer zurückgeführt wird. Der zeitliche Abstand zum Ebola-Ausbruch betrug etwa vier Wochen. Solche Aktionen hatte es laut Dr. Traore auch schon vorher gegeben. Allerdings war es diesmal die bisher größte und erfolgreichste Parasitenaktion gewesen, die je stattgefunden hatte. Dr. Traore bestätigte, dass die Bevölkerung der gesamten Region einen Zusammenhang mit dem Ebola-Ausbruch vermutet.

1. Juni 2015 – Heimflug

Am nächsten Tag checkten wir im Hotel aus, fuhren zum Flughafen und hatten noch einmal eine nervige Diskussion mit dem Besitzer des Geländewagens, der den ausgemachten Mietpreis noch einmal anheben wollte. Wir verabschiedeten uns von Diémorys Bruder, der uns zum Flughafen begleitet hatte, und flogen mit *Air France* wieder zurück nach Paris. Wir waren natürlich sehr gespannt, ob man uns bei der Abreise in Conakry und bei Ankunft in Paris unser Bildmaterial lassen würde. Für den Fall der Fälle hatten wir vorgesorgt. Doch es gab keinerlei Problem.

Die Afrikareisenden wurden am Flughafen in Paris nur in einer Hinsicht besonders behandelt: Es wurde mit den typischen Fieberpistolen nicht nur einmal, sondern zweimal Fieber gemessen. Was das wirklich bringen soll, weiß ich nicht. Vermutlich hatte sowieso jeder zweite Passagier Paracetamol im Handgepäck.

Mein eigenes wichtigstes Reisemedikament war MMS nach Jim Humble. Dazu hatte ich mich nach einigem Zögern entschieden, denn die vielen positiven Erfahrungsberichte halte ich für authentisch. Einer rein vorsorglichen und regelmäßigen Einnahme von MMS stehe ich allerdings immer noch etwas skeptisch gegenüber.

Noch etwas zum Wetter in Guinea. Ich war Ende Mai im Land unterwegs, das ist der Beginn der Regenzeit. Hin und wieder gab es in der Nacht kurzzeitige Regenschauer, die es dann allerdings in sich hatten. Es war sehr schwülwarm, sodass man allein schon durch den Aufenthalt in nicht klimatisierter Luft anfängt zu schwitzen. Ich hatte übrigens nicht den Eindruck, dass die einheimische Bevölkerung das Klima so viel besser wegsteckt als wir Europäer. Mehr als einmal sah ich Guineaner in öffentlichen Gebäuden unter einer Klimaanlage stehen und sich genießerisch in der kühlen Luft räkeln.

Wenn es in Guinea regnet, dann wie aus Kübeln. Alle Wege und Straßen sind deshalb an den Seiten mit tiefen Kanälen ausgestattet, die das Wasser sofort aufnehmen und ableiten. In Conakry stellen diese Kanäle mangels Alternativen die wichtigste Maßnahme zur Müllabfuhr dar, denn der Regen spült alles aus den Kanälen in Richtung Meer.

Die gefürchteten Moskitos gab es übrigens so gut wie gar nicht, auch nicht nachts. Dafür war ich natürlich sehr dankbar. Ich hatte eine ganze Armada verschiedener Mückenabwehrmittel dabei, die ich jedoch nicht benötigte. Die meisten Häuser und Hotels verfügen über den Betten über ein Moskitonetz, allerdings kann man sich nicht darauf verlassen, weshalb es ratsam ist, ein eigenes Netz dabeizuhaben, vor allem, wenn man zu anderen Jahreszeiten unterwegs ist.

Fazit der Reise

1. Im Hinblick auf die ursprünglichen Bedenken meines Sponsors hat sich gezeigt, dass die Menschen in Guinea tatsächlich dazu neigen, westliches Fastfood gegenüber ihren traditionellen einheimischen Lebensmitteln zu vernachlässigen. Meine Vermutung, dass auf Baumwollfeldern versprühte Pestizide eine (Mit-)Ursache des angeblichen Ebola-Ausbruchs sein könnten, hat sich teilweise bestätigt. Zwar habe ich in den Dörfern, in denen ich war, keine Baumwollfelder gesehen, Glyphosat hingegen wird von vielen Bauern angewendet, z. B. beim Reisanbau.

2. Mein wichtigstes Ziel war es ja gewesen, zumindest in einigen Fällen den unbekannten Faktor X zu finden, der als unmittelbarer Auslöser der ersten Erkrankungen fungierte. Mehrere Ursachen, die ich in Verdacht hatte, hatten sich bestätigt: Pestizide und Medikamentennebenwirkungen, insbesondere die vor dem Ausbruch von Ebola bisher stärkste Kampagne mit Antiparasitenmitteln. Was beim kleinen Emile in Méliandou und seiner Familie der unmittelbare Auslöser war, kann ich jedoch leider nicht sagen.
3. Trotz der Ebola-Krise, die das ganze Land spürbar gebeutelt hat, machen die Menschen, soweit sie können, das Beste daraus. Mein Gefühl ist: »Gib diesem Volk eine Chance, sich aus dem Elend zu erheben, und es wird sie nutzen.« Sehr gern würde ich den Kontakt zu Guinea aufrechterhalten und einige Projekte zur Selbsthilfe, die ich im Sinne habe, umsetzen.

3
Es war einmal – Ebola 1976

Der Ausbruch von Nzara

Hämorrhagisches Fieber in einer Baumwollfabrik

Nzara ist ein Ort in Afrika, und zwar im Süden des Sudan, einige Kilometer von Yambio und nicht weit von der Grenze nach Zaire entfernt. Zaire nennt sich heute »Demokratische Republik Kongo«. In Nzara gab es 1976 eine Baumwollfabrik, die zu einer großen Agrarkooperative mit etwa 2000 Angestellten gehörte. In der Fabrik selbst waren 455 Angestellte beschäftigt.[1]

Am 27. Juni 1976 musste der Lagerarbeiter Y. G. krank zu Hause bleiben. Die Symptome: hohes Fieber, Kopfschmerzen und Schmerzen im Brustkorb. Am 30. Juni brachte man ihn in die Klinik von Nzara. Am fünften Tag seiner Erkrankung kam es zusätzlich zu Blutungen aus Nase und Mund und zu blutigem Durchfall. Y. G. starb am 6. Juli. Auch sein Bruder, der ihn zu Hause gepflegt hatte, erkrankte ca. eine Woche später, erholte sich jedoch nach zwei Wochen wieder.

B. Z., ein direkter Arbeitskollege von Y. G., wurde am 12. Juli eingeliefert und starb nach zwei Tagen. Auch seine Frau erkrankte und verstarb einige Tage später. Beide hatten ebenfalls hohes Fieber und Blutungen. P. G., ein dritter Arbeiter der Baumwollfabrik, aus einer Nachbarabteilung von Y. G. und B. Z., erkrankte am 18. Juli und wurde am 24. Juli ins Hospital von Nzara eingeliefert. Er verstarb drei Tage später.

Diese drei Arbeiter hatten ansonsten kaum Kontakt miteinander gehabt und wohnten auch ziemlich weit voneinander entfernt, was später eine gegenseitige Ansteckung als eher unwahrscheinlich erscheinen ließ. Während Y. G. und B. Z. Familie hatten, war P. G. Junggeselle, von lebhaftem Wesen und überall im Ort bekannt und beliebt. Er verkehrte mit der Familie eines Händlers aus der Nachbarschaft, insbesondere aber mit den Brüdern Samir und Sallah S. Samir S. erkrankte am 26. Juli und wurde von seinem Bruder in das Hospital des etwa 130 km entfernt liegenden Ortes Maridi begleitet. Die letzte Neuerkrankung in Nzara wurde am 27. Oktober 1976 registriert. Die rätselhafte Erkrankungswelle war damit mehr oder weniger von allein wieder verschwunden. Laut offizieller Zählung waren bis zum Ende des Ausbruchs 67 Menschen erkrankt, darunter 31 Todesfälle (46 %).

Übertragung von Mensch zu Mensch nicht eindeutig

Das den Ausbruch untersuchende WHO-Team berichtete von zahlreichen Verhaltensauffälligkeiten bei Patienten, wie z. B. Aggressivität oder bizarrem Verhalten. Dies spricht dafür, dass auch das zentrale Nervensystem durch die Erkrankung angegriffen wurde.

Der ersten Ausbruchswelle in Nzara wurden 48 Fälle, darunter 27 Todesfälle, zugerechnet. Die Betroffenen gehörten entweder selbst zu den Primärfällen oder hatten in direktem Kontakt zu ihnen gestanden. Eine Übertragung von Mensch zu Mensch wäre also eine denkbare Interpretation. Offen blieb allerdings bis heute, wo und wie genau sich die Primärfälle angesteckt hatten. Zudem waren im Verlauf des Ausbruchs noch 14 weitere Fälle aufgetreten, bei denen ein direkter Kontakt zu der ersten Erkrankungsgruppe nicht nachgewiesen werden konnte.

Doch selbst ein direkter Kontakt führte nicht zuverlässig zur Erkrankung, wie die Recherchen der medizinischen Teams ergaben: Das Schlafen im gleichen Raum mit einem Ebola-Erkrankten hatte nur in 23 % der erfassten Fälle zu einer Ansteckung geführt.

Zu dem Zeitpunkt, als das WHO-Team in Nzara eintraf, etwa Anfang November 1976, waren insgesamt 13 Arbeiter der Baumwollfabrik erkrankt. Unter ihnen war nur bei zwei Personen ein direkter Kontakt mit einem zuvor Erkrankten nachweisbar.

Woher die anderen elf den hypothetischen Erreger bezogen hatten, blieb rätselhaft. In der Kleiderabteilung hatten sich letztlich nur 6 von 24, also 25 %, angesteckt, in der Webeabteilung waren es 10 von 250, also gerade mal 4 %. Unter den 184 Arbeitern in der Spinnabteilung war gar niemand erkrankt.

Übertragung durch Tiere

Die Prüfung, ob die Krankheit durch Tiere übertragen worden war, führte zu keinem brauchbaren Ergebnis. Bis heute, also fast 40 Jahre nach dem ersten Ausbruch, hält die deutsche Seuchenbehörde, das Robert-Koch-Institut (RKI), laut *Ärzte-Merkblatt* an der – immer noch nicht bewiesenen – Vermutung fest, dass Ebola durch Tiere übertragen wird. Da heißt es wörtlich:

> Das Reservoir ist nicht eindeutig gesichert. Als Überträger werden Menschenaffen und vor allem Flughunde vermutet. Infektionen des Menschen entstehen durch Kontakte zu infizierten Tieren (z. B. durch Wildjagd, Verzehr und Zubereitung von Wildtierprodukten).[2]

Kontakt zu Menschenaffen oder anderen wilden Tieren spielte beim Ausbruch in Nzara den WHO-Untersuchungen zufolge keine Rolle. Wie die Krankheit verbreitet wurde, ist den Experten bis heute ein Rätsel.

Gesund trotz fehlender Antikörpertiter

Je höher die Anzahl der Antikörper (= Titer) gegen einen bestimmten Erreger im Blut des Patienten, desto besser ist er vor einer Erkrankung geschützt – so lautet zumindest die Theorie.

Hohe Titerwerte können nach Ansicht der Schulmedizin auch darauf hindeuten, dass ein Mensch diese spezielle Infektionskrankheit bereits erfolgreich durchgemacht hat. Eigentlich hätten also alle Überlebenden und auch nicht erkrankte enge Kontaktpersonen einen sehr hohen Antikörpertiter aufweisen müssen.

Die Virologen vermuteten den Grenzwert bei einem Titer von 1:64 und höher. Doch von den 31 getesteten Genesenen wiesen nur sechs (19 %) nachweisbare Titer auf, und hier lag der höchste Wert bei nur 1:32.

Im Grunde war völlig unklar, ab welchem Wert der Antikörpertiter als schützend angesehen werden konnte. Von 109 getesteten Arbeitern der Baumwollfabrik waren nur sieben (6 %) antikörperpositiv. Der Titer lag zwischen 1:16 und 1:64, war also vermutlich zu niedrig, um zu schützen. Dennoch war keiner dieser Arbeiter erkrankt.

Die Werte 1:16, 1:64 usw. bezeichnen übrigens den Verdünnungsgrad des Blutes, bei dem noch eine sichtbare Verfärbungsreaktion des Antikörpertests erfolgt: Je höher der Titer, also die Anzahl der Antikörper im Blut, desto größer ist die maximale Verdünnung, bei der noch eine Testreaktion erfolgt. Der Wert 1:64 ist also eine größere Verdünnung und damit ein höherer Titerwert als z. B. 1:16.

Wenn WHO-Experten als Hellseher agieren

Das WHO-Notfallteam traf am 29. Oktober 1976 in Maridi, einem benachbarten Ausbruchsgebiet, ein und kümmerte sich zunächst um die dortige Situation, bevor man sich nach Nzara begab, wo seit dem 27. Oktober keine neuen Fälle mehr aufgetreten waren. Die sieben selbstgesteckten Aufgaben des gemischten WHO- und internationalen Teams waren:

- Herausfinden der Übertragungswege, mit dem Ziel, sie zu unterbrechen;
- sofortige Erfassung eines jeden neuen Falles und Etablierung von Messgrößen zur Verlaufskontrolle;
- kartografische Erfassung aller Häuser mit Erkrankungs- und Verdachtsfällen und den Bewegungen der Kontaktpersonen;
- die systematische Erfassung von Genesenen und Prüfung, ob sich ihr Blut für die Gewinnung von Immunserum eignet;
- Antikörpertests bei möglichst allen Kontaktpersonen und per zufälliger Auswahl in der Bevölkerung;
- Suche nach tierischen Überträgern des Erregers;
- Bereitstellung von Schutzkleidung.

Wie man an dieser Auflistung sieht, »wusste« das WHO-Team anscheinend bereits vor seiner Ankunft, dass nur ein Erreger als Ursache des Ausbruchs infrage kam. Allenfalls wurde noch auf Malaria und Lassa-Fieber getestet. Eine Differenzialdiagnose über virale Ursachen hinaus war gar nicht vorgesehen. Toxikologen, die einen Zusammenhang mit Pestiziden und den giftigen Chemikalien in der Baumwollfabrik hätten herstellen können, waren kein Bestandteil des Untersuchungsteams.

Die hellseherische Gewissheit der Virologen bezog ihre Nahrung aus dem Umstand, dass es inzwischen in Zaire zu einem ähnlichen Ausbruch gekommen war. Dort hatte man am 14. Oktober in einer von drei eingesandten Patientenproben ein Virus festgestellt, das zwar aussah wie ein Marburg-Virus, aber nicht auf die üblichen immunologischen Tests für das Marburg-Virus angesprochen hatte. Nach Virologenlogik konnte es sich deshalb nur um ein bisher noch unbekanntes Virus handeln.

Das WHO-Team war aufgrund dieser Ergebnisse offensichtlich mit einem festen Ausgangsverdacht im Sudan gelandet. Und dieser Verdacht richtete sich ausschließlich gegen das neue Virus.

Auch die Frage, was genau die Mehrzahl der *gesund gebliebenen* Arbeiter von den Erkrankten unterschied, stellte sich weder den heimischen Medizinern noch den Mitgliedern des WHO-Teams. Die einzige Ausnahme war die Prüfung des Kontaktes zu bestimmten Tierarten (vor allem Ratten, Flughunden und Insekten), die z. B. auch im Fabrikgebäude heimisch waren.

Das Ergebnis einer solchen umfassenden Erfassung z. B. der Lebensumstände und Gewohnheiten wäre unter Umständen sehr aufschlussreich gewesen.

Virusnachweis

Der Virusnachweis erfolgte über ein komplexes indirektes Verfahren, den sogenannten Immunofluoreszenztest (IFT). Das Testset enthält Partikel, die man für spezifische Antikörper gegen bestimmte Erreger hält. Ist nun in einer Patientenprobe der betreffende Erreger enthalten, kommt es zu einer Reaktion mit den Testset-Antikörpern, was über ein spezielles Färbeverfahren sichtbar gemacht wird.

Dieses Verfahren mag, wenn korrekt durchgeführt, durchaus spezifisch auf bestimmte Partikel in einer Patientenprobe reagieren. Das eigentliche Problem – zumindest aus Sicht eines Nichtvirologen – ist die Interpretation, dass es sich bei den nachgewiesenen Partikeln nur um die *Ursache* einer spezifischen Krankheit handeln kann.

Dieses Verfahren hätte jedoch nur dann Beweiskraft, wenn die verwendeten Tests anhand des hochaufgereinigten spezifischen Erregers geeicht wurden, um jede Verfälschung durch Verunreinigungen auszuschließen.

Darüber hinaus muss natürlich experimentell die Übertragbarkeit der Krankheit durch den hochaufgereinigten Erreger bewiesen sein, und zwar unter Einsatz einer Placebogruppe und durch natürliche Übertragungswege (nicht durch Injektion!). Beide Voraussetzungen waren 1976 definitiv nicht erfüllt und sind es bis heute nicht.

Das WHO-Team hielt die aktive Erfassung der Erkrankten und Kontaktpersonen sowie die Isolierungsmaßnahmen zumindest in Maridi für sehr erfolgreich. Ein paar Seiten weiter hinten wird allerdings festgestellt, dass zumindest der Ausbruch in Nzara spontan geendet habe. Ob das Selbstlob der Virologen also verdient ist, scheint fraglich. Wahrscheinlich wäre auch der Maridi-Ausbruch von ganz allein wieder zum Erliegen gekommen.

Eine andere mögliche Erklärung: Es hat sich von vornherein um zwei komplett unabhängige Ausbrüche mit unterschiedlichen Ursachen gehandelt.

Fazit: Voreingenommenheit als wichtigstes Diagnosewerkzeug

Das medizinische Team, welches den Ausbruch in Nzara untersucht hatte, stützte sich in seiner Ebola-Diagnose allein auf das IFT-Verfahren. Die Erkrankung trat zwar gehäuft und bei Menschen auf, die miteinander in Kontakt standen, doch andererseits gab es auch Patienten, bei denen der Übertragungsweg nicht geklärt werden konnte. Beweise dafür, dass die Krankheit durch Tiere übertragen wurde, konnten nicht gefunden werden. Die Ergebnisse der Antikörpertests ergaben keinen Sinn: Überlebende wiesen geringe bis gar keine Antikörpertiter auf, ebenso nicht erkrankte enge Kontaktpersonen. Schließlich ebbte der Ausbruch von ganz allein wieder ab.

Toxikologen, denen ein Zusammenhang zwischen den Erkrankungen und den Pestiziden des Baumwollanbaus sowie den giftigen Arbeitsbedingungen in der Baumwollfabrik hätte auffallen können, waren nicht Bestandteil des internationalen Untersuchungsteams.

Der Maridi-Ausbruch von 1976

Anfang August 1976 erkrankten die ersten Menschen im etwa 130 km von Nzara entfernt liegenden Maridi an Ebola. Insgesamt wurden dort 213 Fälle gezählt, darunter 115 Todesfälle (54 %). Fast die Hälfte hatte sich ihre Erkrankung in der dortigen Klinik zugezogen, einem Lehrkrankenhaus mit insgesamt 230 Mitarbeitern, darunter 154 Pflegekräften.

Als Ursprung werden zwei aus Nzara stammende Personen angesehen: Am 7. August 1976 traf der in Nzara erkrankte Samir S.

zusammen mit seinem Bruder Sallah S. und einem Neffen in der Klinik von Maridi ein. Samir S. verstarb am 17. August. Danach erkrankten auch drei Mitarbeiter der Maridi-Klinik, die unter anderem mit Samir S. Kontakt gehabt hatten – weshalb man bis heute von einer Ansteckung durch Samir ausgeht.

Dessen Bruder Sallah kehrte am 18. August nach Nzara zurück, wo er dann selbst erkrankte. Ein Krankenpfleger namens A. I. besuchte ihn zu Hause und verabreichte ihm dort das Anti-Malaria-Mittel Chloroquin sowie Antibiotika. Sallah verstarb einige Tage später.

A. I. erkrankte am 24. August ebenfalls und begab sich in die Klinik von Maridi, wo er am 29. August eintraf. Er verstarb am 3. September. Es traten weitere Fälle in der Klinik und in der Stadt auf.

Die Hauptsymptome waren bei allen Patienten Fieber und Kopfschmerzen. 83 % hatten Schmerzen im Brustkorb, 81 % hatten Durchfall, 59 % Erbrechen, 63 % einen trockenen und schmerzenden Hals, 52 % hatten einen Ausschlag oder Hautabschuppungen, 49 % hatten Husten, 71 % hatten Blutungen, z. B. im Stuhl, Erbrochenen, aus Nase, Zahnfleisch, Vagina oder einer Injektionsstelle. 91 % der Todesfälle wiesen eine oder mehrere dieser Blutungen auf. 93 der insgesamt 213 Fälle zogen sich die Erkrankung in der Klinik zu, darunter 72 Pflegekräfte. Mindestens sechs weitere Erkrankte hatten sich schon vorher als Patienten in der Klinik aufgehalten. Weitere 15 betroffene Personen waren Besucher und hatten bei der Pflege von Patienten geholfen.

In der Stadt wurden 36 Familien mit 38 sogenannten Primärfällen erfasst, also Fällen, die nicht in Zusammenhang mit anderen Erkrankungen gebracht werden konnten. Zu diesen 38 Fällen wurden insgesamt 233 Kontaktpersonen festgestellt, von denen 30 (13 %) selbst erkrankt waren.

Allmählich trafen sudanesische und internationale Ärzte ein, darunter auch ein Team der Weltgesundheitsbehörde WHO. Der Verdacht richtete sich auf in Afrika bekannte Viruserkrankungen wie Lassa-Fieber, Gelbfieber, Pocken, Typhus oder das Krim-Kongo-Fieber.

Dr. D. P. Francis von den CDC berichtete auf einem später stattfindenden Symposium, dass die Erkrankten teilweise aussahen wie Cholera-Patienten: Sie hatten tiefliegende Augen und eine Haut mit den typischen Zeichen einer Dehydration.[3] Cholera wurde jedoch merkwürdigerweise als mögliche oder gar plausible Alternativdiagnose nicht weiter in Erwägung gezogen oder labortechnisch abgeklärt. Ein weiteres Beispiel für die sträfliche Unterlassung von Differenzialdiagnosen.

Der Höhepunkt der ersten Erkrankungswelle wurde Mitte September erreicht. Anfang Oktober ging die Anzahl der Neuerkrankungen zurück. Die Autoren spekulieren, dass dies auf die konsequente Verwendung von Schutzkleidung, die zwischenzeitlich ausgegangen war, zurückzuführen ist. Beweise dafür gibt es natürlich nicht.

Das restliche Pflegepersonal, das entweder nicht selbst erkrankt oder aus Angst vor Ansteckung weggelaufen war, versuchte in seiner Not, die Krankheit unter anderem durch Einsprühen von Patienten und Kontaktpersonen mit DDT und durch Gelbfieber-Impfungen zu bekämpfen. Darüber hinaus kamen, je nach Verfügbarkeit, Antibiotika und Gammaglobuline zum Einsatz. Um welche Produkte es sich genau handelte, wird leider nicht erwähnt.

Das aus Furcht vor Ansteckung weggelaufene Personal zu überreden, wieder den Klinikdienst anzutreten und die Erkrankten zu versorgen, erwies sich als nicht einfach. Man konzentrierte sich deshalb auf Genesene, von denen man ausging, dass sie gegen das – immer noch unbekannte – Virus immun waren, und beteuerte, dass die mittlerweile wieder verfügbare Schutzkleidung das Ansteckungsrisiko stark senken würde.

Es begann eine systematische Suche nach Verdachtsfällen. Dazu setzte man unter anderem Schüler ein, die in der Stadt und Umgebung systematisch alle Häuser nach Erkrankten durchkämmten. Viele Familien hielten nämlich ihre Erkrankten versteckt – die Klinik war für sie der Ausgangspunkt und das Zentrum der Seuche und ein Ort, an dem man zum Sterben verurteilt war. Das ist eine von vielen Parallelen zum kürzlichen Ausbruch in Westafrika. Die Klinikbeauftragten in ihrer Schutzkleidung machten ihnen wohl auch zusätzlich Angst. Am 17. November deckte die Suche nach Erkrankten und Kontaktpersonen die ganze Stadt und 30 Meilen im Umkreis ab.

Die Stadt und damit auch die Klinik hatten eine sehr schlechte Wasserversorgung, Treibstoff für die örtliche Wasserpumpe war knapp, ebenso wie für die zur Klinik gehörenden Fahrzeuge. Elektrizität gab es nicht. Fehlendes Frischwasser führt dazu, Wasser fragwürdiger Herkunft zu trinken. Ein wichtiger gesundheitlicher Faktor, der zur Schwächung des Immunsystems, zu Vergiftungen und zu ebolaartigen Symptomen führen kann.

Die Fachleute stellten auf dem erwähnten Symposium die Frage, inwieweit eine Desinfektion von Nadeln und anderen medizinischen Utensilien überhaupt möglich war. Darüber hinaus war ein Großteil der Pflegekräfte noch ungeübt bei der Einhaltung der Hygiene. So habe sich das Virus über nicht ausreichend desinfizierte Injektionsspritzen übertragen können. Dies habe bei der Verstärkung der Epidemie innerhalb der Klinik eine wesentliche Rolle gespielt.

Unter anderem hatte am 25. September in Maridi eine Impfaktion gegen Typhus begonnen. Unklar ist, wie viele der mehr als 13 000 Dosen des Typhus-Impfstoffs tatsächlich verimpft wurden. Laut dem Arzt P. Brés hatte man nur 114 Dosen verabreicht. Francis erwähnt, dass man die Impfung und die Gammaglobuline in erster Linie den Klinikmitarbeitern gegeben habe, da sie das größte Ansteckungsrisiko gehabt hätten und auch nur in der Klinik Spritzen und Injektionsnadeln verfügbar gewesen waren. Francis:

> Es hatten sich Patienten mit unterschiedlichen Diagnosen in der Klinik infiziert, die ein paar Tage nach der Behandlung schwer erkrankten und schließlich starben. Ich vermute, dass in wenigstens sechs Fällen Nadeln der Übertragungsweg waren.

Andere Ärzte wiesen im Verlaufe der Diskussion die Möglichkeit einer Übertragung durch Injektionen zurück. Argumente, die diesen Standpunkt untermauerten, wurden jedoch nicht vorgebracht.

Das WHO-Team berichtete, dass man bei ihrer Ankunft am 29. Oktober die Klinik in einem völlig desolaten Zustand vorfand. Zu diesem Zeitpunkt waren sowohl der behandelnde Arzt als auch 61 der 154 Pflegekräfte erkrankt, darunter 33 Todesfälle. Auch unter den Reinigungs- und Hilfskräften gab es dieser Quelle zufolge acht Todesfälle.

Von 51 Patienten, welche die Krankheit überstanden hatten und wieder gesund waren, wurde Blut entnommen, um daraus Immunplasma zu gewinnen. Es wurde dann allerdings doch nicht zur

Behandlung Erkrankter verwendet, weil man befürchtete, das Virus könne immer noch aktiv sein.

Darüber hinaus wurden Antikörperbestimmungen bei Gesundgebliebenen wie auch bei Erkrankten und Genesenen vorgenommen. Das WHO-Team nahm Obduktionen vor und verschickte Gewebeproben an Hochsicherheitslabore der CDC in den USA und in Großbritannien.

Die Neuerkrankungen nahmen Ende Oktober und Anfang November wieder zu. Die Experten bringen das mit dem Versiegen des Nachschubs an Schutzkleidung in Verbindung. Während dieser Erkrankungswelle waren relativ wenige Klinikmitarbeiter betroffen, dafür aber mehr Personen, die in der Klinik Kontakt zu Patienten gehabt hatten. Die letzte bekannte Neuerkrankung trat am 25. November 1976 auf. Dies wurde als großer Erfolg der aktiven Überwachung des Ausbruchs und der Isolationsmaßnahmen betrachtet.

Pestizide und Chemikalien bei Baumwollanbau und -verarbeitung

Die ersten bekannten Ebola-Patienten waren die Arbeiter einer Baumwollfabrik in Nzara im Süden des Sudan.[4] Die Baumwolle ist wohl weltweit die landwirtschaftliche Pflanze mit dem größten Pestizidverbrauch. Auch die Weiterverarbeitung ist sehr chemikalienintensiv. Kein Wunder also, wenn immer wieder Arbeiter und Anwohner mit Vergiftungserscheinungen behandelt werden mussten, die einer Ebola-Erkrankung sehr ähnlich waren. Über die üblichen Arbeitsbedingungen auf den Baumwollfeldern in Entwicklungsländern heißt es auf der Website der Universität Lüneburg:

> Die Baumwollpflanze ist für Schädlinge und Krankheitserreger besonders attraktiv. Keine andere Nutzpflanze wird daher so stark mit Pestiziden, Düngemitteln, Wuchsstoffen und Entlaubungsmitteln behandelt wie sie. So landen etwa zehn Prozent der jährlich weltweit versprühten 2,5 Mio. Tonnen Pestizide auf den Baumwollfeldern.
>
> Zu der größten Gruppe der versprühten Pestizide zählen Insektizide. Diese sollen verschiedene Arten des Kapselwurms und des Baumwollkäfers bekämpfen, die für den überwiegenden Teil von

Ernteausfällen verantwortlich sind. Die Weltgesundheitsorganisation (*World Health Organization*, WHO) stufte von den verwendeten Wirkstoffen nur einen als leicht-gefährlich, 15 als mittel-gefährlich, vier Wirkstoffe als hoch-gefährlich und zwei als extrem-gefährlich ein. Der Einsatz der Pestizide bleibt daher für die Baumwollbäuerinnen und -bauern sowie die Anwohnerinnen und Anwohner nicht ohne Konsequenzen.

Der Einsatz von Pestiziden kann zu schweren Vergiftungen und Todesfällen führen. Zu den Symptomen einer akuten Pestizidvergiftung zählen Schwindel, Kopfschmerzen, Übelkeit, Bewusstlosigkeit, Atemnot, Schlaflosigkeit, Hautirritationen, Durchfall, Herzrhythmusstörungen und Krämpfe. Nach Schätzungen der WHO sterben weltweit pro Jahr etwa 20 000 Menschen an einer Pestizidvergiftung beim Baumwollanbau. Der Umgang und Kontakt mit den Pestiziden kann langfristig zu Schädigungen des Nervensystems, des Hormonhaushalts, des Reproduktions- und des Immunsystems führen.

Gründe für diese schweren Erkrankungen infolge des Pestizideinsatzes sind häufig die Nichtbeachtung der Anwendungsvorschriften und unzureichende Arbeitsschutzbestimmungen. 99 Prozent der Baumwollbäuerinnen und -bauern weltweit leben in Entwicklungsländern. Unter den vorherrschenden Armutsbedingungen ist ein angemessener Umgang mit Pestiziden daher häufig kaum möglich. Häufig fehlt die Möglichkeit, sich bei der Arbeit die Hände zu waschen. Schutzkleidung ist für die meisten zu teuer und wird, selbst wenn sie vorhanden ist, fehlerhaft genutzt, da sie nicht für die klimatischen Bedingungen in den Tropen konzipiert ist. Vielfach fehlt den Menschen aber auch das Wissen um die Gefahr, die von den Pestiziden ausgeht. Oft können die Informationen zu den Pestiziden nicht gelesen werden oder sind in einer Sprache verfasst, die für die Menschen vor Ort nicht verständlich ist. Für einen angemessenen Umgang mit Pestiziden sind daher nicht nur Ressourcen ausschlaggebend, sondern ebenso auch Bildung und Training. Dies wird jedoch aus Kostengründen oft nicht ausreichend umgesetzt.[5]

Fängt man einmal damit an, im Internet zu den Anbaubedingungen von Baumwolle zu recherchieren, wird man mit einer Fülle von erschreckenden Details konfrontiert. Hier noch ein paar Beispiele dazu:

Beim Vertragsanbau verkaufen die Produzent/innen ihre Baumwollernte nicht auf dem freien Markt, sondern verpflichten sich zu einer langfristigen Abgabe ihrer Produkte an Großhändler/innen. Ein solcher Vertrag kann einerseits eine stabile Abnahme sicherstellen, andererseits aber zu massiven Abhängigkeiten führen, bis dahin, dass die Händler/innen den Bauern und Bäuerinnen Produktionsweise und Verwendung von Hybridsaatgut und Pestiziden vorschreiben. Viele Bäuerinnen und Bauern müssen sich verschulden, um die teuren Produkte kaufen zu können.

[...] Noch problematischer ist der industrielle Anbau von Baumwolle: Hier werden riesige Monokulturen angelegt. Es kommt häufig zur Vertreibung von lokalen Bäuerinnen und Bauern, wenn ganze Gebiete von meist ausländischen Unternehmen für die Produktion gepachtet werden.

Monokulturen haben zahlreiche Schattenseiten: Die Massenproduktion hinterlässt ausgelaugte Böden, durch Pestizide verschmutztes Grundwasser und manche Bauern und Bäuerinnen tragen Vergiftungen davon. Ein Viertel aller weltweit verwendeten Insektizide wird auf Baumwollfeldern eingesetzt.[6]

Baumwollanbau im konventionellen Verfahren besteht aus Monokulturen mit Hochleistungssorten, die bis zur Ernte etwa zwanzig Mal gespritzt werden müssen.

[...] Die Pestizide werden in Afrika oft nicht sachgerecht gelagert (zum Beispiel im Wohnhaus) und mit der Rückenspritze ohne geeignete Schutzkleidung ausgebracht. Zudem werden die Spritzgefäße häufig nicht sachgerecht entsorgt, sondern bleiben im Feld und Haus liegen. Die üblichen, einmaligen Trainings zum Umgang mit Pestiziden sind nicht hinreichend. Vielmehr wären eine kontinuierliche Weiterbildung und ein Monitoring der Pestizidanwendung erforderlich. In der Realität sind akute und chronische Vergiftungen, Fehlgeburten oder Missgeburten an der Tagesordnung, die Arbeitskraft der Menschen wird durch Vergiftungen zusätzlich geschwächt. Kinder vergiften sich, weil sie aus Pestiziddosen Wasser trinken. Da die Analphabetenrate unter Erwachsenen in vielen Ländern extrem hoch ist, können die Warnaufdrucke auf den Pestizidverpackungen oft nicht gelesen werden.[7]

> Baumwolle gilt als das landwirtschaftliche Produkt mit dem höchsten Einsatz an Chemikalien. Auf Baumwolle entfielen 1999/2000 etwa elf Prozent des weltweiten Pestizidmarktes. Daher gilt sie unter Umweltschutzaspekten als sehr bedenklich.[8]

Nicht nur beim Anbau, sondern auch bei der Weiterverarbeitung kommt Baumwolle mit einer Fülle von hochgiftigen Chemikalien in Kontakt:

> Nach der Baumwollernte geht es dann zur Bleiche. Hier wird die Baumwolle wieder mit hochgiftigen Substanzen bearbeitet, nicht nur Chloride als Bleichmittel kommen reichlich zum Einsatz, sondern auch diverse Weichmacher, schließlich will man kuschelweiche Baumwolle. Im Übrigen ist es das Chlor, was Frau N. unter anderem krank gemacht hat. Und auch hier von Schutzkleidung bei den Arbeitern/innen keine Spur. In den Bleichereien arbeiten oft ganze Familien, auch deren Kinder. Dass die Chemikalien krank machen, wird auch hier in Kauf genommen, man braucht den Job zum Überleben. Zwar ist der Einsatz bestimmter Chemikalien in Deutschland untersagt, Rückstände in den Textilien sind jedoch erlaubt.
>
> […] Seit Jahrzehnten ist bekannt, dass gerade die Farbe Schwarz ein enorm hohes Potenzial an chemischen Zusätzen benötigt, um überhaupt schwarz zu sein. Die Chemikalien sind ebenso aggressiv wie gesundheitsschädlich. Aber auch hier sucht man vergeblich nach Schutzkleidung. So stehen sie mit bloßen Beinen in der giftigen Brühe, länger als zwei Jahre übersteht dies kein Mensch unbeschadet. Ein Arbeiter berichtet davon, dass ihm bereits an Armen und Beinen die Haare ausgegangen sind und die Haut brennt.
>
> […] Gerade Pestizide sind hochgradig gesundheitsgefährdend, die Rückstände in der Kleidung können bereits zu toxischen Reaktionen führen, die sich nur sehr schwer nachweisen lassen. Es ist deswegen so schwierig, da Gifte nicht nur in der Kleidung enthalten sind.[9]
>
> In der Baumwollverarbeitung entlang der textilen Kette ist die Vielzahl an Textilchemikalien ökologisch kritisch. Sie werden zum Bleichen, Färben und Drucken sowie zum Ausrüsten (»Veredelung«) benutzt. Weil sie großteils im Textil verbleiben, haben sie direkte

> Auswirkungen auf die Haut des Endverbrauchers. Daher setzt sich im deutschsprachigen Raum das Schadstoffprüfsiegel »Ökotex-Standard 100« (ÖTS 100) in den letzten Jahren mehr und mehr durch.[10]

Die Menschen in den Anbaugebieten der Baumwolle und insbesondere in einer weiterverarbeitenden Fabrik sind also ständig Pestizidausdünstungen ausgesetzt. Dazu kommen die Chemikalien, die bei der Weiterverarbeitung verwendet werden.

Auf *YouTube* gibt es eine Fernsehdokumentation aus dem Jahr 2002 mit dem Titel »100 Prozent Baumwolle – Made in India«, die sehr eindrücklich zeigt, wie sorglos die Arbeiter mit den Pestiziden umgehen und mit welchen gesundheitlichen Folgen sie zu kämpfen haben. Die Doku wurde von Inge Altemeier für die Sendung *SWR – Auslandsreporter* produziert.

Die häufigsten Symptome einer Pestizidvergiftung sind Kopfschmerzen, Schwindel, Übelkeit, Erbrechen, Zittern der Glieder, Beklemmungsgefühle, Probleme mit dem Blutdruck und langfristig Probleme mit der Konzentration und ständige Müdigkeit.[11]

Doch es kommen noch zahlreiche weitere Symptome infrage, je nachdem, wo bei einem Betroffenen die körperlichen Schwachpunkte liegen. DDT zum Beispiel wird mit Lähmungserscheinungen und Gehirnentzündungen in Verbindung gebracht.

Es ist also keineswegs ein Wunder, wenn Menschen, die in einer Baumwollfabrik oder auf Baumwollfeldern arbeiten oder die in der Umgebung von Baumwollfeldern leben, an Symptomen erkranken, welche von den Symptomen einer Ebola-Erkrankung kaum zu unterscheiden sind. Seitdem ich diese Zusammenhänge recherchiert habe, kaufe ich selbst meine Kleidung – insbesondere meine Unterwäsche, die ja ständig direkten Hautkontakt hat – wesentlich bewusster ein.

Allein schon aufgrund dieser Fakten müssten Pestizidvergiftungen auch bei aktuellen Ausbrüchen unbedingt mit in die Ursachensuche einbezogen werden. Natürlich betrifft die intensive Anwendung von Pestiziden und Insektiziden nicht nur den Baumwollanbau, sondern auch andere landwirtschaftliche Produkte, was im Einzelfall in die Anamnese mit einfließen müsste.

Die ärztliche Behandlung als Risikofaktor

Kliniken galten von Anfang an als Mittelpunkt und wichtigster Verstärker für Ebola-Epidemien, weshalb sie bei der afrikanischen Bevölkerung bis heute den Ruf als Orte des Todes haben. Tatsächlich zählten 1976 vor der Erkrankung erhaltene Injektionen in den Kliniken zu den wichtigsten Risikofaktoren und wurden zum Bestandteil der Anamnese durch den behandelnden Arzt. Die Erklärung der Mediziner: Die Injektionsnadeln waren nicht ausreichend sterilisiert worden, sodass das Virus von Kranken auf Gesunde übertragen werden konnte. Doch es gibt eine andere schlüssige Erklärung für dieses Phänomen. Eine Diskussion darüber unterliegt jedoch bis heute einem unausgesprochenen Tabu: Medikamentennebenwirkungen.

Medikamenteninjektionen als wesentlicher Risikofaktor

Vom 6. bis 8. Dezember 1977 fand in Antwerpen ein Symposium statt, bei dem die wichtigsten Virologen und Mediziner zusammenkamen, die 1976 die Ebola-Ausbrüche in Nzara und Maridi im Süden des Sudan und in Yambuku im damaligen Zaire untersucht hatten. Die 280 Seiten der Mitschrift dieses Symposiums stellen eine wahre Fundgrube an Details zu diesen Ausbrüchen dar.[12]

Die Untersuchungen der ersten bekannten Ausbrüche von 1976 in Zentralafrika brachten einen Risikofaktor zutage, der die Mediziner völlig überraschte: der Aufenthalt in einer der Kliniken der Ausbruchsorte. Oder genauer gesagt: die Verabreichung einer Injektion in einer dieser Kliniken. Wie die Berichterstatter feststellten, fungierte z. B. die Klinik in Maridi, einem Lehrkrankenhaus für Krankenschwestern, als »Mittelpunkt und Verstärker« des Ausbruchs (Seite 101 der Symposiumsmitschrift). Ähnliches galt für das Missionshospital in Yambuku, Zaire: Erst nach Schließung der Klinik fand auch die Epidemie ein Ende (Seite 89 f., 94).

Beim ersten in Zaire erfassten Ebola-Patienten handelte es sich um einen 44 Jahre alten Lehrer der Missionsschule in Yambuku. Er wurde aufgrund einer fieberhaften Erkrankung mit Malaria-Verdacht ins lokale Missionshospital aufgenommen. Diese Klinik wurde von belgischen Nonnen betrieben. Dort erhielt er eine Injektion mit Chloroquin, einem Anti-Malaria-Mittel.

Daraufhin fiel das Fieber, und die Temperatur blieb dann auch vier Tage lang stabil. Am 1. September stieg das Fieber jedoch wieder auf 39,2 °C. Der Patient entwickelte starke ebolaartige Symptome und starb am 8. September mit schweren Blutungen (Seite 87).

Des Weiteren wird der Fall eines 27 Jahre alten Mannes aus einem etwa fünf Kilometer von Yambuku entfernten Dorf beschrieben, der am 29. August im Missionshospital eine Injektion von einem nicht näher bezeichneten Medikament bekam. Daraufhin erkrankte er. Innerhalb von sechs Tagen waren neben ihm noch vier weitere Personen nach Injektionen von nicht genannten Medikamenten erkrankt (Seite 93).

Dies blieben nicht die einzigen Ebola-Patienten, die im Anschluss an eine Medikamenteninjektion erkrankten. Die Frage nach vorherigen Injektionen wurde zu einem wichtigen Teil der Anamnese. Als wahrscheinliche Fälle galten Patienten mit ebolaartigen Symptomen, die in den drei Wochen vor der Erkrankung entweder Kontakt mit wahrscheinlichen oder bestätigten Ebola-Fällen gehabt – oder eine Injektion erhalten – hatten (Seite 86).

Zuvor erhaltene Injektionen konnten bei 85 von 318 Fällen als Risikofaktor festgestellt werden. Fast alle Injektionen waren in der Ambulanz des Missionshospitals in Yambuku verabreicht worden. Im Vergleich dazu hatte aus einer (gesunden) Kontrollgruppe nur ein Prozent während der Epidemie Kontakt zum Hospital gehabt.

Bei 149 Patienten hatte man vor ihrer Erkrankung keine Injektion, dafür aber einen Kontakt mit anderen Patienten nachweisen können. In 43 weiteren Fällen konnten sowohl eine Injektion als auch ein Kontakt zu Erkrankten nachgewiesen werden.

Sämtliche Überlebende des Ausbruchs hatten zuvor Kontakt mit Erkrankten, aber *keinen* Kontakt mit einer Injektionsnadel gehabt. Sämtliche Patienten mit *Kontakt zu einer Injektionsnadel* und ohne Kontakt zu einem früher Erkrankten verstarben. Von den 43 Patienten, bei denen sowohl eine Injektion als auch ein Kontakt festgestellt werden konnte, starben vier.

Das Sterberisiko war also bei den Patienten, die sich durch eine Injektionsnadel angesteckt hatten, wesentlich höher! Dazu passt die Beobachtung, dass die Inkubationszeit bei den Patienten mit der Injektionsnadel in ihrer Historie mit durchschnittlich 6,3 Tagen deutlich kürzer war als bei den Patienten mit nachweislichen Kontakten zu Erkrankten (9,5 Tage).

Während der ersten zwei Wochen des Ausbruchs standen zwei Drittel der Erkrankungen im Zusammenhang mit vorherigen Injektionen im Missionshospital. Diese Art der Verbreitung endete fast vollständig ab dem Moment der Schließung des Hospitals gegen Ende September, und die Epidemie endete kurz darauf. Die Schließung war unter anderem aufgrund der zahlreichen Erkrankungen unter dem Personal unvermeidlich geworden.

Weitere Übertragungsfaktoren, wie z. B. bestimmte Nahrungsmittel, Kontakt zu Haus- oder Wildtieren und Reisen außerhalb des Epidemiegebietes waren nicht feststellbar (Seite 89 f., 94).

Völlige Ausblendung von Medikamentennebenwirkungen

Bei einer Diskussion im Rahmen des Symposiums wies einer der beteiligten Ärzte darauf hin, dass – parallel zum Ausbruch in Yambuku – im Hospital des im südlichen Sudan gelegenen Ortes Maridi die Sterblichkeit unter den stationären Patienten von 25 % im August über 44,6 % im September auf 70 % im Oktober angestiegen war. Er warf die Frage auf, ob dies mit einer Impfaktion gegen Typhus, die am 25. September in der Klinik begonnen habe, zusammenhängen könnte.

Ein anderer Arzt widersprach ihm und verwies darauf, dass im September die Schutzkleidung ausgegangen sei. Die Zunahme der Sterberate zeige demzufolge, wie wichtig diese Schutzkleidung sei. Wann genau die Schutzkleidung ausgegangen war und ab wann genau sie wieder zur Verfügung gestanden hatte, wurde leider nicht erwähnt.

Laut Dr. Francis von den CDC waren die Impfdosen in Maridi hauptsächlich an die Klinikmitarbeiter verabreicht worden, da diese ein besonders hohes Ansteckungsrisiko gehabt hätten (Seite 114 f.). Insgesamt waren 93 der 213 Erkrankungsfälle in Maridi Mitarbeiter der Klinik gewesen, 41 von ihnen verstarben (Seite 102).

In der Diskussion wurde der Verdacht geäußert, dass die Nadeln durch schlecht geschultes oder nachlässiges medizinisches Personal nicht ausreichend sterilisiert worden seien. Dadurch sei das Virus von Erkrankten auf Gesunde übertragen worden.

Das Entscheidende aus meiner Sicht: In den Aufzeichnungen des Ebola-Symposiums, das ich hier zitiere, und in allen weiteren von mir gesichteten Publikationen wird kein einziges Mal die Möglichkeit diskutiert, dass es sich bei den Symptomen zumindest teilweise um *Nebenwirkungen der über diese Nadeln verabreichten Medikamente* gehandelt haben könnte.

Wie ist es möglich, dass Medikamentennebenwirkungen von den beteiligten Medizinern derart kategorisch ausgeschlossen wurden, dass sie noch nicht einmal als Möglichkeit erwähnt wurden? Ist der Gedanke daran etwa völlig absurd und aus der Luft gegriffen?

Typische Behandlung von Ebola-Patienten

Nachfolgend einige beispielhafte Zitate aus der Symposiumsmitschrift, aus denen die typische Behandlung der Ebola-Patienten während der Epidemie von 1976 hervorgeht:

> Während der frühen Phase der Erkrankung haben die ambulanten Patienten speziell in Nzara Injektionen mit Chloroquin und Antibiotika erhalten. (Seite 27)
>
> Außer dem Versprühen von DDT in Maridi, Yambio und Nzara und begrenzten Impfungen gegen Gelbfieber wurden keine der empfohlenen Kontroll- und Vorsorgemaßnahmen durchgeführt, weil niemand mehr übrig war, um diese Maßnahmen durchführen zu können. (Seite 128)
>
> Die Ausrüstung der mobilen Untersuchungsteams bestand aus »Desinfektionsmittel (Natriumhypochlorit) und Basismedikamenten zur Behandlung der Dorfbewohner (Aspirin, Chloroquin, Tetracyclin, Mittel gegen Durchfall)«. (Seite 119)
>
> Das klinische Bild entsprach den frühen Stadien von Ebola-Fieber, aber auch dem einiger anderer Infektionen. Der Patient wurde auf eine therapeutische Dosis Chloroquin und Cotrimoxazol gesetzt. (Seite 261)
>
> Fall 1: Als Schwester M. E. in das Hospital eingeliefert wurde, war die Ursache immer noch unklar, und Typhus stand in der Liste der Differenzialdiagnosen ganz oben. Schwester M. E. wurde deshalb auf Cotrimoxazol gesetzt, was später auf Chloramphenicol und Penicillin geändert wurde. Ab Tag vier erhielt sie Vitamin K1. Am fünften,

siebten und achten Tag erhielt sie Bluttransfusionen. Am fünften Tag wurde außerdem mit intravenöser Flüssigkeitszufuhr begonnen. Trotz des Rückgangs einiger Symptome wie der Beschwerden beim Schlucken und Erbrechen verschlechterte sich ihr Zustand zunehmend, und trotz einer unterstützenden Behandlung mit Adrenalin und Cortisol am achten Tag starb sie kurz darauf.

Fall 2: Angesichts des wachsenden Verdachts, dass ein viraler Erreger für die Epidemie verantwortlich war, wurde diese Patientin antiviral behandelt. Wie Fall 1 erhielt sie Aspirin als Fiebersenker. Gammaglobuline wurden an Tag drei und fünf, Chloramphenicol an Tag drei verabreicht. Mittels Enterovioform wurde versucht, den starken Durchfall unter Kontrolle zu bringen. Mit der intravenösen Flüssigkeitszufuhr wurde an Tag sechs begonnen. Der Zustand der Patientin verschlechterte sich; sie erhielt am sechsten Tag Cortisol und starb an Tag sieben. (Seite 24)

Gegen das Erbrechen wurde Metoclopramid und gegen den Durchfall Lomotil verschrieben. (Seite 31)

Das Schlucken erwies sich als schmerzhaft, und die Untersuchung zeigte einen starken Candida-Befall, der auf die Behandlung mit Amphotericin B reagierte. (Seite 32)

Die gleiche Art der Antikörper-Antwort trat nach einer Einzelinjektion von GP Immunserum auf. (Seite 76)

Keiner der Patienten reagierte auf die Behandlung mit Chloramphenicol. (Seite 94)

Mögliche Nebenwirkungen der Ebola-Medikamente von 1976

Bitte beachten Sie bei der nachfolgenden Aufstellung, die auf der Analyse der Ausbrüche von 1976 basiert:

1. Diese Liste ist nur beispielhaft und soll dem Leser in erster Linie einen Eindruck über den Umfang der möglichen ebolaartigen Nebenwirkungen der Medikamente geben, die 1976 im Zusammenhang mit einer Ebola-Diagnose bzw. ebolaartigen Symptomen verabreicht wurden. Sie soll vor allem verdeutlichen, wie wichtig die Berücksichtigung von Medikamentennebenwirkungen bei der Diagnosestellung ist: *Nach* der Verabreichung

solcher Medikamente kann nicht mehr unterschieden werden, ob die Symptome die Folge einer Infektion sind oder aber eine Nebenwirkung darstellen.

2. Diese Liste hat keinen Anspruch auf Vollständigkeit, weder bei der Aufzählung der bei Ebola verwendeten Medikamente noch bei der Aufzählung der möglichen Nebenwirkungen.
3. Grundlage dieser Liste sind die Behandlungsmethoden und Medikamente, die im Rahmen des Ebola-Symposiums von 1977 in Belgien erwähnt wurden. Die meisten – aber nicht alle – der dort erwähnten Medikamente werden heute noch verwendet. Ich habe im Zweifelsfalle versucht, beispielhaft aktuelle Produkte auszuwählen, die dem, was auf dem Symposium erwähnt wurde, am nächsten kommen. Deren Nebenwirkungen können von den damals verwendeten Produkten unter Umständen abweichen.
4. Irrtum und Druckfehler vorbehalten. Bitte im Zweifelsfalle die angegebenen oder andere Originalquellen zurate ziehen.
5. Die in den Fachinformationen angegebenen Wechselwirkungen mit anderen Medikamenten werden hier in der Regel nicht dargestellt. Das Gleiche gilt für angegebene mögliche Folgen von Überdosierung oder falscher Verabreichung.
6. Die meisten Wechselwirkungen und das Ausmaß ihrer Wirkungen auf die Gesundheit sind noch gar nicht erforscht. Diese Liste stellt also möglicherweise nur einen Bruchteil des tatsächlichen Nebenwirkungsspektrums dar.

Adrenalin

QUELLE: Fachinformation von 01/2012.

ANWENDUNG: Herz-Kreislauf-Stillstand, anaphylaktische Reaktionen, Blutungen (zur Gefäßverengung).

GEGENANZEIGEN: Überempfindlichkeit gegenüber einzelnen Bestandteilen; erhöhter Blutdruck; Schilddrüsenüberfunktion; Nebennierentumor; Herzprobleme; Nierenfunktionsstörungen; Gefäßverhärtungen; Prostataprobleme; Grüner Star.

EBOLAARTIGE NEBENWIRKUNGEN: Kopfschmerzen, Übelkeit, Erbrechen, krankhafter Blutdruckanstieg, Hirnblutungen, Schluckbeschwerden, Funktionsstörungen der Nieren, Gehirnkrämpfe,

Atemstörungen, keuchende Atmung, akuter Asthmaanfall, Schock.

SONSTIGE MÖGLICHE NEBENWIRKUNGEN: Unruhe, Spannung, Angstgefühl, Zittern, Schwindel, Kältegefühl in den Gliedmaßen, Hautblässe, Schwitzen, Herzstörungen, Schwäche, Benommenheit, übermäßiger Speichelfluss, Herzrasen, Blutüberzucker, Kaliummangel, Übersäuerung, Magnesiummangel, psychotische Zustände, Pupillenweitstellung, absterbendes Gewebe, Lungenödem, Bewusstseinsstörungen.

Amphotericin B

PRODUKT: Amphotericin B.

QUELLE: Fachinformation von 04/2014.

ANWENDUNG: bei Pilzbefall.

GEGENANZEIGEN: Überempfindlichkeit gegen den Wirkstoff oder sonstige Bestandteile, Leber- und Nierenfunktionsstörungen.

EBOLAARTIGE NEBENWIRKUNGEN: Blutgerinnungsstörung, sonstige Veränderungen des Blutbildes, Kopfschmerzen, Gehirnentzündung, Brechreiz, Erbrechen, Verdauungsstörungen, Magen-Darm-Entzündungen mit Blutungen, Oberbauchbeschwerden, Durchfall, Blutstuhl, Nierenstörungen aller Art, Hautausschläge aller Art, Gelenkschmerzen, Muskelschmerzen, Fieber, Atemnot, Lungenerkrankungen, Schock, Störungen der Leber, Störungen des Herzens, Gewichtsverlust.

SONSTIGE MÖGLICHE NEBENWIRKUNGEN: neurologische Symptome, verschwommenes Sehen, Doppelsehen, Gehörverlust, Tinnitus, Schwindel, Magnesiummangel, Appetitlosigkeit, niedriger Blutdruck, Schüttelfrost, allergische und anaphylaktische Reaktionen, Kaliummangel, Krampfanfälle.

Aspirin

PRODUKT: Aspirin.

QUELLE: Fachinformation von 06/2014.

ANWENDUNG: bei Schmerzen und Fieber.

GEGENANZEIGEN: Überempfindlichkeit gegen einzelne Bestandteile, Asthma, Überempfindlichkeitsreaktionen gegenüber Salicylaten und ähnlichen Medikamenten, aktives Magengeschwür, Neigung zu Blutungen, Nierenschwäche, Leberschwäche, Herzschwäche, gleichzeitige Behandlung mit Methotrexat oder oralen Antikoagualenzien, Schwangerschaft ab dem sechsten Monat.

EBOLAARTIGE NEBENWIRKUNGEN: Blutungen und Blutungsneigungen, Schwellungen der Haut, der Schleimhaut oder angrenzenden Gewebes, Kopfschmerzen, Hirnblutung, Bauchschmerzen, Magen-Darm-Blutungen, Nesselsucht und sonstige Hautreaktionen, Gehirnentzündung mit unspezifischen neurologischen Symptomen, Fieber, Störungen der Leber, Herz-Kreislauf-Kollaps, Atemschwäche.

SONSTIGE MÖGLICHE NEBENWIRKUNGEN: Überempfindlichkeitsreaktionen, allergische und anaphylaktische Reaktionen, Asthma, Schwindel, Ohrensausen, Hörverlust, Tinnitus, Hyperventilation, Störungen des Säure-Basen-Haushalts, Übersäuerung, Koma, Blutunterzucker.

Bluttransfusionen

QUELLE: *www.blutspendendienst-west.de.*

EBOLAARTIGE NEBENWIRKUNGEN: Fieber, Unwohlsein, Blutungen in die Haut, Atemnot, Störungen der Lungenfunktion.

SONSTIGE MÖGLICHE NEBENWIRKUNGEN: leichte und schwere allergische Reaktionen, Knochenmarksschädigung, Schüttelfrost.

Chlorampenicol

PRODUKT: Posifenicol.

QUELLE: Fachinformation von 08/2014.

ANWENDUNG: Antibiotikum zur Anwendung am Auge.

GEGENANZEIGEN: Überempfindlichkeit gegenüber einzelnen Bestandteilen; Erkrankungen des blutbildenden Systems; Leberfunktionsstörungen; Säuglinge und Kinder unter drei Jahren; Schwangerschaft und Stillzeit.

EBOLAARTIGE NEBENWIRKUNGEN: krankhafte Veränderung des Blutbildes, Bindehautentzündungen.

Chloroquin

PRODUKT: Resochin.

QUELLE: Fachinformation von 11/2013.

ANWENDUNG: bei Malaria-Verdacht.

GEGENANZEIGEN: Überempfindlichkeit gegen einzelne Bestandteile; Netzhauterkrankungen; Gesichtsfeldeinschränkungen; Erkrankungen des blutbildenden Systems; Störungen des Blutbildes; Muskelschwäche; Stillzeit; besondere Vorsicht bei: eingeschränkter Leber- oder Nierenfunktion, Schuppenflechte, Stoffwechselstörungen oder Erkrankungen des Nervensystems.

EBOLAARTIGE NEBENWIRKUNGEN: Erkrankungen des Blutes, Fieber, blasenartige Ausschläge, Bauchschmerzen, Durchfall, Nesselsucht und Schwellungen auf der Haut, Kopfschmerzen, Muskelschwäche, Schmerzen im Bauch und im Magen-Darm-Trakt, Verfärbung der Mundschleimhaut, Muskelschwäche und andere Muskelerkrankungen, Husten.

SONSTIGE MÖGLICHE NEBENWIRKUNGEN: Blutunterzucker, Bewusstlosigkeit, Erkrankungen des Lymphsystems, Husten, allergische und anaphylaktische Reaktionen, Appetitlosigkeit, Stoffwechselerkrankungen, Angstreaktionen, psychotische Reaktionen, Verwirrtheit, Schwindel, Schlafstörungen, irritierende Hautwahrnehmungen, Benommenheit, Schläfrigkeit, Krampfanfall, Erkrankungen des Nervensystems, Hornhauttrübungen, Sehstörungen, Beeinträchtigung des Farbsehens, Anpassungsschwäche des Auges, Netzhauterkrankung, Gesichtsfeldausfälle, Hörverlust, Tinnitus, Blutdruckabfall, Herzmuskelerkrankung, Leberschwäche, Pigmentstörungen und Ausfall der Haare, Lichtempfindlichkeit und Pigmentstörungen der Haut, veränderte Laborwerte.

Cortisol

PRODUKT: Hydrocortison Jenapharm Tabletten.

QUELLE: Fachinformation von 07/2313.

ANWENDUNG: als Substitutions- oder Hemmtherapie.

GEGENANZEIGEN: Überempfindlichkeit gegen einzelne Bestandteile.

EBOLAARTIGE NEBENWIRKUNGEN: Als Wechselwirkung: Magen-Darm-Geschwüre und Blutungen. Wechselwirkung mit Chloroquin: Muskelschwächen, Herzmuskelerkrankungen. Bei Überdosierung: Magen-Darm-Geschwüre, Oberbauchbeschwerden, Bauchspeicheldrüsenentzündung, Hauterkrankungen, Schwächung des Immunsystems.

Cotrimoxazol

QUELLE: *Wikipedia.*

ANWENDUNG: Antibiotikum.

GEGENANZEIGEN: Überempfindlichkeit gegen einzelne Bestandteile; krankhafte Blutbildveränderungen; Nierenfunktionsstörungen; Leberfunktionsstörungen; Vorsicht bei Früh- und Neugeborenen mit Blutbildstörungen.

EBOLAARTIGE NEBENWIRKUNGEN: Übelkeit, Erbrechen, Durchfall, Entzündungen des Zahnfleisches, der Mundschleimhaut oder der Zunge, Störungen des Blutbildes, Hauterkrankungen, Erkrankungen der Leber.

SONSTIGE MÖGLICHE NEBENWIRKUNGEN: Appetitlosigkeit, psychische Störungen.

DDT

QUELLE: Wikipedia.

ANWENDUNG: Insektizid.

MÖGLICHE NEBENWIRKUNGEN: unspezifische Störungen des Nervensystems, Zungentaubheit, Schwindel, Zuckungen der Gesichtsmuskulatur, Krampfanfälle, Lähmungen, Störungen der Fruchtbarkeit,

Von DDT-kritischen Autoren wird darüber hinaus ein enger Zusammenhang zwischen der DDT-Ausbringung und Polio-Epidemien gesehen.[13]

Die Wechselwirkungen mit den aufgezählten Medikamenten sind unbekannt!

Entero-Vioform

QUELLE: *www.zeit.de/1979/50/fakten-einfach-geleugnet, www.spiegel.de/spiegel/print/d-14355626.html.*

ANWENDUNG: bei Amöbenruhr.

MÖGLICHE NEBENWIRKUNGEN: Der enthaltene Wirkstoff Oxychinolin wurde 1970 in Japan verboten, es gab 11 000 anerkannte Nebenwirkungsopfer, darunter 1000 Todesfälle. Das SMON-Syndrom äußerte sich unter anderem durch Darmbeschwerden, Durchfall, Empfindungsstörungen, Blindheit, Lähmung und Tod.

Gammaglobulin

PRODUKT: Gammagard S/D.

QUELLE: Fachinformation von 04/2014.

ANWENDUNG: Virusinfektion bei nicht ausreichender Antikörperproduktion.

GEGENANZEIGEN: Überempfindlichkeit gegen einzelne Bestandteile.

EBOLAARTIGE NEBENWIRKUNGEN: krankhafte Veränderungen des Blutbildes, Kopfschmerzen, Blauverfärbung der Haut oder der Schleimhäute, Lippen oder Fingernägel, Hautrötungen, Nasenbluten, Erbrechen, Übelkeit, Durchfall, Schmerzen im oberen Bauchraum, Bauchschmerzen, Verdauungsstörungen, diverse Hauterkrankungen, Schmerzen in den Gliedmaßen, Gelenkschmerzen, Muskelschmerzen, Fieber, Brustschmerzen, Lungenödem, Husten, Atemnot, Entzündung der Mundschleimhaut, Leberentzündung, Nesselsucht, Juckreiz, geschwollene Hautstellen.

SONSTIGE MÖGLICHE NEBENWIRKUNGEN: Influenza (Virusgrippe), aseptische Meningitis, verminderter Appetit, allergische Reaktion bis hin zum anaphylaktischen Schock, Angstanfälle, krankhafte Unruhe, Lethargie, Schlaganfall, Störungen der Blutversorgung des Gehirns, Durchblutungsstörungen, Krämpfe, Benommenheit, Lähmungen, Muskelzittern, Schwindel, Bewusstlosigkeit, Sehstörungen, Herzklopfen, Herzinfarkt, Herzrasen, verlangsamter Herzschlag, Blutdruckschwankungen, verstopfte Blutgefäße, Blässe, Engegefühl im Hals, kalter Schweiß, Schweißausbrüche, Rückenschmerzen, Muskelkrämpfe, Nierenversagen, Müdigkeit, Schüttelfrost, Kältegefühl, Hitzegefühl, Gangstörungen, Ödeme.

Gelbfieberimpfung

PRODUKT: Stamaril.

QUELLE: Fachinformation von 08/2013.

GEGENANZEIGEN: Überempfindlichkeit gegen Eier, Hühnereiweiß oder andere Bestandteile des Impfstoffs; Überempfindlichkeit nach einer früheren Impfung; Immunschwäche; Störungen der Thymusdrüse; Alter unter sechs Jahren; akute schwere fieberhafte Erkrankung; Schwangerschaft und Stillzeit.

EBOLAARTIGE NEBENWIRKUNGEN: Kopfschmerzen, Übelkeit, Durchfall, Erbrechen, Bauchschmerzen, Schwellungen von Haut und Schleimhäuten, hohes Fieber, Hautausschläge, Müdigkeit, krankhafte Veränderungen des Blutbildes, Muskelschmerzen, Gelenkschmerzen, Nierenversagen, Atemstillstand, Funktionsstörungen des Gehirns.

SONSTIGE MÖGLICHE NEBENWIRKUNGEN: Blutdruckabfall, Übersäuerung, Auflösung von Muskel- und Leberzellen, Verwirrung, Lethargie, Krämpfe, Lähmungen, Lymphknotenschwellungen, allergische Reaktionen bis hin zum anaphylaktischen Schock.

Heparin

PRODUKT: Heparin-Natrium Braun.

QUELLE: Fachinformation von 08/2008.

ANWENDUNG: bei Verstopfung von Blutgefäßen (Thrombose etc.), hemmt die Blutgerinnung.

GEGENANZEIGEN: Überempfindlichkeit gegen einzelne Bestandteile; krankhafte Blutbildveränderungen unter Heparin; Neigung zu Blutungen; Verdacht auf Verletzung der Blutgefäße; drohender Abort; Neugeborene, insbesondere Frühgeborene.

EBOLAARTIGE NEBENWIRKUNGEN: Blutungen aller Art, krankhafte Veränderungen des Blutbildes, Teerstuhl, Hauterkrankungen, punktförmige Hautblutungen, Übelkeit, Kopfschmerzen, Fieber, Gliederschmerzen, Erbrechen, Atemnot, Erkrankungen der Leber/Galle.

SONSTIGE MÖGLICHE NEBENWIRKUNGEN: Blutdruckabfall, Haarausfall, allergische Reaktionen bis hin zum anaphylaktischen Schock, Störungen der Nebenniere, schmerzhafte Dauererektion, Übersäuerung, Osteoporose.

Interferon

PRODUKT: Roferon-A.

QUELLE: Fachinformation von 05/2014.

ANWENDUNG: bei Virusinfektion.

GEGENANZEIGEN: Überempfindlichkeit gegenüber einzelnen Bestandteilen; Herzerkrankungen; Nierenschwäche; Leberschwäche; Funktionsstörungen des Knochenmarks; Störungen des Zentralnervensystems; Kinder bis drei Jahre.

EBOLAARTIGE NEBENWIRKUNGEN: Lippenbläschen, krankhafte

Veränderungen des Blutbildes, Übelkeit, Austrocknung, Störung des Flüssigkeitshaushalts, Kopfschmerzen, Bindehautentzündung, Netzhautblutungen, krankhafte Hautveränderungen, Husten, Durchfall, Erbrechen, Bauchschmerzen, Übelkeit, Mundtrockenheit, Magen-Darm-Blutungen, Nasenbluten, trockene Schleimhäute, Muskelschmerzen, Gelenkschmerzen, Brustschmerzen, Fieber, Lungenentzündung, Erkrankungen des Gehirns, Lungenödem, Atemnot, Bauchspeicheldrüsenentzündung, Verdauungsstörungen, Leberfunktionsstörungen, Nierenfunktionsstörungen, Müdigkeit, Gewichtsverlust.

SONSTIGE MÖGLICHE NEBENWIRKUNGEN: Lungenentzündung, Autoimmunerkrankungen, Überempfindlichkeitsreaktionen, Störungen der Schilddrüsenfunktion, Essstörungen, Muskelkrämpfe, *Diabetes mellitus*, Blutüberzucker, Depression, Angst, wechselnde Gemütslage, Verwirrtheit, abnormales Verhalten, Nervosität, Gedächtnisstörungen, Schlafstörungen, Selbstmordgedanken, Geschmacksstörungen, Lähmungen, Benommenheit, Störungen des Tastsinns, Muskelzittern, Schlafsucht, Koma, Schwindel, Konzentrationsstörungen, Schüttelkrampf, Erektionsstörung, Sehstörungen, Herzrhythmusstörungen, Herzerkrankungen, Darmverschluss, Blähungen, Magengeschwür, Hepatitis, Haarausfall, Schwitzen, laufende Nase, Arthritis, grippale Symptome, verminderter Appetit, Muskelstarre, Ödeme.

Lomotil

QUELLE: *www.drugs.com.*

ANWENDUNG: bei Durchfall.

GEGENANZEIGEN: bei Überempfindlichkeit gegen einzelne Bestandteile; Verschlussgelbsucht; pseudomembranöse Kolitis; enterotoxinbildende Bakterien.

EBOLAARTIGE NEBENWIRKUNGEN: Magenschmerzen, Übelkeit, Erbrechen, Trockenheit von Mund, Nase, Rachen und Haut, Fieber, Kopfschmerzen, krankhafte Hautveränderungen, Magenkrämpfe, Atemnot, Störungen beim Urinieren.

SONSTIGE MÖGLICHE NEBENWIRKUNGEN: Blähungen, Verstopfung, Appetitlosigkeit, Sehstörungen, unerklärliche Stimmungsveränderungen, ungewöhnliche Hautempfindungen, Verwirrtheit,

Benommenheit, Schläfrigkeit, Depression, Taubheitsgefühl, angeschwollenes Zahnfleisch, Schwitzen, Muskelkrämpfe, Schüttelfrost, Zittern.

Metoclopramid

PRODUKT: Paspertin.
QUELLE: Fachinformation von 03/2014.
ANWENDUNG: bei Übelkeit und Erbrechen.
GEGENANZEIGEN: Überempfindlichkeit gegen einzelne Bestandteile des Medikaments; Blutungen oder verletzte Gefäßwände des Magen-Darm-Traktes; Tumor der Nebenniere oder Brust; Vorgeschichte unkontrollierbarer Muskelbewegungen, Neigung zu Epilepsie; Morbus Parkinson; Nebenwirkungen bei früheren Einnahmen des Medikaments; Kinder unter einem Jahr.
EBOLAARTIGE NEBENWIRKUNGEN: krankhafte Veränderungen des Blutbildes, Durchfall, Kopfschmerzen, Nierenschwäche, Schock.
SONSTIGE MÖGLICHE NEBENWIRKUNGEN: verlangsamter Herzschlag, Herzstillstand, Milchfluss, Menstruationsstörungen, Brustvergrößerung beim Mann, Kraftlosigkeit, Überempfindlichkeit, allergische Reaktion bis hin zum anaphylaktischen Schock, Schlafsucht, Störungen des Bewegungsapparats, Schüttel- und Zitterlähmungen, Sitzunruhe, getrübter Bewusstseinszustand, Muskelkrämpfe, Koma, Blickkrämpfe, Inkontinenz, Harnverhalt, starkes Schwitzen, Muskelstarre, fehlende Reflexe, Krämpfe der Kiefermuskeln, Herzrasen, Schnellatmung, Blutdruckveränderungen, Erstarrung, Verwirrtheit, Kommunikationsunfähigkeit, Bewusstseinsstörungen, unerklärliche Anspannung, Übersäuerung, Schwindel, Depression, Halluzinationen, Verwirrtheitszustand, Angst, Ruhelosigkeit, Blutunterdruck, Bewusstlosigkeit.

Natriumhypochlorit

QUELLE: *Wikipedia*, Bundesamt für Gesundheit (BAG, Schweiz).
ANWENDUNG: Desinfektionsmittel.
EBOLAARTIGE NEBENWIRKUNGEN: Husten, Übelkeit, Atemstörungen, Bindehautentzündung, Reizungen, Verätzungen oder Entzündungen der Haut oder Schleimhäute, Lungenödem.
SONSTIGE MÖGLICHE NEBENWIRKUNGEN: Schwindel.

Penicillin

PRODUKT: Penicillin V1 Mega Heumann.
QUELLE: Fachinformation von 04/2012.
ANWENDUNG: Antibiotikum.
GEGENANZEIGEN: Überempfindlichkeit gegen einzelne Bestandteile; Magen-Darm-Störungen; langfristige und wiederholte Anwendung.
EBOLAARTIGE NEBENWIRKUNGEN: Übelkeit, Erbrechen, Magendrücken, Bauchschmerzen, Durchfall, Fieber, Flüssigkeitsverlust, Hautausschläge, Schleimhautentzündungen, insbesondere im Mundbereich, trockener Mund, Juckreiz, Nesselsucht, Gelenkschmerzen, Schwellungen, krankhafte Hautveränderungen, Atemstörungen, Schock, krankhafte Veränderungen des Blutbildes, Nierenentzündung.
SONSTIGE MÖGLICHE NEBENWIRKUNGEN: Blähungen, Herzjagen, Kehlkopfschwellungen, Schwellung der Lymphknoten, Geschmacksveränderungen, Blutunterdruck, allergische Reaktionen bis hin zum anaphylaktischen Schock, Appetitlosigkeit.

Tetracyclin

PRODUKT: Tetracyclin Wolff.
QUELLE: Fachinformation von 06/2013.
ANWENDUNG: Antibiotikum.
GEGENANZEIGEN: Überempfindlichkeit gegen einzelne Bestandteile; Kinder unter acht Jahren; Leberschäden; Schwangerschaft; Nierenentzündung.
EBOLAARTIGE NEBENWIRKUNGEN: Übelkeit, Erbrechen, Durchfall, Entzündung der Mund- und Rachenschleimhaut, Bauchkrämpfe, Blut oder Schleim im Durchfall, Hautausschläge, Schwellungen von Hautstellen, Blasenbildung, Abschuppungen der Haut, krankhafte Veränderung des Blutbildes, Punktblutungen der Haut, erhöhte Blutungsneigung z. B. der Schleimhäute des Rachens, Nasenbluten, Regelblutung, Magen-Darm-Trakt, Gehirn, Ödeme, Papelbildung der Haut, Kopfschmerzen, Störungen der Nierenfunktion, Bauchspeicheldrüsenentzündung.
SONSTIGE MÖGLICHE NEBENWIRKUNGEN: krankhafte Veränderungen der Zunge, Entzündungen der Scheide, allergische Reaktionen

bis hin zum anaphylaktischen Schock, Ablösen der oberen Hautschicht, Nagelablösung; Pigmentierung der Nägel, Sehstörungen.

Typhusimpfung

PRODUKT: Typhim Vi.
QUELLE: Fachinformation von 04/2014.
GEGENANZEIGEN: Überempfindlichkeit gegen einzelne Bestandteile oder gegen Formaldehyd; unerwünschte Reaktionen bei früherer Impfung; akute oder fieberhafte Erkrankung.
EBOLAARTIGE NEBENWIRKUNGEN: Gelenkschmerzen, Fieber, Kopfschmerz, Übelkeit, Erbrechen, Durchfall, Bauchschmerzen, Juckreiz, Hautausschläge, Nesselsucht, Muskelschmerzen.
SONSTIGE MÖGLICHE NEBENWIRKUNGEN: allergische Reaktionen bis zum anaphylaktischen Schock; Lymphknotenschwellung; Sinken des Blutdrucks; Asthmaanfall; Unwohlsein; Abgeschlagenheit.

Maßnahmen ohne Risiken

- Infusion von Wasser und Elektrolyten
- Infusion von Zuckerlösungen
- Vitamin K1
- Isotonische Kochsalzlösung

Wissenschaftsbetrug durch absurde Tierversuche

Die Symptome einer schweren Ebola-Erkrankung müssen nicht zwangsläufig auf das Ebola-Virus zurückzuführen sein. Die Schulmedizin kennt zahlreiche Erreger, die diese Symptome verursachen können. Darüber hinaus kann es sich auch um Vergiftungen durch Medikamente, Pestizide oder sonstige Umweltgifte handeln. Wie kam man also 1976 auf den Gedanken, es müsse sich um ein gänzlich neues Virus handeln?

Am 14. September 1976 erkrankte eine von drei belgischen Nonnen am Missionshospital in Yambuko, Zaire, etwa 1000 km von den beiden sudanesischen Ausbruchsorten Maridi und Nzara entfernt. Die Symptome: Fieber, Kopfschmerzen, Muskelschmerzen, Durchfall und Erbrechen. Später kamen Blutungen, Hautausschläge und eine Halsentzündung hinzu.[14]

Kurz darauf erkrankte eine zweite Nonne, die Schwester M. E., mit ähnlichen Symptomen. Im Institut für Tropenmedizin in Antwerpen (Belgien) wurden Gewebeproben von M. E. untersucht, und man fand unter dem Elektronenmikroskop fadenförmige Partikel, die aussahen wie das Marburg-Virus. Die Behörden von Zaire forderten daraufhin sofort Immunplasma von genesenen Marburg-Virus-Patienten an, welches auch am 16. Oktober eintraf.

Doch zwischenzeitlich hatte die US-Seuchenbehörde CDC ebenfalls Proben erhalten und festgestellt, dass das Virus zwar wie ein Marburg-Virus aussah, die entsprechenden Immunofluoreszenztests jedoch nicht darauf reagierten.

Entsprechend der den Virologen eigenen Logik ging man von einem *neuen*, bisher unbekannten Virus aus und entwickelte sofort einen Immunofluoreszenztest, der auf die verfügbaren Gewebeproben mit ausreichender Zuverlässigkeit ansprach und auf Proben von Gesunden nicht.

Auf dieser Grundlage wurde fortan die Ebola-Diagnose gestellt, u. a. später auch im Sudan, also in Nzara und Maridi.

Die Beweisführung dafür, dass es sich bei der Ursache der Erkrankung um ein übertragbares Virus handelt, wurde unter anderem von einem Institut in Salisbury, England, geführt. Die ursprüngliche Patientenprobe stammte aus dem Ausbruch in Zaire und wurde einem Meerschweinchen injiziert. Dieses zeigte keine bedeutsamen Krankheitsanzeichen, worauf diesem Meerschweinchen eine Probe entnommen und einem zweiten Meerschweinchen injiziert wurde. Als auch dieses Meerschweinchen nicht krank wurde, injizierte man eine Blutprobe von ihm einem dritten Meerschweinchen. Dieses entwickelte Fieber.

Daraufhin wurde das Meerschweinchen getötet und eine Suspension aus seiner Leber in die Bauchhöhle mehrerer Versuchsaffen injiziert. Ab dem dritten Tag entwickelten alle Affen hohes Fieber und am vierten und fünften Tag die Rhesusaffen einen bläschenartigen Ausschlag, während die Grünen Meerkatzen ohne Ausschlag blieben. Alle Affen verstarben zwischen dem fünften und achten Tag nach der experimentellen Impfung. Im Blut der verstorbenen Tiere wurde danach mit den üblichen indirekten Testmethoden das Virus nachgewiesen (Seite 79 ff.).

Bei einem anderen Versuch wurden Gewebeproben, die zwei Ebola-Erkrankten in Maridi entnommen worden waren, Meerschweinchen in den Bauchraum injiziert. Fünf Tage später bekamen sie Fieber. Von diesen Meerschweinchen wurden ebenfalls Proben entnommen und anderen Meerschweinchen in den Bauchraum injiziert. Nach fünf solcher sogenannter Passagen kam es zu Todesfällen unter den Tieren. Die ihnen entnommenen Proben wurden mit dem Immunofluoreszenztest positiv auf das Ebola-Virus getestet. Darüber hinaus wurde das Virus optisch im Lebergewebe zweier Todesfälle mit dem Elektronenmikroskop gefunden (Seite 109 f.).

Solche Tierversuche sind völlig absurd. Sie haben durchaus einen Sinn, allerdings besteht dieser allein darin, ein ganz bestimmtes, von den Forschern gewünschtes Ergebnis zu erzeugen. Dies erreicht man, indem durch die Injektion von Fremdgewebe in ein gesundes Tier eine Entzündung hervorgerufen wird und man im erkrankten Gewebe nach den Partikeln sucht, denen man die Schuld für die Entzündung in die Schuhe schieben kann. Wird man nicht fündig, injiziert man Gewebe dieses Tieres in ein weiteres gesundes Tier. Dies wird einfach so lange wiederholt, bis man bei einem der Tiere endlich die gewünschten Partikel findet.

Das ist Wissenschaftsbetrug, und zwar aus mehreren Gründen:

Erstens handelt es sich nicht um die Nachbildung des natürlichen Übertragungsweges. Dies könnte man z. B. dadurch gewährleisten, dass ein Versuchstier mit einem Aerosol, dass das Virus enthält, angesprüht wird. Dieses Aerosol darf neben Wasser nur den vermeintlichen Erreger und sonst nichts enthalten.

Zweitens fehlte jegliche Kontrollgruppe. Dabei muss genau die gleiche Versuchsanordnung verwendet werden, diesmal aber mit einer Gewebeprobe eines völlig gesunden Menschen statt von einem Ebola-Erkrankten. Da die Injektion von körperfremdem Gewebe *immer* eine Entzündung auslöst, ist es völlig absurd, allein aus der Tatsache der Entzündung und dem Nachweis bakterieller oder viraler Aktivitäten einen kausalen Zusammenhang mit diesen Aktivitäten zu schlussfolgern.

Den Beweis dafür, dass virale Aktivität in erkranktem Gewebe auch eine Reaktion der erkrankten Zellen sein kann und nicht unbedingt auf eine Infektion von außen zurückzuführen ist, ist längst geführt. Wer mehr dazu lesen will, kann im Internet nach den Begriffen »SOS-Antwort«, »endogene Viren« oder »Epigenetik« suchen. Wenn ich das Buch *Das kooperative Gen* des Freiburger Professors Joachim Bauer richtig verstanden habe, ist die virale Aktivität der Zellen letztlich mehr eine *Reaktion* auf bestimmte Stressfaktoren als der eigentliche *Auslöser* des zellulären Stresses.

Virologen sind keine dummen Leute, immerhin haben sie ein langwieriges Studium erfolgreich bewältigt. Eine Entschuldigung für die Ignorierung einfachster wissenschaftlicher Regeln und neuerer wissenschaftlicher Erkenntnisse der Immunologie oder Epigenetik kann es deshalb nicht geben.

4
Hintergründe, die Sie kennen sollten

Das große Geheimnis: Warum erkrankt maximal einer von 1700 Infizierten?

Labortestergebnissen zufolge sind etwa 5 % der afrikanischen Bevölkerung ständig mit dem Ebola-Virus infiziert. Aber nur ein Bruchteil davon, schätzungsweise einer von 1700, erkrankt. 1699 angeblich Infizierte zeigen keine Symptome und bleiben gesund. Dieser Umstand sollte eigentlich dazu führen, dass die Forschung in eine ganz andere Richtung zielt, nämlich in Richtung der Frage: Was genau unterscheidet den einen erkrankten Infizierten von den 1699 gesunden Infizierten?

Entscheidende Rolle der Tests

Wie wir anhand der offiziellen Falldefinitionen gesehen haben, basiert eine Ebola-Diagnose letztlich und entscheidend auf einem positiv reagierenden Labortest. Wer also Fieber und/oder Kopfschmerzen und/oder andere ebolatypische (oder auch -untypische) Symptome zeigt – und ein positives Laborergebnis hat –, der ist aus Sicht der offiziellen Medizin infiziert und mit einer gewissen Wahrscheinlichkeit sogar zum Tode verurteilt.

Ohne dieses Laborergebnis hat man vielleicht den Tag über nur zu viel Stress gehabt oder einen verdienten Kater nach einer fröhlichen Party oder etwas Ungesundes gegessen oder zu viel von den Pestiziden eingeatmet, die in Westafrika zum Beispiel beim Reisanbau zuhauf versprüht werden. *Ohne* diesen Labortest würde man sich einfach nur schonen, von Angehörigen und Klinikpersonal ein wenig verwöhnen lassen und gesunde Sachen zu sich nehmen, die das Immunsystem stärken.

Mit diesem Laborergebnis werden Sie sofort in Quarantäne gesteckt; der einzige Besuch, der ganz kurz bei Ihnen hereinschaut, hat aus Angst vor Ihnen eine Art Raumanzug an, und es werden Ihnen vorsorglich Antibiotika, Anti-Malaria-Mittel und Impfungen verabreicht, damit es nicht zu weiteren Infektionen kommt. Deren Nebenwirkungen hauen das Immunsystem jedoch gänzlich in die Pfanne und können darüber hinaus die Symptome enorm verschärfen!

Es gibt also durchaus gute Gründe, sich mit der Frage zu beschäftigen, wie vertrauenswürdig das Beinahe-Todesurteil, das hier über den Patienten verhängt wird, tatsächlich ist.

Etwa 5 % der Afrikaner sind testpositiv

Bei meiner Suche nach einer Antwort auf die Frage nach der Relevanz der Labortests bin ich auf einige sehr interessante Studien und Informationen gestoßen. So machten die Virologen, die 1976 die ersten Ausbrüche im Süden Sudans und in Zaire untersuchten, eine erstaunliche Entdeckung:

> Twenty-nine members of a Maridi school were tested as a control group. None of them was thought to have had any contact with a known or suspected case of Ebola virus disease. However, 3 schoolboys had antibodies, none of them had any history of recent illness.[1]

Drei von 29 nicht an Ebola erkrankten und auf das Virus getesteten Schülern, die nachweislich weder zu Erkrankten noch zu Verdachtsfällen Kontakt gehabt hatten, besaßen also Antikörper gegen das Virus. Damit waren aus schulmedizinischer Sicht 10 % der getesteten Personen auf völlig rätselhafte Weise mit dem Virus in Berührung gekommen – *ohne* dabei zu erkranken!

Nun kann das bei nur drei Fällen natürlich auch reiner Zufall gewesen sein, oder aber etwas war mit den Tests nicht in Ordnung, oder aber die Tests wurden nicht ordentlich durchgeführt, oder irgendjemand hatte sich vielleicht einen schlechten Scherz erlaubt. Ähnliche Beobachtungen machte man 1976 allerdings auch während des parallel verlaufenden Ausbruchs in Zaire:

> Subsequent extension of the serosurvey, however, disclosed that a few persons with or without contact with a case of hemorrhagic fever and no symptoms also were positive.[2]

Auch beim Ausbruch in Zaire hatte man also infizierte bzw. testpositive Personen festgestellt, die ohne Symptome geblieben waren, darunter sowohl Menschen mit Kontakt zu Erkrankten als auch Menschen ohne solche Kontakte.

Immer noch ein Zufall? Wenn nicht: Woher hatten sie sich das tödliche Virus geholt, und warum waren sie nicht erkrankt? Gibt es hier vielleicht einen gesund erhaltenden Faktor, der es wert wäre, erforscht zu werden?

Auch in Proben aus einer Studie in Zaire von 1975 wurden bei 21 von 442 gesunden Kontrollpersonen (5 %) Antikörper gegen das Ebola-Virus gefunden. Keine dieser Testpersonen war erkrankt oder hatte Kontakt mit einem Erkrankten gehabt.[3]

In den späteren Ebola-Ausbruchsgebieten in Zaire hatten im Vergleich dazu 8 % der getesteten gesunden Personen nachweisbare Antikörper. Die Werte in den Ausbruchsorten im Südsudan lagen dagegen bei 33 % (in Maridi) und 6,4 % (in Nzara).[4]

Bei einer Untersuchung im von Ebola nicht betroffenen Rhodesien reagierten sechs von 243 getesteten Personen (3 %) positiv auf Ebola-Antikörper. Eine Untersuchung in Panama erbrachte bei 4 von 200 (2 %) positive Laborergebnisse. Das Phänomen ist somit nicht auf den afrikanischen Kontinent beschränkt.[5]

Bei einem erneuten Ausbruch im Süden Sudans (1979) zeigten den Labortests zufolge sogar 18 % der gesunden Bevölkerung – ohne jeden Kontakt mit Erkrankten – Antikörper gegen das Ebola-Virus:

> While the ecology of Ebola virus is unknown, the presence of anti-Ebola antibodies in the sera of 18 % of persons who were unassociated with the outbreak suggests that the region is an endemic focus of Ebola virus activity.[6]

Die Autoren schließen also aus ihren Ergebnissen, dass das Ebola-Virus wohl ständig in der Bevölkerung aktiv ist.

Eine im Jahr 2000 veröffentlichte Studie wertete 1331 Blutproben in der Zentralafrikanischen Republik aus. Darunter wiesen 71 (5,3 %) Antikörper auf. Bei 2,4 % der Proben wurden sogar Antikörper gegen das von seinem Aussehen her identische und angeblich ebenso tödliche Marburg-Virus nachgewiesen.[7]

Laut einer Studie von 2001 zeigten sieben Personen in Gabun über Wochen hinweg Ebola-Antikörper, obwohl sie nie erkrankten.[8]

Eine Studie der *U. S. Army*, publiziert 2014, von Patientenproben aus dem Dreiländereck Sierra Leone, Guinea und Liberia ergab, dass 8,6 % all jener Proben von Fieberpatienten, bei denen die Tests auf Malaria und Lassa-Fieber negativ ausgefallen waren, Antikörper gegen das Ebola-Virus aufwiesen. Auch diese Autoren kamen zu dem Schluss, dass das Ebola-Virus grundsätzlich in Westafrika zirkuliert und Menschen infiziert. Auch hier wurde wieder das Marburg-Virus bei einem Teil der Patienten gefunden, und zwar bei 3,6 %.[9]

Die vielleicht interessanteste Studie von Forschern aus Gabun, Frankreich, Belgien und der Zentralafrikanischen Republik wurde 2010 veröffentlicht: Man hatte in Gabun, einem Staat südlich Westafrikas und am Atlantischen Ozean gelegen, insgesamt 4349 Blutproben aus 220 zufällig ausgesuchten Dörfern gesammelt. Davon zeigten insgesamt 15,3 % Antikörper gegen das Ebola-Virus.

Allerdings war der Anteil der Ebola-Positiven sehr ungleich verteilt. In manchen Waldgebieten waren es sogar über 21 %, der Durchschnittswert aller Waldgebiete betrug 19,4 %, im Grasland waren es 12,4 %, in der Savanne 10,5 % und in der Nähe von Seen 2,7 %. Die Zuverlässigkeit der verwendeten ELISA-Testergebnisse war durch den Western-Blot-Test überprüft und bestätigt worden.[10]

Erklärungsansatz aus Sicht der Virologen

Diese Ergebnisse waren natürlich rätselhaft, und das sind sie aus Sicht der offiziellen Lehrmeinung auch bis heute. Die Regelmäßigkeit, mit der sie über die Jahrzehnte hinweg zustande kommen, sprechen gegen eine reine Zufälligkeit.

Die »Loge der Viro-Logen« befindet sich spätestens seit dieser Studie in einem Dilemma: Ein Anzweifeln der Ergebnisse müsste dazu führen, auch die Aussagekraft von positiven Testergebnissen bei *tatsächlich* erkrankten Patienten für eine Diagnosefindung infrage zu stellen. Damit wäre jedoch der Ursachenerklärung und der bisherigen Methode der Bekämpfung der Seuche praktisch jede Grundlage entzogen – zumindest aus Sicht der Virologie.

Einige Forscher suchten deshalb den einzigen Ausweg, der ihnen ihrer Ansicht nach bleibt: Sie schlugen vor, dass es sowohl pathogene, also krankmachende, als auch harmlose Virenstränge geben müsse.[11] Das ist natürlich eine legitime Hypothese, aber mehr auch nicht, solange man die tödlichen und die harmlosen Viren nicht identifizieren und voneinander unterscheiden kann. Aus kritischer Sicht ist es nicht mehr als eine mehr oder weniger hilflose Schutzbehauptung, um die derzeit geltende These von der Verursachung der Erkrankung durch ein Virus nicht aufgeben zu müssen. Ehrlich gesagt halte ich das sogar für ausgemachten Blödsinn.

Nur einer von 1700 Infizierten erkrankt auch

Nehmen wir einmal an, dass im Durchschnitt 5 % der afrikanischen Bevölkerung ständig mit dem Virus in Kontakt stehen. Bei einer Milliarde Afrikaner wären das 50 Millionen Infizierte. Davon sind jedoch der offiziellen Zählweise zufolge im Sommer 2015 etwa 30 000 Menschen tatsächlich erkrankt. Das würde bedeuten, dass auf etwa 1 700 Infizierte nur ein einziger Erkrankter kommt!

Selbst wenn wir bei der Erfassung der Erkrankung von einer Dunkelziffer von 90 % ausgehen, wäre es immer noch ein Erkrankter auf knapp 170 Infizierte. Und selbst wenn die Dunkelziffer nicht 90 %, sondern 99 % betrüge, wäre es immer noch ein Verhältnis von einem tatsächlich Erkrankten auf 17 Infizierte!

Wie Sie sehen, kann man das Spiel fast nach Belieben weitertreiben, es bleibt am Schluss immer eine Erkenntnis übrig: Das Virus (allein) kann nicht die Ursache der Erkrankung sein. Selbst dann, wenn es tatsächlich eine verursachende Rolle im Krankheitsgeschehen spielen sollte, kann es allenfalls ein Mitläufer sein, aber keinesfalls der Haupttäter. Ohne die anderen verursachenden Faktoren ist das Virus offensichtlich harmlos!

Einige dieser Krankheitsfaktoren liegen auf der Hand. Doch nicht ein einziger der etablierten Forscher ist – soweit wir das wissen – bisher das Wagnis eingegangen, sich mit diesen Faktoren näher zu beschäftigen. Dadurch werden sie alle zum Komplizen und Mittäter eines gigantischen Wissenschaftsbetrugs. Ohne dieses Heer von Mitläufern und Nutznießern wäre das gar nicht möglich.

Todesursache: Fehlende Differenzialdiagnose

Stellen Sie sich vor, Sie stolpern auf der Treppe und gehen mit einem gebrochenen Arm zum Arzt. Der guckt sich aufgrund eines

Missverständnisses Ihren Arm gar nicht erst an, sondern macht stattdessen einen Virentest, denn in Ihrer Nachbarschaft gab es einen Ebola-Verdachtsfall, und die Gesundheitsbehörde hat die Ärzte Ihrer Stadt dazu verpflichtet, alle Patienten auf das Ebola-Virus zu testen.

Eine absurde Geschichte? Im Prinzip ja! Aber spinnen wir den Faden einmal weiter und schauen wir, wohin das führt. Nehmen wir also weiter an, der Virentest schlägt bei Ihnen positiv an. Dafür gibt es zahlreiche mögliche Ursachen, die mit dem Virus nichts zu tun haben: Das Labor könnte den Test falsch durchgeführt haben, oder Ihre Blutprobe oder die Testgerätschaften waren verunreinigt. Oder aber Sie haben kurz vorher ein Medikament genommen oder eine Impfung bekommen, wodurch der Test beeinflusst wurde. Oder man hat in der Praxis oder im Labor schlicht Ihre Unterlagen mit denen eines anderen Patienten verwechselt.

Solange man dies nicht bemerkt oder niemand zu seinem Fehler steht, sind Sie automatisch ein Ebola-Fall – obwohl Sie ja eigentlich aufgrund eines gebrochenen Armes zum Arzt gegangen sind.

Der Arzt und das Labor müssen den Fall natürlich an die Behörden melden, dazu sind sie gesetzlich verpflichtet. Die stufen Sie als einen atypischen Ebola-Fall ein, denn einen gebrochenen Arm als Folge einer Ebola-Infektion hatten sie bisher noch nicht. Aber auf jeden Fall müssen Sie natürlich in Quarantäne, bevor Sie einen anderen Menschen anstecken können.

Der gebrochene Arm wird derweil nicht behandelt, und es kommt zu einer schweren Entzündung. Die Schmerzen werden unerträglich. Schließlich gibt man Ihnen in steigender Konzentration Morphium. Das hat Folgen: Sie werden apathisch. Da Sie sowieso eine Atmungsschwäche haben und das bei Morphium eine Kontraindikation darstellt, fällt Ihnen das Atmen immer schwerer. Schließlich müssen Sie künstlich beatmet werden. Nach Ihrer Atmungsschwäche hatte Sie aber keiner gefragt: Die Ebola-Diagnose hatte den Arzt und die ganze Praxisbelegschaft nämlich in helle Aufregung versetzt.

Der gebrochene Arm als Ebola-Symptom macht den Virologen anfangs Schwierigkeiten. Aber nur anfangs, denn dergleichen sind sie schon gewohnt, und nachdem sie Ihr Blut lange genug untersucht haben, finden sie genetische Bruchstücke in Ihrem Blut, die dem Ebola-Virus ähnlich sehen.

Das führt zu der Schlussfolgerung, dass man es hier mit einem mutierten Ebola-Virus zu tun haben muss, der ebensolche atypischen Symptome hervorruft. Dieser Einzelfall wird publiziert und erregt Aufsehen. Die *Bild* berichtet darüber auf ihrer Titelseite.

Von nun an wird bei jedem gebrochenen Arm zusätzlich ein Virentest auf das Ebola-Virus gemacht, nur für den Fall, und schon haben wir in jedem Land ein paar atypische Ebola-Fälle mit Arm- und Beinbruch. Da früher bei Knochenbrüchen niemand auf die Idee kam, auf das Ebola-Virus zu testen, kann man nur spekulieren, wie viele atypische Ebola-Fälle uns bisher durch die Lappen gegangen sind. Aber jetzt wissen wir es ja und können es richtig machen und konsequent testen!

Schließlich muss die WHO eine globale Warnung ausrufen, denn das Problem ist ja international! Länder, die eine rückständige Einstellung haben und Patienten mit Knochenbrüchen nicht sofort in Hochsicherheitsquarantäne stecken (und deren Politik eigentlich sowieso viel zu eigensinnig ist …), bekommen nun Handels- und Reisebeschränkungen auferlegt. Die Wirtschaft stagniert und die Arbeitslosenzahlen steigen. Das haben sie jetzt davon, sich so uneinsichtig zu verhalten!

Bestehen Sie als Patient auf eine vollständige Differenzialdiagnose!

Ihnen kommt das Beispiel selbstverständlich völlig absurd vor, und damit haben Sie natürlich Recht: Die wahre Ursache der Verletzung ist in diesem Fall ja auch für einen medizinisch nicht vorbelasteten Laien völlig offensichtlich.

Doch was wäre, wenn Sie nicht mit einem gebrochenen Arm, sondern mit Kopfschmerzen und Fieber, den Anfangssymptomen von Ebola, zum Arzt gehen und gerade von einer Geschäftsreise aus Westafrika zurückgekommen sind?

Kann die Diagnosestellung allein auf einem positiv verlaufenden Labortest beruhen? Eine Infektion mit dem Ebola-Virus bedeutet keineswegs automatisch, dass man erkrankt ist, denn ein gewisser Prozentsatz der gesunden Bevölkerung wird, wie wir gesehen haben, immer testpositiv reagieren.

Wenn tatsächlich nur ein einziger von über 1000 Infizierten erkrankt, *kann* das Virus nicht die alleinige Ursache der Erkrankung sein. Da es eine ganze Reihe plausibler Ursachen für die dem Ebola-Virus zugeschriebenen Symptome gibt – z. B. schlechte Lebensbedingungen, Pestizide, Medikamentennebenwirkungen –, *muss* der behandelnde Arzt immer eine vollständige Differenzialdiagnose vornehmen. Tut er dies nicht, begeht er einen Kunstfehler – und verurteilt Sie damit möglicherweise zum Tode.

Es gibt sicherlich hunderte von verschiedenen Diagnosen mit ebolaartigen Symptombildern. Es könnten zahllose andere Infektionskrankheiten sein, Mangelerscheinungen, Vergiftungen oder einfach nur psychischer Stress – oder auch eine Kombination mehrerer Ursachen.

Wenn wir uns ein realistisches Bild von der Seriosität der Ebola-Diagnose machen wollen, dann sollten wir darauf achten, wie genau diese Diagnose zustande gekommen ist.

Wie die von mir gesichteten Publikationen zeigen, wird die Differenzialdiagnose tatsächlich mit einem schier unglaublichen Leichtsinn vernachlässigt, ja sie wird mit dem Segen der WHO und den Gesundheitsbehörden regelrecht ausgeblendet.

Der Mythos vom Monokausalismus

Was ist nun der Grund für diese völlige Ausblendung der Differenzialdiagnose bei Ebola? Doch die Frage ist schon falsch gestellt, denn es gibt nicht »den *einen* Grund«, sondern in der Regel eine ganze Reihe von Gründen. Wer nur nach »der *einen*« Ursache für dieses merkwürdige und unvernünftige weltweite Verhalten der Mediziner und Gesundheitsbehörden fragt, ist schon in einer gedanklichen Falle gefangen, nämlich in der Falle des Monokausalismus, wonach eine Wirkung nur eine einzige Ursache haben kann.

Wir könnten der Frage z. B. auf psychologischer Ebene nachgehen, sie geschichtlich betrachten oder rein nach den Regeln der Vernunft, aus Sicht einer bestimmten Ideologie, verschwörungstheoretisch oder spirituell. Und je nachdem, welcher dieser Spuren wir nachgehen, können wir durchaus verschiedene Antworten finden.

Ähnlich ist es bei der Ebola-Diagnose. Die weltweite Medizinerschaft ist der Meinung, ein spezifisches Virus müsse die Ursache der Erkrankung sein, sobald ein Labortest dies bestätigt hat, und daran könne sich nur diese eine bestimmte Diagnose und diese eine

Therapie anschließen. Das mag zwar die gängige Denkart sein, aber ist sie auch vernünftig und wahr?

Die Selbstheilungskräfte sind wie ein Fass

Wir haben im Verlauf der vorherigen Kapitel schon gesehen, dass die Wahrheit viel komplexer ist und dass im Grunde jede einzelne Erkrankung als komplexes Gebilde betrachtet werden muss. Konkret bedeutet dies, dass in der Regel mehrere Ursachen gemeinsam zur Krankheit führen, z. B. Armut, Hunger, Vergiftung und Medikamentennebenwirkungen. Aus ganzheitlicher – und, wie ich meine, aus vernünftiger – Sicht entscheiden zwei Parameter über Gesundheit und Krankheit:

1. die Summe aller Stressfaktoren, die auf einen Organismus einwirken;
2. die Größe des Regulationsspielraums des Organismus – oder anders gesagt: seine Fähigkeit zur Selbstheilung.

Man könnte das mit einem Fass vergleichen, das unten einen Ablauf hat. Das Fass soll unsere Selbstheilungskräfte bzw. unseren Regulationsspielraum darstellen. Jeder Stressfaktor ist wie ein Eimer Wasser, der von oben in das Fass hineingekippt wird. Solange das Fass nicht überläuft, bleiben wir gesund. Der Ablauf unten soll sinnbildlich unsere Fähigkeit darstellen, den Stress im Körper wieder auszuleiten, z. B. durch Entgiften oder Entspannung.

Wenn oben mehr Stress hineingefüllt wird, als unten über den Ablauf wieder ausgeleitet werden kann, wird das Fass irgendwann überlaufen – und der Mensch wird krank. Erst dann, wenn die Summe der Stressfaktoren die Selbstheilungskräfte überschreitet, tritt das Phänomen auf, das wir »Krankheit« nennen.

Was sollte also der Arzt tun, der sich nicht im Monokausalismus verfangen hat? Er sollte erstens gemeinsam mit dem Patienten so viele »Stress-Eimer« wie möglich identifizieren – und ihn beraten, welche davon vermieden werden können. Zweitens sollte er versuchen, den »Stress-Ablauf« des Fasses zu vergrößern, indem er den Regulationsspielraum des Organismus erweitert. Beispiel: Wenn ein Mensch hungert, braucht er genügend Frischkost, um seine Vitalstoffdepots wieder aufzufüllen, sonst wird er nicht viel Stress vertragen. Wenn er akut schwer krank ist und die angebotene Nahrung nur schwer oder nicht schnell genug verwertet, kann der Arzt z. B. durch hoch dosierte Infusion von Vitaminen den Prozess unterstützen.

Die multikausale Weltsicht erfordert natürlich einiges vom Arzt und vom Patienten. Vom Arzt verlangt sie die Erkenntnis, dass nicht er es ist, der heilt, sondern dass der Patient sich selbst heilt. Schließlich muss er, der Patient, das neue Wissen um die »Stress-Eimer« und der Notwendigkeit, den »Stress-Ablauf« offen zu halten, in seinem Alltag umsetzen. Vom Patienten erfordert die multikausale Weltsicht die Bereitschaft, Verantwortung für seine Gesundheit zu übernehmen und aufzuhören, sich als Opfer der Umstände zu verhalten.

Bitte entscheiden Sie selbst, welche Art und Weise des Denkens Sie sich für den Arzt Ihres Vertrauens – und für sich selbst – wünschen. Können Sie wirklich erwarten, gesund zu werden, solange Ihr Arzt und Sie selbst dem monokausalen Weltbild anhängen?

Ebola: Wer am lautesten »Virus!« schreit, bekommt das größte Institut

Am 7. August, einen Tag vor dem Ausrufen der globalen Warnung der Weltgesundheitsbehörde WHO, begannen sowohl Angelika Müller als auch ich, die Ebola-Berichterstattung ernst zu nehmen. Es wurde an diesem Tag deutlich, dass uns die angebliche Ebola-Epidemie in Afrika noch eine Weile begleiten würde. Das Muster ist bereits von der Vogelgrippe, SARS, EHEC und der Schweinegrippe bekannt: Altbekannte Krankheitsbilder werden mit einem neuen Etikett versehen. Nach im Grunde naheliegenden Ursachen wird gar nicht weiter geforscht, sobald in Patienten aufgefundene virusartige Partikel der Täterschaft bezichtigt werden können. Ordentliche Differenzialdiagnosen zur Abklärung anderer Ursachen unterbleiben.[12]

Die Folgen dieser Vorgehensweise: Die eigentlichen Krankheitsursachen, die je nach Einzelfall sehr unterschiedlich ausfallen können, werden ignoriert, d. h., der Patient bleibt auf der Strecke. Die eher unspezifischen Symptome einer Erkrankung mit dem neuen Ebola-Etikett treten häufig im Zusammenhang mit Medikamenten- und Pestizidvergiftungen auf.

Doch eine sorgfältige Anamnese fällt völlig unter den Tisch, sobald man einem Virus die Schuld geben kann. Das ist das Gleiche, als würde jeder, der zufällig in der Nähe eines Tatorts angetroffen wird, ohne weitere Untersuchung automatisch zum Täter erklärt.

Das Alarmgeschrei der Experten führt dazu, dass weltweit Millionen, wenn nicht gar Milliarden in die Entwicklung von Medikamenten und Impfprogrammen fließen.

Es gilt: Wer am lautesten »Virus!!!« schreit, bekommt das größte Institut hingestellt und darf regelmäßig im Fernsehen warnend seinen Zeigefinger heben. Das ist eine enorme Versuchung für einen Berufsstand, der sich innerhalb des Medizin- und Wissenschaftsbetriebs völlig verselbstständigt hat.

Das Ganze hat auch eine politische Dimension. Die US-Seuchenbehörde CDC (in Teilen dem Pentagon unterstellt!) hat ein Patent auf das Ebola-Virus beantragt. Es wurde zwar bisher nicht gewährt, aber man könnte dies als einen Versuch werten, weltweit die Forschung – und damit die Forschungsergebnisse – im Zusammenhang mit dem Virus zu kontrollieren. Ähnlich wie bei der Schweinegrippe hätte man damit ein Monopol auf die Virentestsysteme, ein Monopol auf die Diagnosestellung und eine weltweite Deutungshoheit, was Ebola ist und was nicht, was eine Epidemie/Pandemie ist und was nicht.

Da *immer* ein bestimmter Prozentsatz der Bevölkerung testpositiv reagiert – und das bei allen Viren und sonstigen Erregern –, benötigt man nur den richtigen »Experten« zur richtigen Zeit am richtigen Ort, der auf Verdacht hin den richtigen Labortest macht. Reagiert dieser dann mal bei jemandem positiv, sorgt die Meldepflicht dafür, dass eine weltweite, von der Weltgesundheitsbehörde WHO koordinierte Maschinerie anläuft. Und diese hat die Macht, ganze Staaten in die Knie zu zwingen.

Für den betroffenen Staat kann dies bedeuten, dass er politisch und vor allem auch wirtschaftlich unter Druck gerät. Wir haben das vor ein paar Jahren bei SARS gesehen: Während der weltweiten – völlig aus der Luft gegriffenen – SARS-Panikmache brachen die Exporte Chinas merklich ein.

Durch die weltweite Führungsrolle, die die CDC gegenüber der WHO und anderen nationalen Seuchenbehörden einnehmen, hat die US-Regierung also im Prinzip die Macht, Nationen, die sie – aus welchem Grund auch immer – nicht mag, jederzeit zum Ausgangspunkt einer vermeintlichen Epidemie oder gar Pandemie zu erklären. Allein die Drohung baut schon entsprechenden politischen Druck auf.

Selbst die deutsche Seuchenbehörde, das Robert-Koch-Institut (RKI), schert in der Regel nicht aus einem von den CDC vorgegebenen Deutungsszenario aus, wie wir erst 2009 bei der Schweinegrippe H1N1 gesehen haben. Für alle, die es gewohnt sind, sich ein eigenes Bild zu machen, hat sich diese Behörde damit weitgehend ihre Glaubwürdigkeit verscherzt.

Dass die US-Regierung diese potenzielle Macht tatsächlich *bewusst* einsetzt, um geopolitische Ziele durchzusetzen, kann ich natürlich nicht mit letzter Sicherheit beweisen. Solche politischen Motive hinter der aktuellen Ebola-Panikmache in Westafrika wären jedoch eine mögliche Erklärung für die derzeitige völlig unwissenschaftliche und unvernünftige Vorgehensweise des medizinischen Systems, wenn es um Ebola geht.

Jeder Kriminologe sucht – nach der Aufnahme der Fakten und der Feststellung der Verdächtigen – als Erstes nach dem möglichen Motiv. Ich finde, die US-Regierung hat genügend Motive, ihren Einfluss auf die WHO für das zu nutzen, was sie großzügig als »nationale Sicherheit« deklariert.

Wer völkerrechtswidrig und unter Anwendung von offensichtlichen Lügen in einen souveränen fremden Staat wie den Irak einmarschiert und dort Massenmorde begeht, wer völkerrechtswidrig angebliche Terroristen ohne Verfahren in moderne Konzentrationslager wie Guantánamo wegsperrt und foltert, wer mehr oder weniger offen selbst Regierungschefs von befreundeten Staaten belauscht und seine Geheimdienste nutzt, um Industriespionage zu begehen, der hat sicherlich auch keine Hemmungen, in einem souveränen Staat eine Scheinepidemie zu starten, wenn es seinen eigenen politischen Zielen dient.

Darüber hinaus muss man sich vergegenwärtigen, in welch einer verzweifelten Lage die US-Regierung sich befindet. Quasi jeden Augenblick kann die USA unter dem gigantischen Schuldenberg zusammenbrechen, ganz zu schweigen von den Folgen, wenn sich unabhängige und wirtschaftsstarke Nationen dazu entscheiden, den US-Dollar nicht mehr als globale Leitwährung anzusehen.

Wie sich die Ebola-Forscher in die eigene Tasche lügen

Einer der wichtigsten Bestandteile eines Tierversuchs, der die Übertragbarkeit einer Krankheit durch Viren beweisen will, ist die Kontrollgruppe, die exakt so behandelt wird wie die Versuchsgruppe, bei der die verabreichten Gewebe- oder Blutproben von einem gesunden Menschen stammen und nicht von einem Ebola-Patienten. Doch dies wurde von den Studienverantwortlichen bei Ebola bis heute »vergessen«. Peinlich, denn dadurch werden diese Versuche zu einer reinen Farce. Welche Konsequenzen hat das aber für die Ansteckungshypothese?

Wir wissen heute, dass allein schon die Injektion von körperfremdem Eiweiß heftige Abwehrreaktionen bis hin zum Tod auslösen kann. Dessen war man sich in den Anfangszeiten der Virusforschung und auch noch in den 1970er-Jahren nicht wirklich bewusst.

Doch heute kennen wir diese Zusammenhänge. Im Grunde müssten wir sämtliche Tierversuche, auf denen die Ansteckungshypothese beruht, neu bewerten und unter strengeren Bedingungen wiederholen. Zu diesen Bedingungen gehört die Verwendung von Kontrollgruppen, deren Haltung und Behandlung völlig identisch mit der Haltung und Behandlung der echten Versuchsgruppe sein muss. Im Grunde müssten diese Versuche sogar blind durchgeführt werden, um eine Beeinflussung des Urteilsvermögens der verantwortlichen Forscher von vornherein auszuschließen.

Auch die Kontrollgruppe muss Injektionen von menschlichen Blutproben erhalten. Der entscheidende Unterschied: Diese Blutproben dürfen nicht von einem Ebola-Patienten stammen und können somit keine – der hypothetischen – Ebola-Viren enthalten.

Gleichzeitig müssen beide Versuchsgruppen groß genug sein, um Zufälle ausschließen zu können. Der Versuch muss im verblindeten Status auch lange genug laufen, damit sich die Wirkung der Injektionen entfalten kann und der Unterschied zwischen beiden Versuchsgruppen groß genug für eine gesicherte Schlussfolgerung ist.

Lieber Leser, vielleicht halten Sie an dieser Stelle inne und vertreten sich die Beine und überlegen, ob die Einbeziehung von Kontrollgruppen sinnvoll, wichtig oder gar unbedingt notwendig ist. Denn Sie müssen sich vergegenwärtigen, dass diese Gruppen von den verantwortlichen Virologen regelmäßig »vergessen« werden.

Wie will man denn ausschließen, dass die Krankheitssymptome, die bei den Versuchstieren auftreten, Abwehrreaktionen auf das körperfremde Eiweiß darstellen und mit irgendwelchen Viren gar nichts zu tun haben? Was es uns so schwer macht, uns eine eigene Meinung zu diesem Thema zu bilden, ist hauptsächlich die Tatsache, dass fast die gesamte weltweite Gemeinschaft der Virologen und Forscher sich in der Schuldfrage bei Ebola einig ist.

Es gehört schon viel Selbstvertrauen, Mut und Vertrauen in den eigenen gesunden Menschenverstand dazu, um die Hypothese vom ansteckenden Ebola-Virus zu hinterfragen. Ich möchte Ihnen hiermit ein wenig Mut machen, es sich selbst zuzutrauen und es einmal zu versuchen. Vielleicht diskutieren Sie auch mit Freunden und Kollegen darüber. Zu welchem Schluss Sie letztendlich auch kommen – mir ist wichtig, dass es bei der wichtigen Ansteckungsfrage *Ihre eigene* Schlussfolgerung ist und keine von außen übernommene, vorgefertigte Meinung.

Ebola-Symptome durch den Abbau von Gold und Uran

Armut, Hunger, Pestizide, Fabrikchemikalien und Medikamentennebenwirkungen sind in Westafrika nicht die einzige mögliche Ursache für Ebola-Symptome. Sie sind auch Nebenwirkungen der Förderung eines Gutes, das Industrienationen heiß begehren: Bodenschätze.

Afrikas verborgene (Boden-)Schätze

Afrika verfügt über zahlreiche nicht erneuerbare Rohstoffe von weltwirtschaftlichem Interesse wie Öl, Gold, Diamanten und Erze. Zudem finden sich dort geschätzte 89 % der weltweiten Vorkommen an mineralischen Rohstoffen wie Bauxit, Chromit, Kobalt, Diamanten, Gold, Platin und Titan. Im Hinblick auf Energierohstoffe lagern schätzungsweise 20 % des weltweiten Urans, über 9 % des weltweiten Erdöls, 8 % des Erdgases sowie rund 6 % der globalen Kohlereserven auf dem Kontinent.[13]

Zyanid und Quecksilber beim Goldabbau

Zehntausende Chinesen suchen in Ghana illegal nach Gold – und zerstören mit ihrem Raubbau die Umwelt, das Wasser und schaffen böses Blut bei den Einheimischen. Unter dem Druck politischer Gegner und der Öffentlichkeit versprach Ghanas Präsident, den Einfall illegaler ausländischer Goldsucher zu stoppen. Längst hatten die Goldsucher mit ihrem Raubbau an der Landschaft und der Verseuchung des Wassers durch Quecksilber und Zyanide das Ökosystem der goldhaltigen Gebiete sichtbar verwüstet.[14]

Der Goldmarkt boomt. Aber der Goldabbau in Afrika hat dramatische Folgen für die lokale Bevölkerung und die Umwelt. »Einmal kamen Leute von der Mine und haben von uns Haar- und Nägelproben genommen. Sie wollten testen, ob sich dort Gifte abgelagert haben, weil die viele Chemie im Wasser uns hier krank macht. Aber sie kamen nicht wieder, wir haben bis heute keine Ergebnisse erhalten.«[15]

Um Gold weiterzuverarbeiten, setzen die Minen Südafrikas hochgiftiges Zyanid ein, das anschließend in die Umwelt gelangt. »In armen Ländern und Regionen lagert die Bergbauindustrie Giftschlämme hinter dürftigen Staumauern und Dämmen«, schildert Andreas Bernstorff von *Greenpeace*. »Um aus einer Tonne Schutt Gold zu gewinnen, benötigen Chemiker ein Kilogramm Zyanid. (...) Zyanid löst nach Angaben des Instituts Fresenius aber auch andere Schwermetalle neben Gold aus dem Erz. Schwermetalle werden in der Natur nicht abgebaut, sondern lagern sich in Tieren und Menschen an und schädigen die Gesundheit.«[16]

Vergiftungssymptome

Die typischen Symptome einer Zyanidvergiftung laut *Wikipedia*:

- Atemnot
- Kopfschmerzen
- Schwindel
- Erbrechen
- Krämpfe
- Ohnmacht
- Hautverfärbung

Die typischen Symptome einer Quecksilbervergiftung sind laut *wikipedia.de* und *wikibooks.org*:

- Kopfschmerzen
- Übelkeit
- Schwindel
- trockener Mund-Rachen-Raum
- Nierenfunktionsstörungen
- Leberfunktionsstörungen
- Störungen des Nervensystems und der Gehirnfunktionen
- blutige Durchfälle

Es ist leicht vorstellbar, dass Arbeiter, die mit einer entsprechenden Vergiftung in Behandlung gehen, nicht auf die Vergiftung hin untersucht werden, sondern man bevorzugt auf Infektionskrankheiten wie Ebola tippt. Die Arbeiter haben oft kein Interesse daran, die Wahrheit über die gesundheitlichen Risiken ihres Arbeitsplatzes zu erfahren, denn für ihr Überleben fühlen sie sich völlig von ihrem Job abhängig.

Uranabbau und Verstrahlung der Umwelt

In Westafrika gibt es bedeutende Uranvorkommen. Zwangsläufig sind alle Staaten, die Nuklearwaffen besitzen oder immer noch auf Atomenergie setzen, sehr am Abbau oder zumindest an der Kontrolle dieser Vorkommen interessiert:

> Militäreinsatz in Westafrika: Was Frankreich in Mali wirklich will. Die französische Militärmission in Mali birgt enorme Risiken, Islamisten drohen mit Racheanschlägen in Europa. Trotzdem schickt Präsident Hollande weitere Soldaten in den rohstoffreichen Krisenstaat. Welche Interessen verfolgt Paris? Wer kämpft gegen wen? Die wichtigsten Fakten im Überblick. [...] Daneben verfolgt Paris aber auch wirtschaftliche Interessen. So liegen rund um Nordmali viele der von Frankreich ausgebeuteten Uranminen, die das Land dringend für seine Atomkraftwerke braucht. Der staatliche französische Atomkonzern *Areva* fördert Uran in Malis Nachbarland Niger, das inzwischen der größte Uranproduzent des Kontinents ist. Auch in Mali selbst wurde Uran gefunden. Die atomare Unabhängigkeit ist in Frankreich mehr oder minder eine Frage der Staatsräson und ganz oben auf der Agenda jeder Regierung.[17]

Uranabbau in Niger – das dreckige Gesicht des sauberen Atomstroms. Niger ist ein Staat in Westafrika, der bis 1960 eine französische Kolonie war. Wichtigstes Exportgut ist das Uran, das der französische Staatskonzern *Areva* seit 40 Jahren für Europas Atomstrom abbaut. Im Tagebau wird das radioaktive Material gewonnen. Dabei wird Grundwasser verseucht und der radioaktive Staub wird in die Siedlungen getragen. Die Arbeiter in den Minen haben keine Schutzausrüstung, Masken oder Dosimeter. Viele haben schwere Krankheiten, deren Diagnose oft verschleiert wird. Der bei der Uranförderung übrig gebliebene Abraum liegt überall herum und wird von den Einwohnern als Baumaterial verwendet. Das Gestein enthält noch bis zu 80 Prozent der ursprünglichen Radioaktivität.[18]

Uranabbau im Niger: Der Fluch des strahlenden Reichtums. Mit einer Jahresproduktion von etwa 5000 Tonnen liegt *Areva* auf Platz zwei der uranfördernden Unternehmen weltweit und zählt damit schon heute zu den wichtigsten Lieferanten der europäischen Atomindustrie. Zwei Minen ringen dem nigerianischen Boden das kostbare Gut ab; eine dritte ist bereits im Bau. Nach ihrer voraussichtlichen Inbetriebnahme im Jahr 2015 soll dort die gewaltige Menge von 5000 Tonnen Uran im Jahr abgebaut werden. Die Strahlung ist fast allgegenwärtig. Sie verbirgt sich in der Erde, in der Luft und im Wasser, in den Hauswänden, ja sogar im Kochgeschirr. So lag laut *Greenpeace*-Bericht der Strahlenwert bei vier von fünf getesteten Wasserproben über der von der Weltgesundheitsbehörde WHO empfohlenen Höchstdosis für Trinkwasser.[19]

Verstrahlungssymptome

Auch die Symptome einer radioaktiven Verstrahlung können sehr leicht für eine Ebola-Infektion gehalten werden:[20]

- Massiver Durchfall, auch blutig
- Blutungsneigung, Blutungen
- Fieber
- Übelkeit
- Erbrechen
- Kopfschmerz

Was messen die Labortests?

Die offizielle Medizin vertraut den Viren- oder Antikörpertests nahezu blind: Ist einmal ein Testergebnis positiv, wird in der Regel jede weitere Suche nach Ursachen eingestellt. Doch auf die Frage, was genau die Tests messen, gibt es keine klaren Antworten.

Meine erste Begegnung mit der Frage der Labortests war die Behauptung einer Gruppe von Wissenschaftlern, der sogenannten *PERTH Group*, die Labortests für den Nachweis einer HIV-Infektion seien nicht anhand des hochaufgereinigten Virus geeicht worden. Deshalb könne niemand mit Sicherheit sagen, worauf genau sie reagieren.[21]

Die Forderung einer Hochaufreinigung von spezifischen Viren klingt logisch. Auch das Risiko ist nachvollziehbar, dass selbst geringste Verunreinigungen (z. B. andere Viren oder Zelltrümmer) dazu führen können, dass dem Virus falsche Eigenschaften zugeschrieben werden.

Tatsächlich scheint die von der *Perth*-Gruppe geforderte Hochaufreinigung bei HIV niemals durchgeführt worden zu sein. Dies führte sogar dazu, dass der Nobelpreisträger Kary Mullis, Erfinder des PCR-Gentests, öffentlich erklärte, sein Testverfahren sei aufgrund der ungeklärten Studienlage gar nicht fähig, eine HIV-Infektion nachzuweisen. Die PCR kommt jedoch auch bei Ebola standardmäßig zum Nachweis einer Infektion zum Einsatz.

Tatsächlich enthalten die Bedienungsanleitungen aller Labortests, mit denen Erreger nachgewiesen werden, den Hinweis, dass der Test allein gar nicht für eine Diagnose ausreiche. Nur zusammen mit den typischen Symptomen könne eine Diagnose gestellt werden. Das deutet schon darauf hin, dass Labortests auch bei Gesunden positiv reagieren können.[22]

Im Zusammenhang mit HIV/Aids sind Dutzende von Faktoren bekannt, die einen Aids-Test positiv werden lassen können. Dies kann beispielsweise schon durch eine einfache Grippe-Impfung geschehen.[23]

Dieses Phänomen kennt man auch bei Tieren. So kann es vorkommen, dass Pferde nach einer Influenza-Impfung positiv auf die sogenannte Pferdepest reagieren.[24]

Unter den möglichen Nebenwirkungen des in Afrika häufig verschriebenen Anti-Malaria-Mittels Chloroquin findet sich der Hinweis, dass sich durch die Behandlung Laborwerte ändern können.[25]

In den Regenwaldgebieten Afrikas reagieren bis zu 20 % der Bevölkerung testpositiv auf Ebola. Bei Polio ist bekannt, dass allenfalls 10 % der testpositiven Symptome zeigen, mindestens 90 % also gesund bleiben.

Sicher ist: Man misst nicht »nichts«, sondern »etwas«, denn die Tests schlagen bei tatsächlich Erkrankten deutlich häufiger an als bei Gesunden. Aber was misst man denn nun eigentlich genau?

Dieser Frage ging ich 2003 im Zuge der sogenannten SARS-Pandemie nach, indem ich die Hersteller von SARS-Tests kontaktierte und sie fragte, woher sie die Sicherheit nahmen, ein spezifisches Virus mit ihren Tests nachzuweisen. Statt sich über das Interesse kritischer Journalisten zu freuen, reagierte z. B. die Firma Artus reichlich ungehalten. Das RKI, die deutsche Seuchenbehörde, arbeitete 2003 zusammen mit der Firma Euroimmun an einem SARS-Antikörpertest. Bezüglich einer vorgenommenen Hochaufreinigung des Virus bekam ich vom RKI keine befriedigenden Antworten. Allerdings stellte Euroimmun auf seiner Website eine Studie vor, die zeigen sollte, wie zuverlässig der Test sei: Bei SARS-Verdächtigen, d. h. bei Personen mit Fieber und Atemwegssymptomen, reagierte der Test mit großer Zuverlässigkeit. Bei Gesunden sprach der Test nicht an. Auch nicht bei Aids- und Hepatitis-Patienten.[26]

Nicht getestet wurden jedoch ganz normale Grippe-Patienten mit identischen Symptomen. Das fand ich sehr seltsam, denn nach den Gesetzen der Logik hätte der Test ja vor allem zeigen müssen, dass er SARS-Patienten von den normalen Grippe-Patienten unterscheiden konnte. So aber war der SARS-Test allenfalls in der Lage zu bestätigen, dass ein Mensch Fieber und Husten hat. Um das herauszufinden, benötigt jedoch kein Arzt einen Labortest!

Übrigens erklärte die WHO am 22. Oktober 2003, keiner der bisher entwickelten Labortests, also auch nicht der von RKI/Euroimmun, sei in der Lage, das SARS-Virus zuverlässig nachzuweisen.[27]

Damals kam mir erstmals der Verdacht, dass die Hersteller dieser Labortests ganz pragmatisch vorgehen und ganz einfach nach irgendwelchen Eiweiß- oder DNA-Markern suchten, die bei Kranken regelmäßig und bei Gesunden gar nicht oder nur selten auftreten. Wenn man einfach lange genug mit dem Blut bestimmter Patienten herumexperimentiert, findet sich irgendwann ein einigermaßen zuverlässiger Entzündungsmarker für den Test.

Doch selbst dann, wenn man einen typischen Marker, ein typisches Merkmal im biochemischen Blut- und Gewebecocktail von Kranken, gefunden hat, ist damit ja nicht die Frage beantwortet, welche Rolle dieses Merkmal im Krankheitsgeschehen spielt. Die Behauptung, es handle sich immer und in jedem Fall um spezifische Viren, ist an sich schon gewagt, da man ja allenfalls einzelne Virenbestandteile nachweist.

Wenn man des Weiteren behauptet, dieses Merkmal weise nicht nur auf ein spezifisches Virus hin, sondern dieses Virus sei darüber hinaus auch von außen eingedrungen und zudem auch noch die Ursache der Krankheit, erinnert mich das ein wenig an Hellseherei.

Wir dürfen eines nicht vergessen: Sämtliche Virusbausteine, die wir im Zuge einer Infektion vorfinden, stammen aus den menschlichen Zellen, denn dort wurden die Viren aus den in den Zellen vorhandenen Bausteinen zusammengebaut.

Wäre es nicht möglich, dass die nachgewiesenen Bausteine in Wahrheit von Zelltrümmern stammen? Schließlich sterben im Zuge einer schweren Erkrankung massenweise Zellen ab.

Eine andere Erklärung wäre, dass das nachgewiesene Virus, falls es sich denn um ein solches handelt, gar nicht von außen stammt, sondern seine Produktion vom Organismus selbst angestoßen wurde. Wenn man Bakterien und Körperzellen bestimmten Stressfaktoren aussetzt, so sind sie in der Lage, von sich aus (!) die Virusproduktion zu starten (siehe auch Kapitel »Wissenschaftsbetrug durch absurde Tierversuche«).

Die Labortests reagieren also möglicherweise nicht auf die *Ursache* der Erkrankung, sondern praktisch auf das Entzündungsgeschehen, also auf die *Folge* der Erkrankung.

Wer sich mit einem Schulmediziner oder Mitarbeitern von Gesundheitsbehörden über diese Fragen unterhält, stößt in der Regel entweder auf Empörung oder betretenes Schweigen. Bisher konnte mir noch niemand schlüssig und nachvollziehbar erklären, warum ich z. B. den Ebola-Labortests vertrauen sollte.

Koautorin Angelika Müller wies mich kürzlich auf eine Veröffentlichung des RKI über das sogenannte Borna-Virus hin. Mehr als zehn Jahre lang hatte man am RKI intensiv das angeblich gefährliche Borna-Virus erforscht. Schließlich musste die Forschung eingestellt werden, denn es hatte sich gezeigt, dass die positiven Labortestergebnisse, auf denen die Forschung basierte, in Wahrheit auf Verunreinigungen in den Laboren zurückzuführen waren.[28]

Wenn so etwas schon dem RKI als einer der weltweit renommiertesten Gesundheitsbehörden unterläuft, wie will man bei anderen Viren wie Ebola zuverlässig ausschließen, dass die Ergebnisse keine Laborartefakte sind?

»Ebola-Verdacht!« – Erfahrungen in einem deutschen Krankenhaus

Die Panikmache rund um die angeblich tödliche Ebola-Seuche hat auch deutsche Krankenhäuser erfasst. Ein Afrika-Rückkehrer (anonym) berichtet, was er in einer Klinik in Köln erleben musste:

> Am Freitag, den 24. Oktober 2014, fand ich mich gegen ca. 16 Uhr mit über 40 °C Fieber und Verdacht auf Denguefieber, Chikungunya oder Malaria in der Notaufnahme des H.-Krankenhauses in Köln ein.
>
> Die Diagnose »Ebola« war bereits durch die überweisende Allgemeinärztin Dr. S. ausgeschlossen worden: In Mali, von wo ich knapp zwei Wochen vorher zurückgekehrt war, gab es zu dem Zeitpunkt keinerlei Ebola-Fälle, über die ich mich hätte anstecken können. Ich hatte mich auch nur in der Umgebung der Hauptstadt Bamako aufgehalten, also fast 1000 km entfernt vom Ausbruchsgebiet im Dreiländergrenzgebiet der Länder Liberia, Guinea und Sierra Leone entfernt.
>
> Dennoch wurde ich völlig überflüssigerweise als »ebolaverdächtig« eingestuft und daraufhin zwangsweise isoliert. Nach den Gesetzen der Logik müsste man sämtliche aus den USA oder Spanien nach Deutschland Einreisende als ebolaverdächtig einstufen, denn dort gibt es ja bereits Ebola-Fälle. In Mali jedoch zu diesem Zeitpunkt nicht!
>
> Vier Stunden lang wurde ich dann alleine in einen Raum gesperrt. Gelegentlich wurden mir durch die geschlossene Tür Fragen gestellt.

Trotz mehrfacher Bitten meinerseits wurden mir mit Verweis auf die angebliche Ansteckungsgefahr sowohl eine wärmende Decke als auch Flüssigkeit zum Trinken verweigert!

So musste ich stundenlang mit über 40 °C Fieber und frierend in dem kühlen OP-Raum, in den man mich gesteckt hatte, ausharren.

Aus den Medien ist bekannt, dass Ebola nur durch Körperflüssigkeiten übertragen werden kann, doch den Ärzten des H.-Krankenhauses und Prof. Dr. W. vom Gesundheitsamt schien dies unbekannt zu sein.

Man hätte mir also durch einen Türspalt gefahrlos wenigstens eine Decke und etwas zu trinken in den Raum schieben können. Deshalb und wegen des völlig an den Haaren herbeigezogenen Ebola-Verdachts und der deshalb ausbleibenden Versorgung empfinde ich mich als Opfer fahrlässig unterlassener Hilfeleistung durch das medizinische Personal. Bitte bedenken Sie: Ich hatte massive Krankheitssymptome und hätte jederzeit einen völligen Zusammenbruch erleiden können.

Wegen der inzwischen diagnostizierten *Malaria tropica* wurde ich dann ab ca. 23 Uhr mit Lariam (Mefloquin) behandelt. Zusätzlich bekam ich 1000 mg Paracetamol, wodurch sich mein Fieber nach ca. drei Stunden auf 35,3 °C absenkte. Als Folge hatte ich jedoch den Rest der Nacht starken Schüttelfrost, der keinerlei Erholung zuließ.

Am nächsten Tag teilte ich Chefarzt Prof. Dr. von E. und den Pflegekräften mit, dass ich eine solch massive Fiebersenkung nicht noch einmal haben wollte. Mir wurde daraufhin gesagt, dass die Plasmodien sich bei hoher Temperatur besonders schnell weitervermehren, sodass eine Fiebersenkung dringend erforderlich sei. Daran, wer mir das gesagt hatte, kann ich mich nicht mehr erinnern. Im Widerspruch zu dieser Aussage hatte sich während der vierstündigen Eingangsisolation keiner Sorgen um mein hohes Fieber gemacht!

Dass die Aussage falsch war, konnte ich erst später über eine befreundete Ärztin vom Tropeninstitut erfahren: Hohes Fieber unterstützt auch bei Malaria, wie bei jeder Krankheit, die Heilung.

Spät am Samstagabend wurde dann wieder eine Paracetamol-Infusion aufgefahren. Auf meine Frage, ob das wieder 1000 mg seien, versicherte mir der Pfleger, es seien nur 100. Damit war ich dann einverstanden. Sobald die Infusion in meinem Körper war, wunderte ich mich jedoch über die wieder sehr heftige Wirkung. Ich sah mich dadurch veranlasst, die Infusionsflasche noch mal genauer zu kontrollieren. Und siehe da, es waren wieder 1000 mg Paracetamol. Man hatte mir also eine falsche Auskunft erteilt.

Die folgende Nacht war dann wieder genauso schlimm wie die vorherige. Noch in der Nacht habe ich dann mit dem Pfleger abgesprochen, dass ich Paracetamol ab sofort nur noch in Tablettenform bekomme, sodass ich es behutsamer dosieren konnte. Am nächsten Morgen brachte dann eine Pflegerin wieder eine 1000-mg-Paracetamol-Infusion und wollte von der vorherigen Vereinbarung bzgl. der Tabletten nichts wissen.

Mit Verweis auf »Anweisung von oben« bestand sie darauf, die Infusion vorzunehmen. Nachdem ca. 300 mg in mich hineingelaufen waren, habe ich die Infusion dann eigenmächtig gestoppt. An diesem Tag blieb dann der verheerende Schüttelfrost aus und ich konnte mich erstmals etwas erholen.

Inzwischen hatte ich über die befreundete Ärztin und zusätzlich über eine befreundete Apothekerin, die sich am Wochenende unabhängig voneinander zu den richtigen Stellen beim deutschen Tropeninstitut durchtelefoniert hatten, erfahren, dass das Medikament Lariam (Mefloquin), unter anderem wegen erheblicher Nebenwirkungen, heute bei *Malaria tropica* gar nicht mehr empfohlen wird und Fiebersenkung mittels Paracetamol völlig kontraindiziert ist.

Ich muss daraus schließen, dass die Ärzte des H.-Krankenhauses keine Rücksprache mit dem deutschen Tropeninstitut gehalten hatten, obwohl sie keinerlei Erfahrung mit Malaria und den aktuellen Empfehlungen zur Malaria-Therapie hatten.

Stattdessen hatte man mich auf gut Glück behandelt. Mit der Begründung, dass man keine Verantwortung für die Folgen übernehmen wolle, wurde mir dann vom Pflegepersonal das Fieber mit dem falschen Mittel unangemessen stark gesenkt.

Übrigens wurde mir mehrfach zur Einnahme von Antibiotika geraten, was schon durch meine laienhafte Einschätzung als völlig überflüssig anzusehen war, denn es lag ja keine bakterielle Erkrankung vor. Ich lehnte das deshalb immer wieder ab.

Die erfahrene Behandlung sehe ich als grob fahrlässig und falsch an. Sie verzögerte die Heilung und war zudem unnötig schmerzhaft.

Ausdrücklich ausnehmen von meinen Vorwürfen möchte ich den Nachtpfleger S. und Herrn Dr. B., der leider erst ab Montag in die Behandlung einbezogen wurde. Diese waren die Einzigen, die gut informiert schienen und konstruktiv mit mir zusammenarbeiteten.

Weiterhin fiel mir auf, dass bzgl. meiner Infektiösität völlige Desorientierung herrschte: Manche Pfleger kamen in voller Schutzbekleidung ins Krankenzimmer, andere verzichteten mehr oder weniger völlig darauf. Samstagnachmittag und Sonntag wurde Besuch ohne jegliche Schutzmaßnahmen ins Zimmer gelassen. Montags wurde plötzlich Schutzkleidung für den Besuch angeordnet, was erst nach von mir selbst veranlasster Rücksprache mit Herrn Dr. B. zurückgenommen wurde.

Als ich am Montag nach langem Warten auf Hilfe schließlich selbst aus dem Zimmer trat, um mir auf der Station das Benötigte zu besorgen, wurde ich von einer Pflegerin heftig verbal angegriffen. Ich dürfe das Zimmer wegen meines Isolationsstatus nicht verlassen. Sie hatte keinerlei Kenntnis darüber, dass diese Isolation bereits am Samstagnachmittag aufgehoben worden war.

Auch der an die Uni-Klinik abgegebene Arztbrief enthielt eklatante Fehler: Darin stand, ich sei wegen Husten und Schüttelfrost eingewiesen worden. Der wahre Grund war hohes Fieber und Verdacht auf Malaria, Chikungunya, Dengue oder eine andere Tropenkrankheit – unter Ausschluss von Ebola! Schüttelfrost bekam ich erst durch die fehlende bzw. falsche Behandlung während der anfänglichen Isolation und noch mal durch die spätere unangemessene Paracetamol-Behandlung. Weiterhin war die Angabe »Mittelstrahlurin« im Arztbrief nicht zutreffend. Solcher war nie von mir erfragt worden, sodass ich immer Vollstrahlurin abgegeben hatte.

Der Chefarzt Prof. Dr. v. E. mag auf seinem Fachgebiet der Inneren Medizin eine Koryphäe sein, aber mein Eindruck war, dass im interdisziplinären Bereich noch nicht einmal Allgemeinwissen vorliegt:

Jeder, der sich ein wenig mit dem Thema beschäftigt, weiß, dass ein HIV-Test erst 3–6 Monate nach einer möglichen Infektion eine Aussagekraft hat, doch Herr Prof. Dr. v. E. drängte mich, schon zwei Wochen nach meinem Afrika-Aufenthalt einen solchen vorzunehmen. Ferner glaubte er zu wissen, dass Pornodarsteller sich mittels Kondomen vor HIV schützen. Auch das stimmt nicht (Ausnahme

Frankreich), wie man leicht anhand einschlägiger Filme nachprüfen kann. Von daher ist es auch nicht verwunderlich, dass die falsche Malaria-Behandlung ihm nicht auffiel bzw. vielleicht sogar von ihm so angeordnet wurde.

Weiterhin wurde mir im Zuge der Isolation meine in der Notaufnahme abgegebene Versichertenkarte bis heute nicht zurückgegeben, und ist seitdem verschollen. Hierfür war das H.-Krankenhaus bislang weder bereit, Verantwortung zu übernehmen, noch eine notwendige Überweisung an die weiterbehandelnden Ärzte der Uni-Klinik auszustellen.

5
Ein Schlaraffenland für die Pharmaindustrie

Eigentlich leicht umsetzbares Ausbruchsmanagement

Wie man die Geschehnisse in Westafrika seit Ende 2013 auch immer wertet: Die Menschen dort müssen unterstützt werden. Doch um dies effektiv tun zu können, muss man natürlich die Fakten kennen und über das Wissen um die Gegebenheiten vor Ort, das Ausbruchsgeschehen, die Erkrankung Ebola bzw. die dort häufig vorkommenden fieberhaften Brechdurchfälle verfügen.

Aus Sicht der Epidemiologen – der Forscher, die sich mit der Ausbreitung von Infektionskrankheiten beschäftigen – ist Ebola auch schulmedizinisch gesehen ein eher gut zu bewältigendes Problem:

1. Die Ansteckung erfolgt nicht über die Luft, sondern nur durch direkten Körperkontakt, über Körperflüssigkeiten, Erbrochenes und Ausscheidungen.
2. Der Infizierte ist erst ab dem Zeitpunkt ansteckend, an dem sichtbare Symptome auftreten. Das ist anders als z. B. bei Masern, die bereits Tage *vor* den ersten Krankheitsanzeichen als ansteckend gelten.

Daraus folgt, dass Ebola durch eine rechtzeitige Erkennung im Anfangsstadium und die sofortige Isolierung der Infizierten relativ leicht beherrschbar sein sollte. Dazu sind die Gesundheitssysteme der betroffenen Länder derzeit jedoch kaum in der Lage. Es mangelt an der entsprechenden Ausbildung des medizinischen Personals, an Quarantänemöglichkeiten, an Ausrüstung und effektiven Medikamenten (z. B. an ausreichend Elektrolyten, um einer lebensgefährlichen Dehydrierung entgegenzuwirken).

Das Allerwichtigste zur Beherrschung eines Ausbruchs bereits im Anfangsstadium ist jedoch die Verfügbarkeit von zuverlässigen Schnelltests, wie sie bereits für Malaria auch in armen Ländern wie Guinea grundsätzlich zur Verfügung stehen.

Bei einer auf diesen Fakten basierenden vernünftigen Strategie hätte man von der Weltgesundheitsorganisation WHO und anderen führenden Gesundheitsbehörden, allen voran der US-amerikanischen Seuchenbehörde CDC, klare Anweisungen und die Überwachung der Umsetzung erwartet.

Stattdessen wurde eine absurde Panikmache betrieben: Die CDC sagten im September 2014 1,4 Millionen Ebola-Fälle voraus,[1] Obama sprach von einer globalen Bedrohung,[2] die Boulevardpresse sah eine »Jahrhundert-Bedrohung« durch ein »Killer-Virus«, und die Gefahr einer Ausbreitung nach Europa bestünde zu 75 %.[3] Bekanntermaßen ist nichts davon auch nur annähernd eingetreten.

Vorbilder Nigeria und die Pocken

Ein eindrucksvolles Beispiel, wie man mit einem guten Ausbruchsmanagement (möglichst frühe Erkennung von Ebola-Fällen, Quarantäne der Erkrankten, sorgfältige Ermittlung aller Kontaktpersonen, Isolation dieser Kontaktpersonen, umfangreiche Öffentlichkeitsarbeit und Schulung von medizinischem Personal) die Ausbreitung von Ebola innerhalb kürzester Zeit erfolgreich verhindern kann, lieferte das größte westafrikanische Land Nigeria.

Nachdem dort im Juli 2014 Ebola aus dem Ausbruchsgebiet eingeschleppt worden war, ging man zunächst vom Schlimmsten aus: Ein erst spät als mit Ebola infiziert erkannter Reisender hatte in Lagos, der größten Stadt Afrikas, Kontakt zu 70 Menschen. Als weitere 19 Ebola-Fälle auftraten, befürchtete man den epidemiologischen Super-GAU.

Doch das Gegenteil trat ein. Durch konsequente Umsetzung des oben beschriebenen Ausbruchsmanagements wurde Nigeria nach nur drei Monaten als frei von Ebola erklärt. Seither sind keine neuen Fälle mehr aufgetreten. Die WHO hob die erfolgreiche Strategie Nigerias lobend hervor und empfahl sie sogar wärmstens zur Nachahmung.[4,5]

Diese Strategie hatte sich bereits während der Pockenausbrüche im letzten Jahrhundert bewährt.[6] Wissenschaftler empfehlen heute sogar bei einem bioterroristischen Anschlag mit Pockenviren, wegen der zu befürchtenden schweren Nebenwirkungen ganz auf Impfungen zu verzichten und stattdessen auf das bereits bewährte Ausbruchsmanagement zurückzugreifen. Damit sei selbst ein Pockenausbruch zuverlässig einzudämmen.[7]

Unverantwortliche Vernachlässigung von Schnelltests

Da die Schnelligkeit beim Erkennen von neuen Ebola-Fällen einer der wichtigsten Faktoren bei der Ausbruchsbekämpfung darstellt, hätte man nun erwarten können, dass die Entwicklung von zuverlässigen Schnelltests weltweit höchste Priorität genießen würde. Umso erstaunlicher ist, dass bei den Aufzählungen aller im Rahmen der Ebola-Epidemie 2014/2015 entwickelten Produkte die Testverfahren – wenn überhaupt – erst ganz am Schluss erwähnt werden.[8,9]

Seit Februar 2015 gibt es einen von der FDA zugelassenen und der WHO anerkannten und direkt am Krankenbett durchführbaren Schnelltest für Ebola.[10,11] Dieser wurde mit großer Hoffnung erwartet, weil er als wesentlich schneller und gleichzeitig günstiger angepriesen wurde.[12] Die Qualität dieses Tests ist jedoch so schlecht, dass man ihn unter normalen Umständen wohl für unbrauchbar erklären müsste: Bei ca. jedem zwölften Ebola-Fall liefert er ein falsch-negatives Ergebnis (Sensitivität 91,8 %), bei ca. jedem sechsten Getesteten ein falsch-positives Ergebnis (Spezifität 84,6 %).[13]

Von der amerikanischen Zulassungsbehörde wurden bisher zehn Ebola-Tests für den Notfallgebrauch zugelassen[14] und von der WHO geprüft[15]. Immer wieder wird betont, dass die Tests nicht an asymptomatischen Personen, z. B. an Verdachtsfällen, angewendet werden dürften. Nur Menschen mit den typischen Ebola-Symptomen, bei denen ein möglicher Kontakt während der Ansteckungszeit mit einem Ebola-Fall vorliegt, dürften getestet werden.

Dies ist ein indirekter Hinweis darauf, dass insbesondere in tropischen Regenwaldgebieten auch Gesunde ebolapositiv sein können, ohne jemals zu erkranken. Also kann das Virus ohne zusätzliche Faktoren die Krankheit gar nicht verursachen. Das stellt die Aussagekraft eines positiven Ebola-Tests selbst bei schwer Erkrankten völlig infrage. Trotz des Risikos von Falschdiagnosen möchten die Verantwortlichen derartige Irritationen bei der Diagnosestellung offenbar vermeiden.

Bei sämtlichen Beschreibungen zu den Tests wird darauf hingewiesen, dass die Tests sowohl falsch-negative (z. B. innerhalb der ersten drei Tage nach dem Ausbruch der Krankheit[16]) als auch falsch-positive Ergebnisse (z. B. durch Rheumawerte im Blut[17]) liefern würden. Man solle sich daher gemäß den internationalen Empfehlungen nie auf die Testergebnisse allein verlassen.

Zur Entscheidung, ob ein Verdachts- oder Kontaktfall infiziert ist und damit isoliert werden muss, taugt keiner der Tests. Da es jedoch bei jeder Epidemie ein wesentlicher Faktor ist, Infizierte möglichst früh zu isolieren, stellt sich zum wiederholten Male die Frage nach den wahren Zielen der Verantwortlichen und warum selbst nach fast zwei Jahren und unglaublichen Mengen an Forschungsgeldern kein zuverlässiger und frühzeitig anwendbarer Schnelltest entwickelt werden konnte.

Wie ethisch handelt die Ethikkommission der WHO?

Wegen der angeblichen Schwere des Ausbruchs und der Erkrankung wurden von der WHO experimentelle Medikamente und Impfstoffe zum Test am Menschen erlaubt. Hierfür wurde im August 2014 von der WHO eigens eine Ethikkommission gebildet.[18]

Auffallend ist, dass in der Kommission kein einziger Vertreter der drei betroffenen Länder in Westafrika saß. Dafür saß mit Prof. Jeremy Farrar, dem Direktor des *Wellcome Trust*, der weltweit zweitgrößten und 1936 vom britischen Pharmaunternehmer *Wellcome* gegründeten Stiftung, jemand mit gravierenden Interessenkonflikten in diesem Gremium: Der *Wellcome Trust* finanzierte unter anderem die Studie mit dem experimentellen Genmedikament TKM-Ebola und die Studie mit dem ebenfalls experimentellen Impfstoff rVSV-ZEBOV.

Damit hat sich Farrar sozusagen seine eigenen Studien als ethisch unbedenklich bescheinigt. Farrar fiel durch zahlreiche Presseerklärungen auf, z. B. sagte er:

> Es ist lächerlich, dass wir diese Produkte nicht aus dem Labor und aus den Tierversuchen heraus in den Test am Menschen bringen und sie zumindest den Menschen anbieten.[19]

Wie ethisch handelt ein Ethikgutachter, wenn er weitgehend unerprobte experimentelle Medikamente mit unbekanntem Risikopotenzial vorschnell an einer gebeutelten afrikanischen Bevölkerung ausprobieren will? Unter Ausblendung möglicher Alternativen kam die Ethikkommission zu dem Schluss, dass es nicht nur angeraten, sondern geradezu erforderlich sei, die Medikamente und Impfstoffe, die bisher im Labor und bei Tierversuchen erfolgversprechend waren, während des Ausbruchs in Westafrika direkt am Menschen zu testen.

Dieser Standpunkt blieb nicht ganz unwidersprochen. Beispielsweise forderte der Intensivmediziner Robert Fowler eine Verbesserung der Grundversorgung der Erkrankten. Mit einer intravenösen Flüssigkeitszufuhr mit entsprechenden Elektrolyten wäre es möglich, »die Sterblichkeitsraten in hohem Maß zu verringern«. Diese Versorgung gebe es bisher nur in wenigen Behandlungszentren der Region.[20] Demzufolge kann die Sterblichkeitsrate bereits in hohem Maß gesenkt werden, wenn in den Krankenstationen auf dem Land und in den Städten ausreichend Elektrolytvorräte vorhanden sind. Dies ist auch heute noch in Guinea wirklich ein gravierendes Problem.[21] Schade, dass der *Wellcome Trust* bei der überaus großzügigen Vergabe seiner Fördergelder nicht an solch einfache und effektive Maßnahmen gedacht hat.[22]

Im Januar 2015 entwickelte die Stiftung übrigens ein Strategiepapier für die künftige, besonders schnelle Entwicklung von Ebola-Impfstoffen: Verringerung der Anforderungen für Tests an Menschen; ein modernes Studiendesign für Tests während einer Epidemie; wegen der hohen Sterblichkeit wäre auch bei der experimentellen Verwendung von Impfstoffen das Nutzen-Risiko-Verhältnis »immer positiv«.[23] Wäre vor diesem Hintergrund die oben beschriebene Reduzierung der Sterblichkeit durch einfache Intensivmedizin gar schädlich für die Pläne der Stiftung und der Hersteller?

Der *Wellcome Trust* hat außerdem ein Projekt namens »Wellcome Trust Monitor«, das mit Umfragen unter Jugendlichen und Erwachsenen alle drei Jahre die Stimmung in der Bevölkerung u. a. zu Impfungen untersucht.[24] Im Fragenbogen findet sich z. B. die Frage:

> Haben Kinder ein Recht, entgegen den Vorstellungen der Eltern gegen ernste Krankheiten geimpft zu werden?

Milliarden in den Sand gesetzt

Die WHO stellt in ihrer Zusammenfassung ernüchternd fest, dass die Auswertung von Datenmaterial aus Anwendung von verschiedenen Therapieoptionen bei Ebola-Kranken in Europa nicht möglich sei, da jeweils mehrere Therapien zum Einsatz kamen und die Datenerfassung nicht standardisiert erfolgte.[25] Was nichts anderes bedeutet, als dass die unter der Regie der Weltgesundheitsbehörde gelaufenen Studien völlig dilettantisch aufgesetzt waren.

Selbst da, wo die Daten für eine Aussage ausreichten, musste man wie bei dem nicht zugelassenen Medikament TKM-Ebola zu dem Schluss kommen, dass keinerlei Wirksamkeit feststellbar war. Die Menschenversuche mussten deshalb erfolglos abgebrochen werden. Ethikfachmann und Stiftungsdirektor Farrar übte sich in positivem Denken und nannte diesen kostspieligen Erkenntnisgewinn »ein beachtliches Ergebnis«.[26]

Man hat also Milliarden an öffentlichen und Stiftungsgeldern, die in die Forschung gesteckt wurden, mehr oder weniger sinnlos zum Fenster hinausgeworfen.

Einige Merkwürdigkeiten rund um TKM-Ebola

Dass bei der Ebola-Inszenierung Korruption eine Rolle spielen könnte, wurde bereits mehrfach angesprochen. Ein Beispiel stellt die Entwicklung des Medikaments TKM-Ebola dar. Stellt man einige seiner wichtigsten Meilensteine in eine chronologische Reihenfolge, treten einige interessante Zusammenhänge hervor:

15. Juli 2010: Unmittelbar nach dem Schweinegrippe-Desaster erhält die kanadische Firma *Tekmira Pharmaceuticals* vom US-Verteidigungsministerium 140 Millionen Dollar aus dem Budget zur Bekämpfung von Biowaffen, um TKM-Ebola, ein Medikament gegen Ebola, zu entwickeln.[27]

Die Grundidee besteht darin, RNA-Sequenzen, also genetisches Material, in die Zellen zu schleusen, in denen sich das Ebola-Virus vermehrt. Diese RNA soll die Virusgene abschalten. Um diese RNA-Sequenzen in die Zellen zu transportieren, benutzt

Tekmira eine eigene Technologie mit Fett-Nanopartikeln (Lipid Nanoparticle, LNP).

Januar 2014: Während von der Weltöffentlichkeit noch unbemerkt in Guinea die ersten Todesfälle auftreten, startet *Tekmira* eine Phase-I-Studie am Menschen.[28]

13. Januar 2014: *Tekmira* lizenziert seine LNP-Technologie an *Monsanto*. Wert der Transaktion: Bis zu 86 Mio. USD.[29]

6. März 2014: Um eine Weiterentwicklung von TKM-Ebola durch Tests am Menschen zu ermöglichen, erhält es nach angeblich erfolgreichen Versuchen an Affen von der FDA eine beschränkte Schnellzulassung. Dies bedeutet, dass das Medikament von jetzt an (ausschließlich) bei schweren Ebola-Erkrankungen angewendet werden darf.[30,31] Zu diesem Zeitpunkt ist von einer Ebola-Epidemie offiziell noch keine Rede. Die erste Pressemeldung über Ebola ging erst *zwei Wochen später* um die Welt; MSF- und WHO-Mitarbeiter vor Ort wussten jedoch möglicherweise ab Februar von unerklärlichen Todesfällen in Waldguinea. Kann ausgeschlossen werden, dass *Tekmira* oder der *Wellcome Trust* gute Verbindungen zu einer der medizinischen Institutionen in Guinea unterhielt und noch vor den Behörden Wind von den Ereignissen bekam?

3. Juli 2014: *Tekmira* gibt bekannt, die FDA sei wegen des Risikos tödlich verlaufender Entzündungsreaktionen durch die Freisetzung von Zytokinen besorgt.[32] Die Studie muss gestoppt werden. Die Finanzzeitschrift FORMAT berichtet auf ihrer Website:

> Tekmira soll den Berichtspflichten nicht nachgekommen sein. Das kanadische Pharmaunternehmen hat bisher außer experimentellen Tests noch nichts vorzuweisen.[33]

7. August 2014: *Nur einen Tag* bevor die WHO wegen Ebola den globalen Notfall ausruft, lockert die FDA trotz weiterhin bestehender Sicherheitsbedenken die Beschränkung für die laufende Studie zu TKM-Ebola:[34]

> Angesichts der dramatischen Lage in Westafrika hatte die US-Arzneimittelbehörde FDA zuvor die Sicherheitsbeschränkungen für ein Ebola-Medikament gelockert, das sich gerade in der Testphase

> befindet. Damit könnte der Zugang für Patienten zu dem Medikament erleichtert werden. Das kanadische Unternehmen *Tekmira Pharmaceuticals* erklärte, die Behörde habe mündlich bestätigt, dass ein kürzlich verhängter Teststopp gegen das Medikament TKM-Ebola modifiziert werde. Die Firma hat einen Vertrag über 140 Millionen Dollar mit der US-Regierung über die Entwicklung des Medikaments, das das genetische Material des Ebola-Virus angreifen soll. Im vergangenen Monat hatte die FDA noch eine kleine Studie, bei der das Medikament Menschen gespritzt wurde, wegen Sicherheitsbedenken gestoppt.[35]

Die Aktie von *Tekmira* steigt daraufhin an einem einzigen Tag um sage und schreibe 47 %! Wer sich rechtzeitig mit Aktien eingedeckt hat und über Insiderwissen verfügt, macht das Geschäft seines Lebens.[36]

8. August 2014: Die Weltgesundheitsbehörde WHO ruft den internationalen Notfall aus.

Januar 2015: Die Eigentümer von *Tekmira Pharmaceuticals* beschließen eine Fusion mit *Oncore Biopharma*, mit dem Ziel, durch Zusammenlegung der Kompetenzen beider Firmen Medikamente zur Behandlung von Hepatitis B zu entwickeln. Hat *Tekmira* sein Ebola-Medikament bereits still und heimlich abgeschrieben?[37]

19. Juni 2015: Eine vom *Wellcome Trust* finanzierte und in Sierra Leone laufende Studie mit TKM-Ebola wird gestoppt, da die Behandlung den Patienten keinerlei sichtbare Vorteile bringt.[38]

Die Studie wird übrigens von Experten wegen des Fehlens einer echten Placebo-Kontrollgruppe offen kritisiert, während andere – vermutlich industrienahe – Experten den Einsatz von Placebos für unethisch halten. Fakt ist: Durch das Fehlen einer echten Placebogruppe ist es nicht nur unmöglich, eine Wirksamkeit festzulegen, sondern auch auftretende Nebenwirkungen eindeutig zuzuordnen. Manche Kritiker nennen so etwas Junk Science. Auf gut Deutsch: Wissenschaft für die Mülltonne.

24. Juni 2015: *Aktiencheck.de* meldet, dass *Tekmira* sein Produkt TKM-Ebola aufgrund der erfolglos verlaufenen Studien fallen lässt.

Es sei unwahrscheinlich, dass eine Fortsetzung der Studien unter dem Strich einen therapeutischen Nutzen demonstriere, so das Unternehmen.

Jeremy Farrar vom *Wellcome Trust* – dieser hatte die Studie finanziell ermöglicht – sagte gegenüber der *New York Times*: »Es war unser Ziel, Erkenntnisse über vielversprechende Wirkstoffe gegen Ebola in kurzer Zeit und unter schwierigen Umständen zu gewinnen.« Obwohl TKM nicht funktioniert habe, sei allein die Tatsache, dass nun Daten über die Behandlung mit dem Wirkstoff vorlägen, ein beachtliches Ergebnis.[39]

Zusammenfassung der auffälligsten Merkwürdigkeiten:

1. Der *Wellcome Trust* finanzierte sowohl die Studie mit TKM-Ebola als auch die Studie mit dem Ebola-Impfstoff von Merck. Der Direktor des *Wellcome Trust*, Jeremy Farrar, entschied als Teil einer Ethikkommission der WHO *über die Ethik seiner eigenen Studien.*
2. Zwei Wochen *vor* dem offiziellen Bekanntwerden der Ebola-Epidemie erhält das Mittel von der FDA eine Sondererlaubnis für Menschenversuche in Westafrika.
3. Einen Tag *vor* Ausrufen des internationalen Notfalls durch die WHO hebt die FDA den Stopp der in Westafrika laufenden Studie wieder auf.
4. Von allen experimentellen Medikamenten profitierte TKM-Ebola am unmittelbarsten von der Ebola-Inszenierung.

Übrigens wurden nicht nur die Studien zu TKM-Ebola und rVSV-EBOV, sondern unter anderem auch die Studie des konkurrierenden Impfstoffkandidaten ChAd3 des britischen Herstellers GSK vom *Wellcome Trust* mitfinanziert.[40,41]

Wettlauf um den rechtzeitigen Sprung auf den Ebola-Zug

Bislang wurde nicht ein einziges Produkt für die Behandlung bei Ebola zugelassen (Stand September 2015). Der Verband der forschenden Arzneimittelhersteller stellt eine aktualisierte Liste mit derzeit weltweit in Entwicklung befindlichen Produkten für Ebola zur Verfügung: 20 Medikamente und 20 Impfstoffe, also insgesamt 40 Produkte![42]

Zunächst fällt auf, dass viele der Produkte in den USA, China und Kanada unter Mitwirkung und mit Fördergeldern der Militärs entwickelt werden. Die Motivation dahinter ist nicht ganz klar, da es sich bei Ebola kaum um eine potenzielle Biowaffe handelt. Entgegen den Behauptungen von WHO, CDC & Co. ist Ebola eine durchaus beherrschbare Krankheit, deren Ausbrüche bisher ganz von selbst wieder verschwanden – das müsste den Hintermännern der Ebola-Inszenierung eigentlich klar sein.

Da Ebola angeblich durch ein Virus verursacht wird, gibt es in dieser Liste antivirale – also gegen das Virus und seinen Vermehrungsmechanismus gerichtete – Medikamente, die teils in Kombinationen oder bereits in ähnlicher Form bei der Behandlung anderer Virusinfektionen verwendet werden. Aber auch viele neue und auf Gentechnik beruhende Verfahren findet man in dieser Liste, vor allem bei den Impfstoffen.

Ein Impfstoff benötigt normalerweise acht bis zwölf Jahre bis zur Marktreife.[43] In dieser Zeit geht der Hersteller finanziell in Vorleistung, bis das Produkt dann endlich Geld einbringt. Bei Ebola hat sich, wie z. B. auch bereits bei der Schweinegrippe-Pandemie, die in dieser Hinsicht eine Art Vorübung war, der zeitliche Ablauf der Zulassung enorm beschleunigt.[44] Zudem ist geplant, die üblichen Regeln, wie z. B. Protokollierung und Überwachung der Wirksamkeit und Nebenwirkungen, zu streichen. Stattdessen sollen die Impfstoffe und Medikamente als experimentelle Medizin verabreicht werden. Damit wird die ungehinderte Verwendung von nicht bzw. nicht für den konkreten Einsatz zugelassenen Wirkstoffen erlaubt!

Die Argumentation für alle diese problematischen, weil unkontrollierten und damit unwissenschaftlichen Szenarien ist immer die gleiche und lautet etwa so: »Ebola ist fast immer tödlich; daher ist alles erlaubt, weil es ja nur besser und fast nicht schlechter werden kann.«

Jegliches Experiment oder Medikament sei deshalb vertretbar, unabhängig davon, welche Risiken es in sich birgt. Die hierfür notwendige angebliche Gefährlichkeit von Ebola wurde, wie wir in unserem Buch zeigen, im Vorspiel dieses Medizindramas umfassend inszeniert. Wir kommen mit den Menschenversuchen in Westafrika in diesem Artikel quasi auf den Hauptteil des Dramas zu sprechen.

Natürlich fragt man sich, warum weltweit derart viele Hersteller auf diesen Ebola-Zug aufspringen. Der in Westafrika zu erwartende Gewinn allein kann es nicht sein. Dazu leben in Westafrika zu wenige Menschen, die zudem noch arm sind. Selbst wenn man die Spenden- und Fördergelder für Ebola mit einrechnet, ergibt das bei derart vielen konkurrierenden Firmen einfach zu niedrige Gewinnspannen.

Betrachtet man jedoch die Art der Impfstoffe und Medikamente näher, so wird schnell klar, worum es dieses Mal geht: um ganz neue, bisher noch nie am Menschen getestete Technologien mit einem immensen Potenzial für viele andere Einsatzmöglichkeiten, die modernen »Seuchen«, wie Krebs und Immunerkrankungen, eingeschlossen. Bereits bei der angeblichen Schweinegrippe-Pandemie hatten die Hersteller eine Inszenierung versucht, die jedoch wegen der nicht überzeugenden Gefahr durch die Schweinegrippe weitgehend fehlschlug.

Allen diesen neuen Verfahren und Medikamenten werden unglaublich große Marktchancen nicht nur bei Ebola, sondern bei allen möglichen Krankheiten eingeräumt. Man hofft damit in Zukunft alles von Krebs, Allergien und Autoimmunkrankheiten bis hin zu Gendefekten, Übergewicht und Süchten behandeln zu können. Teilweise explodierten die Aktienkurse der beteiligten Firmen direkt nach Bekanntgabe ihres Einstiegs in das Ebola-Szenario.[45]

Einige der Produkte hatten schon verschiedene Anläufe unternommen, um zur Marktreife zu gelangen, mussten jedoch wegen Problemen mit Nebenwirkungen aufgeben – vorläufig. Die Vorstellung, in Afrika quasi ungehindert von hohen Sicherheitsauflagen und sogar noch mit Unterstützung durch Fördergelder Menschenversuche durchführen zu können, eröffnete gerade für die Hersteller dieser neuartigen Produkte ein Tor zum Paradies. Solange es Ebola-Fälle gab, konnte man hoffen, die Produkte in aller Ruhe zur Marktreife zu bringen, und hatte ganz nebenbei noch einen enormen Imagegewinn, weil man sich schließlich – natürlich völlig uneigennützig – um die Probleme der ärmsten Länder der Welt kümmerte.

Schnellzulassung ohne sorgfältige Prüfung

Eine in der Wissenschaft übliche Anforderung ist der Einsatz einer ungeimpften Kontrollgruppe. Dadurch wird sichergestellt, dass die erfassten Daten zur Sicherheit und Wirksamkeit eines Impfstoffs eindeutig zugeordnet werden können. Wissenschaftlichkeit wurde bei der Ebola-Inszenierung jedoch kurzerhand über den Haufen geworfen:

Es hat keine Kontrollgruppe gegeben.[46] Die Begründung kennen wir schon: Es sei ethisch nicht vertretbar, Menschen den Impfstoff nicht zu geben, nur weil sie zufällig in der Kontrollgruppe sind.[47] Wie sinnbefreit dieses »Argument« ist, werden wir im nachfolgenden Kapitel noch genauer betrachten.

Diese Schnellzulassung hatte bereits bei der Schweinegrippe dazu geführt, dass man schwere Nebenwirkungen übersah. Geimpfte Kinder hatten ein 13 Mal höheres Risiko, an der sogenannten Schlafkrankheit (Narkolepsie) zu erkranken.[48] Durch die Ähnlichkeit von einem Impfstoffbestandteil mit einer körpereigenen Struktur kam es bei den Kindern zu einer Verwechslung im Immunsystem und zu einer Abwehrreaktion gegen die eigenen Nervenzellen.[49]

Solche Erkrankungen werden Autoimmunkrankheiten genannt. Viele Autoimmunkrankheiten stehen im dringenden Verdacht, dass sie durch Impfungen ausgelöst oder verursacht werden. Diese und andere Impfnebenwirkungen könnten allenfalls durch sorgfältige und über einen genügend großen Zeitraum durchgeführte Sicherheitsstudien erkannt werden. Es ist offensichtlich, dass die Hersteller solche Studien fürchten und deshalb ständig gigantische finanzielle Mittel in den Forschungsapparat und in die Lobbyarbeit stecken müssen, um vergleichende Placebostudien zu diskreditieren.

Durch die Aufhebung solcher Zulassungsanforderungen ist die korrekte Zuordnung von Nebenwirkungen nicht mehr oder nur noch durch Zufall möglich. Eine beschleunigte Zulassung der Ebola-Impfstoffe ohne Berücksichtigung der notwendigen und üblichen wissenschaftlichen Kriterien zur Beurteilung der Wirksamkeit und Sicherheit ist deshalb nicht nur fragwürdig, sondern birgt für die Betroffenen unbekannte gesundheitliche Risiken nicht vorhersehbaren Ausmaßes. Die angebliche Notwendigkeit für die Lockerung der

Anforderungen sollte daher nicht einfach hingenommen, sondern öffentlich diskutiert werden – zumal es sich bei den zur Anwendung kommenden Impfstoffen um völlig neue Verfahren handelt, deren Risikopotenzial erst recht nicht abschätzbar ist.

Künstliche Antikörper

Auch bei den in der Liste der forschenden Pharmaunternehmen aufgeführten Medikamenten handelt es sich um neue Technologien. Einige Produkte sind monoklonale Antikörper, d.h. künstlich hergestellte und stark vereinfachte Abwehrstoffe. Diese Medikamente haben zum Teil extrem starke Nebenwirkungen. Das Immunsystem bekämpft diese künstlichen Abwehrstoffe und aufgrund der Ähnlichkeit auch einen Teil seiner eigenen Immunstoffe.

Das kann zu schweren immunologischen Problemen führen – quasi zu Fehlprogrammierungen des Immunsystems –, die nicht mehr rückgängig gemacht werden können. Solche schweren Allergie- oder Entzündungsreaktionen wurden bereits beobachtet. Die vielen und schweren Nebenwirkungen dieser künstlich hergestellten Abwehrstoffe waren genauso wie die hohen Kosten bisher ein Hindernis in der zügigen Vermarktung. Das Ziel ist derzeit die Optimierung dieser neuen Technologie. Die Medikamente sollen zum einen verträglicher und zum anderen billiger werden.[50]

Das Medikament ZMapp, das schon als wahres Wundermittel gehandelt wurde, basiert auf dieser Technologie und enthält drei dieser künstlichen Antikörper.[51] Vor allem bei der Behandlung von bereits Erkrankten wird ein großes Potenzial gesehen. Im Ringen um die Zuteilung von möglichst vielen Forschungs- und Hilfsgeldern wurde seit Mitte November 2014 eine intensive Öffentlichkeitsarbeit für ZMapp betrieben. Das Ebola-Virus würde sich ständig ändern, so hieß es, was für Impfstoffe und andere Medikamente ein Problem sei. Lediglich ZMapp sei in der Lage, auch unter den gegebenen Umständen hilfreich zu sein.[52]

Auch die Entwicklung von ZMapp wird in erster Linie durch die US-Regierung finanziert. Circa 92 Mio. USD hat sie laut *usaspending.gov* zwischen 2008 und 2015 erhalten, davon allein mehr als zehn Mio. USD vom US-Verteidigungsministerium.

Insgesamt befinden sich mehr als 70 verschiedene Medikamente, die auf dieser Technologie basieren, in der Entwicklung.[53] Schwere Zwischenfälle bei den Tests sorgten für einen eher schlechten Ruf.[54] Diese Sorge hatte offenbar in Westafrika, weitab von den westlichen Medien, weniger Gewicht. Doch nachdem die Ebola-Neuerkrankungen 2015 stark zurückgingen, ist auch ZMapp sang- und klanglos wieder von der Bildfläche verschwunden. Ohne Ebola-Fälle keine experimentelle Behandlung und – selbst unter den stark abgespeckten Studienanforderungen – keine Ergebnisse.[56]

Antivirale Medikamente

Diese Gruppe von Arzneimitteln dürfte aus Sicht der menschlichen Spezies vergleichsweise noch am harmlosesten sein. Mit ihrer Hilfe sollen Substanzen, die im menschlichen Organismus vorhanden sind und die das Ebola-Virus für die Vermehrung benötigt, kurzfristig und vorübergehend blockiert werden. Zur Behandlung von Ebola sind auch Kombinationen mehrerer solcher Wirkstoffe vorgesehen.[57] Auch hier gab es bereits erste Schnellzulassungen bzw. sogenannte Notfallzulassungen.[58]

Und auch hier gibt es Parallelen zur Schweinegrippe, als große Mengen des antiviralen Medikaments Tamiflu mit Steuergeldern eingekauft wurden – und sich erst hinterher die kaum vorhandene Wirksamkeit herausstellte.[59] Wir erinnern uns: Einer der vehementesten Befürworter, Milliarden für die Anschaffung von Tamiflu z. B. für das US-Militär auszugeben, war der US-Verteidigungsminister Donald Rumsfeld. Rumsfeld war jedoch gleichzeitig einer der Hauptaktionäre der Firma *Gilead*, des Lizenzinhabers von Tamiflu.[60] Da wir keinerlei Anzeichen sehen, dass die US-Regierung heute weniger korrupt agiert als noch 2009, dürfte auch im Zusammenhang mit der Ebola-Inszenierung so mancher US-Politiker kräftig mitverdienen.

Fantastische Gewinnaussichten und Vorabzulassungen

Dr. Jeremy Farrar, Direktor des *Wellcome Trust*, setzt vor allem auf unerprobte neue Medikamente und Impfstoffe:

> Diese Epidemie zeigt, wie schwierig es sein kann, Ebola zu kontrollieren. Wie erfolgreich Medikamente und Impfstoffe als Ergänzung zu bestehenden Interventionen im öffentlichen Gesundheitsbereich sein können, zeigt sich nur im Falle einer Epidemie selbst. Die bereits frühzeitig gesetzten Maßnahmen zur Sicherheit, die wir heute mit unseren internationalen Partnern ankündigen, werden sich hoffentlich während der Krise und auch bei unvermeidbaren künftigen Epidemien bewähren.[61]

Das erklärte Ziel für die geplanten Impfstoffe ist, vorab sogenannte »Plattformen« zugelassen zu bekommen, sodass im Einzelfall neue Varianten des Basisimpfstoffs ohne aufwendige Tests produziert und vermarktet werden können.[62]

Das funktioniert schon bei den Influenza-Impfstoffen, bei denen jährlich nur die Impfantigene ausgetauscht werden und die einer reduzierten Zulassung unterliegen. Davon profitierten übrigens auch die Schweinegrippe-Impfstoffe.[63]

Diese Vorgehensweise auch für neue Impfstofftypen wäre vielleicht diskutabel, wenn denn wenigstens die Basisversion und eine ihrer Varianten nach allen Regeln der Wissenschaft auf Herz und Nieren geprüft würden und sie ihre Unbedenklichkeit auch schon beim Masseneinsatz bewiesen hätten.

Doch dieser Persilschein soll nach dem Willen der Impfstoffstrategen gleich von vornherein vergeben werden. Die Vorgehensweise bei TKM-Ebola, dem inzwischen wegen seiner Nutzlosigkeit fallen gelassenen Medikament, hat gezeigt, dass wir von den maßgeblichen Zulassungsbehörden nicht viel Widerstand gegen dieses unverantwortliche Ansinnen zu erwarten haben.

Unter anderem die von der WHO einberufene Ethikkommission mit dem Direktor des *Wellcome Trust* hat die Anforderungen nicht nur für die experimentellen Medikamente, sondern auch für die ebenso experimentellen Impfstoffe radikal gesenkt. Auch bei diesem neuartigen Studiendesign wird immer wieder der Pilotcharakter für künftige Zulassungen betont.[64]

Der Mehrwert für die Industrie durch die Experimente an Menschen während des Ebola-Ausbruchs besteht also neben den Forschungsgeldern und dem zu erwartenden Absatz an Impfstoffen, besonders auch in der Etablierung reduzierter Zulassungsverfahren und Studiendesigns.

Die in Guinea am Menschen durchgeführten Studien mit dem Merck-Impfstoff rVSV-ZEBOV sind inzwischen abgeschlossen – angeblich erfolgreich. Mit der Zulassung wird bis Ende 2015 gerechnet.[65] Die Hintergründe dieser Impfstoffstudie mit Tricks im Studiendesign (fehlende Kontrollgruppe, eingebauter Verzerrungsfaktor, Ungereimtheiten in den veröffentlichten Zahlen, nachträgliche Änderung des Studiendesigns während der laufenden Studie) finden Sie im nachfolgenden Kapitel.

Genetische Manipulation als geopolitische Waffe?

Schon lange hat die Gentechnik Einzug in die Impfstoffherstellung gehalten. Impfstoffe werden auf Insektenzellen (Impfstoff gegen Gebärmutterhalskrebs) oder Hefezellen (Hepatitis-B-Impfstoff) hergestellt. Die Zellen werden mithilfe der Gentechnik so verändert, dass sie z. B. Teile der Virushülle produzieren. Diese Teile kombiniert man dann mit Wirkverstärkern (in der Regel Aluminiumverbindungen) und versetzt dadurch das Immunsystem derart in Alarmbereitschaft, dass es messbar reagiert.

Einerseits sind nun die Wirkverstärker auf Aluminiumbasis ins Gerede gekommen, andererseits funktioniert diese Herstellungsmethode bei vielen Erregern nicht oder ist kosten- und zeitaufwendig (z. B. beim Grippe-Impfstoff).

Laut Lehrmeinung läuft eine Infektion üblicherweise folgendermaßen ab: Ein Virus wird aufgenommen, vermehrt sich im Organismus und wird dabei auch wieder ausgeschieden. Gleichzeitig bildet der Organismus Abwehrstoffe gegen das Virus. Dieses Modell versucht man mit den sogenannten Lebendimpfstoffen nachzuahmen (z. B. bei Masern- oder Windpocken-Impfstoffen). Diese Impfstoffe benötigen jedoch ebenfalls geeignete Zellkulturen (Affennieren, Hühnerembryonen, menschliche Föten) und haben häufig heftige Nebenwirkungen.

Bei den aktuellen Herstellungsverfahren kann man keine großen Mengen Impfstoff auf einmal herstellen, und die Produktion erfordert große Kapazitäten. Schon lange wird deshalb an neuen,

»modernen« Verfahren getüftelt, mit denen sich Impfstoffe schneller und damit auch wesentlich kostengünstiger produzieren lassen. Bereits bei der Schweinegrippe vor fünf Jahren versuchte man mit dem Argument, man würde schnell große Mengen Impfstoff der aktuellen Version des Erregers benötigen, diese neuen Technologien einzuführen.

Einige Fachleute rieten jedoch von diesen neuen Herstellungsverfahren ab. Der Leiter des Fachgebiets Virusimpfstoffe bei der deutschen Zulassungsbehörde, dem Paul-Ehrlich-Institut, Michael Pfleiderer, erklärte im Jahr 2009 der Presse auf Nachfrage zu diesen neuen Technologien bezüglich ihres Einsatzes bei der Schweinegrippe:

> In meinen Augen sind DNA-Vakzine Fantasieprodukte.[66]

Es sei derzeit gar nicht möglich, die benötigten Mengen an DNA-Impfstoffen für eine Weltbevölkerung herzustellen. Zudem gebe es hohe Risiken: Mutationen könnten ausgelöst, Onkogene aktiviert werden, die Krebs auslösen. Zitat:

> Ich sehe überhaupt keine Zukunft in diesen Impfstoffen.

Mit diesem neuen Verfahren (DNA-Vakzine) ist die genetische Impfung gemeint. Dabei wird ein Teil des Erbguts (DNA) des Erregers verimpft. Der Organismus soll dann in einem ersten Schritt auf der Basis dieses DNA-Bauplanes selber den Impfstoff, d. h. den Erreger oder Teile davon (z. B. Hülle), herstellen.[67]

In einem zweiten Schritt sollen die Zellen auch gleich noch die Abwehrstoffe (Antikörper) dagegen bilden. Man manipuliert also den menschlichen Organismus bei diesen modernen Verfahren zur Impfstoffherstellung *und* zur Abwehrreaktion.

Wenn nur »nackte DNA« verimpft wird, gelangt diese in der Regel gar nicht bis in die Zelle und löst somit auch nicht den oben beschriebenen erwünschten Prozess aus. Man benötigt also immer irgendeinen Wirkstoff, der die DNA in die Zellen transportiert. Hierfür experimentiert man schon lange mit sogenannten »Fähren«. Das sind andere Erreger, beispielsweise Pockenimpfstoffviren, in die man die DNA des eigentlichen Erregers (oder Teile davon) eingebracht hat.

Diese Genfähren dürfen jedoch keine Erreger sein, mit denen der Mensch bereits Kontakt hatte, weil ansonsten die Abwehrreaktionen gegen diese Fähren die Impfstoffproduktion im Organismus gefährden würde. Aus diesem Grund hat man bei Ebola-Impfstoffen das Affenschnupfenvirus benutzt.

Auch bei der zweiten Variante werden moderne Impfstoffe unter Verwendung von anderen Erregern hergestellt, die als Fähren in die Zelle dienen. Hierbei wird jedoch nicht DNA des Ebola-Virus, sondern ein Teil der Virushülle (ein Eiweiß daraus) mithilfe der Gentechnik in die Virusfähre eingebracht. Dieses mutierte Virus dringt ebenfalls in die menschlichen Zellen ein und sorgt laut Lehrmeinung bei seiner Vermehrung automatisch auch für Abwehrreaktionen, nicht nur gegen das Fährenvirus selbst, sondern auch gegen das Stück aus der Ebola-Virushülle. Die dabei gebildeten Abwehrstoffe gegen die Ebola-Virushülle sollen dann bei einer echten Infektion Schutz vermitteln. Für diese zweite Variante wird ein eng mit dem Tollwutvirus verwandtes Tiervirus (VSV) verwendet.

Der Mensch hat keine Erfahrung mit den beiden verwendeten Tierviren. Daher liegen auch keine Erkenntnisse vor, wie der menschliche Organismus auf diese Erreger aus dem Tierreich reagieren wird – geschweige denn in ihrer gentechnisch veränderten Form mit Bestandteilen aus Ebola-Viren.

Die ersten Versuche mit solchen genetischen Impfstoffen mit dem Namen VRC 207 bzw. VSV-EBOV wurden bereits in den USA, in Großbritannien, der Schweiz, Deutschland und Westafrika durchgeführt.[68] Diese Versuche liefen als sogenannte Phase-I-Studien mit definierten Protokollen zur Überwachung der Sicherheit und mit einer Laufzeit von mehreren Monaten.

Parallel dazu wurden diese experimentellen Impfstoffe bereits als »individuelle Heilversuche« in Westafrika eingesetzt. Dafür wurden vom Hersteller 1000 Impfstoffdosen geliefert. In Deutschland gibt es für diese »individuellen Heilversuche« eine rechtliche Grauzone, weil nicht klar geregelt ist, wann die Verwendung eines nicht zugelassenen Medikaments erlaubt ist und wann nicht.[69] In Afrika gibt es da offenbar keine solchen Probleme.

Im Frühjahr 2015 hat man dann in einem weiteren Schritt den Impfstoff an mehreren tausend Menschen ausprobiert und somit die eigentlich übliche zweite Phase einfach übersprungen.[70] Normalerweise dauert allein die dritte Phase, in der die Wirksamkeit und Sicherheit des Impfstoffs vor der Zulassung geprüft wird, zwei bis vier Jahre.[71]

Eine Dosis dieser neuen Impfstoffe soll laut Fachkreisen mehr als 100 Euro kosten.[72] Die Weltgesundheitsorganisation betonte, dass bereits im ersten Halbjahr 2015 mehrere hunderttausend Impfstoffdosen zur Verfügung stehen sollen, bis zum Jahresende dann sogar mehrere Millionen. Dass ein Hersteller bereits vor der eigentlichen Zulassung Umsätze mit seinem experimentellen Impfstoff generieren kann, ist eine der vielen Neuerungen. Um die Hersteller bei Schadensersatzforderungen zu entlasten, sei darüber hinaus sogar die Gründung eines Fonds angedacht. Dabei würde »Geld keine Rolle« spielen.[73]

Wie eine solche pauschale Haftungsbefreiung der Hersteller diese zur größtmöglichen Sorgfalt motivieren soll, versteht offenbar auf der ganzen Welt niemand außer den zuständigen Entscheidern. Unter solchen Umständen ist es jedoch kein Wunder, wenn jeder Hersteller, der eine der neuen Entwicklungen in seiner Pipeline hat, noch schnell auf den Ebola-Zug aufspringen wollte. Wem dies gelang, der konnte mit an Sicherheit grenzender Wahrscheinlichkeit einen Blockbuster auf dem Weltmarkt platzieren.

Eine ebenso problematische neue Technologie bedient sich neuester genetischer Forschungsergebnisse. Man entdeckte vor einigen Jahren, dass die DNA im Zellkern keineswegs statisch ist. Durch komplizierte Mechanismen kann die Erbsubstanz dynamisch stumm geschaltet werden. Die Forschung befindet sich in diesem Bereich allerdings erst am Anfang. Umso problematischer ist, dass in diese noch unverstandenen und hochkomplexen Abläufe künstlich eingegriffen werden soll.

Mithilfe dieser neuartigen Medikamente sollen also bestimmte DNA-Bereiche im Zellkern stumm geschaltet und damit die Vermehrung des Ebola-Virus verhindert werden. Was passieren kann, wenn aus Versehen im Zellkern andere Bereiche mit Geninformationen abgeschaltet werden, ist kaum vorstellbar. Derartige Eingriffe in das menschliche Genom sollten deshalb nur mit allergrößter Vorsicht und unter strenger Kontrolle der Zulassungsbehörden vorgenommen werden. Das Auslösen einer Krebserkrankung ist ebenso denkbar wie die Fehlsteuerung des Immunsystems mit der Folge von Autoimmunkrankheiten.

Als sehr problematisch wird die Gefahr gesehen, dass sich die künstlich eingebrachte Erbsubstanz auch in die Keimzellen (Eizellen bzw. Spermien) einbauen könnte, somit dauerhaft in das menschliche Erbgut integriert und an die Nachkommen vererbt würde. Der Leiter der dafür zuständigen deutschen Behörde, Prof. Cituchek, widmete diesem Thema im Jahr 2001 einen interessanten Aufsatz:

> Bei der Übertragung von in vitro erzeugten gentechnisch veränderten Zellen auf den Menschen besteht im Allgemeinen kein Risiko der gentechnischen Modifizierung weiterer menschlicher Körperzellen oder sogar der menschlichen Keimbahn, wohl jedoch bei der In-vivo-Gentherapie, das heißt bei der direkten Übertragung von Nukleinsäuren bzw. Vektoren in den Körper. Im Falle der Anwendung von Nukleinsäuren bzw. Vektoren werden menschliche Körperzellen modifiziert.[74]

Cituchek warnt also ausdrücklich davor, mithilfe der Gentechnik Veränderungen in den menschlichen Zellen hervorzurufen. Da die Menschen in Westafrika aus den verschiedensten Gründen ohnehin unter vielen Belastungen und Krankheiten leiden, ist vorprogrammiert, dass Nebenwirkungen aus den Tests der Impfstoffe und Medikamente unbeachtet bleiben oder umgedeutet werden. Mit einer korrekten Überwachung der Sicherheit der Produkte ist noch nicht einmal bei kurzfristigen Auswirkungen zu rechnen, geschweige denn bei langfristigen Schäden.

Welche große und vor allem nachhaltige Hilfestellung könnte man z. B. allein schon durch das Graben von Brunnen mit all dem Geld bewirken, das für diese Medikamente, Impfstoffe, Testverfahren und Forschung verpulvert wird!

Doch wir können uns gut vorstellen, dass so mancher geopolitische Stratege bei dem Gedanken, durch gezieltes An- und Abschalten von Gensequenzen im Zellkern Gesundheitszustand, Verhalten oder

Fortpflanzung zu steuern, leuchtende Augen bekommt. Vielleicht ist dies ja der wahre Grund für das enorme finanzielle Engagement des militärischen Sektors auf diesem Gebiet.

Zwei Impfstoffe im Praxistest

Zwei Impfstoffe von den Herstellern Merck und GSK wurden nach ersten angeblich erfolgreichen Affenversuchen im Jahr 2015 direkt in den betroffenen Ländern Westafrikas auf ihre mögliche Zulassung getestet. Der Merck-Impfstoff rVSV-ZEBOV wurde überwiegend in Guinea bei Ausbrüchen getestet, der GSK-Impfstoff ChAd3-ZEBOV dagegen in Liberia.

Da es seit Juli 2015 keine Ebola-Fälle in Liberia mehr gab, mussten die Studienorte für den GSK-Impfstoff ausgeweitet werden. Insgesamt startete man die Tests für Medikamente und Impfstoffe jedoch zu spät: Der Ebola-Ausbruch war bereits stark am Abflauen, sodass einige Studien eingestellt werden mussten.[75] Sobald der erste Impfstoff zugelassen wird, sollen für die westafrikanischen Länder Impfstoffdosen im Wert von 240 Millionen Euro gekauft werden. Merck will trotz aller Mängel der Studie auf jeden Fall die Zulassung bis Ende 2015 einreichen:

> Ob die damit verbundenen Risiken in Kauf genommen werden könnten, werde derzeit diskutiert.[76]

In Liberia läuft darüber hinaus noch eine weitere Studie mit einem anscheinend wesentlich wissenschaftlicheren Design, d. h. *mit* Verblindung inkl. Placebo und Überwachung noch ein Jahr nach der Impfung. Von den Ergebnissen dieser Studie hört man allerdings bis heute so gut wie nichts.[77,78]

Es ist zu befürchten, dass die Resultate für die eigentliche Zulassung sowieso keine Rolle spielen werden. Die Ignorierung von wissenschaftlichen Fakten hat selbst in Deutschland gewissermaßen Tradition: Als im Jahre 2008 der damalige Landwirtschaftsminister Seehofer die Zwangsimpfung von Rindern, Schafen und Ziegen mit nicht zugelassenen Impfstoffen gegen die Blauzungenkrankheit anordnete, war die – sowieso völlig dilettantisch aufgesetzte –

Studie in Mecklenburg-Vorpommern, mit der Wirksamkeit und Sicherheit der Impfstoffe überprüft werden sollten, noch gar nicht abgeschlossen! Obwohl hunderte von Landwirten im gesamten Bundesgebiet nach der Impfaktion teilweise gravierende Tierverluste zu beklagen hatten, haben sich bis heute weder Seehofer noch andere Entscheidungsträger dazu bekannt, damals einen Fehler begangen zu haben.[79]

Deal mit Malaria-Impfstoff?

Auch wenn der Ebola-Impfstoff von GSK wegen der unzureichenden Anzahl von an Ebola erkrankten Studienteilnehmern wohl kaum noch mit einer Zulassung rechnen kann, hat er doch noch ein heißes Eisen im tropischen Impfstofffeuer: einen Impfstoff gegen Malaria, der von GSK mit Forschungsgeldern der Bill- und Melinda-Gates-Stiftung während der letzten 30 Jahre entwickelt wurde.[80]

Die schlechte Wirksamkeit des Malaria-Impfstoffs wurde bereits bei Veröffentlichung der Zwischenergebnisse deutlich. Man müsse *nach* der Zulassung dieses Impfstoffs weiter kontinuierlich an der Verbesserung der Schutzwirkung arbeiten.[81] Die Schutzwirkung lasse zudem im Laufe der Jahre nach, sodass es möglicherweise lediglich zu einer Verschiebung der Krankheitslast in das Erwachsenenalter kommen könne. Ein Impfschutz sei lediglich bei jedem dritten Geimpften vorhanden.[82]

Durch Inkaufnahme solch gravierender Mängel werden Zulassungsverfahren ziemlich überflüssig. Sie dienen nur noch Marketingzwecken und der Beruhigung der Massen. GSK hat trotzdem die Zulassung des Impfstoffs bei der europäischen Zulassungsbehörde EMA eingereicht. Die europäische Zulassung sei für viele afrikanische Länder eine Voraussetzung für die eigene Zulassung oder Empfehlung.[83]

Und die EMA ist dem Anliegen des Herstellers anscheinend wohlgesinnt: Ungeachtet der schlechten Wirksamkeit und der unbekannten Risiken würden die Vorteile überwiegen[84], denn auch ein moderater Schutz würde die Sterblichkeit und die Behandlungskosten in den stark betroffenen Ländern senken. Wie die EMA ohne ausreichende Daten zu diesem Urteil kommt, bleibt ihr Geheimnis, denn auch die Malaria-Impfstoff-Studien können wissenschaftlichen Ansprüchen nicht genügen.

Der Hersteller verpflichtet sich für das Entgegenkommen der EMA im Gegenzug, den Impfstoff günstig abzugeben und den eingenommenen Gewinn in die weitere Verbesserung des Impfstoffs zu stecken. Es könnte sich hier ein Deal der EMA mit den Herstellern der Ebola-Impfstoffe abzeichnen: Der eine bekommt die Zulassung für Ebola, der andere für Malaria. Neu wäre ein solcher Teile-und-herrsche-Ansatz zwischen den weltgrößten Impfstoffherstellern nicht. Eine ähnliche Aufteilung des Weltmarkts lässt sich auch bei anderen Impfstoffen, z. B. bei den HPV-Impfstoffen, beobachten (Merck ist der Hersteller von Gardasil, GSK dagegen von Cervarix).

6
Die Alibistudie mit dem Merck-Impfstoff

Worum geht es eigentlich beim Streit um den Einsatz von Placebos?

Um über die Zulassung eines schulmedizinischen Medikaments oder Impfstoffs urteilen zu können, müssen Nutzen und Risiken gegeneinander abgewogen werden. Das ist manchmal nicht so einfach, vor allem, wenn der Nutzen für viele gleichzeitig enorme Risiken für Einzelne in Form von Nebenwirkungen bedeuten kann.

Das wirft bedeutsame ethische Fragen auf: Ab wann dürfen wir Einzelnen zumuten, ihre Gesundheit oder gar ihr Leben zu opfern, damit es anderen besser geht? Um diesem im Grunde nicht auflösbaren Dilemma zu entgehen, muss zunächst alles versucht werden, um effektive und nebenwirkungsfreie Behandlungsmethoden und Vorsorgemaßnahmen zu finden oder neu zu erforschen. Erst dann, wenn sichergestellt ist, dass es solche Alternativen nicht gibt, ist es für eine Zulassungsbehörde überhaupt erst nötig, sich Methoden und Produkten zuzuwenden, die zur Folge haben werden, dass Einzelne einen hohen Preis für das Wohl des Ganzen zahlen müssen.

Die Frage, ob sich die WHO und die einbezogenen Zulassungsbehörden genügend mit den Alternativen z. B. aus Naturheilkunde und Erfahrungsmedizin beschäftigt haben, darf man getrost verneinen. Uns ist kein Ansatz in dieser Richtung bekannt. Im Gegenteil, es wurden alle bekannt gewordenen Versuche, Ebola z. B. mit MMS oder mit Homöopathie zu behandeln, von vornherein ignoriert oder gar blockiert.[1,2]

Doch nehmen wir für Ebola einmal an, alle Alternativen wären ohne Erfolg sorgfältig auf ihren potenziellen Nutzen abgeklopft worden und wir müssten als Verantwortliche nun eine Entscheidung z. B. über die Zulassung eines Impfstoffs fällen.

Selbstverständlich kann die Nutzen-Risiko-Abwägung nur dann erfolgen, wenn *exakte Daten* vorliegen, die darüber hinaus auch weitgehend der *Wahrheit* entsprechen. Dazu muss eine Zulassungsstudie aufgesetzt werden, in der alle denkbaren verzerrenden Faktoren möglichst ausgeschlossen sind. Es darf uns weder der Zufall einen Streich spielen noch das Wetter, geografische oder demografische Umstände, Verfälschungen durch die subjektive Meinung oder Wahrnehmung einzelner Studienbeteiligter, noch Interessenkonflikte der Studienbetreiber, Geldgeber oder sonstiger Interessengruppen.

Das Mittel der Wahl ist bei solch wissenschaftlichen Ansprüchen eine sogenannte *randomisierte, placebokontrollierte Doppelblindstudie*. Dabei werden zwei möglichst große und durch reinen Zufall zusammengestellte Versuchsgruppen miteinander verglichen, wobei eine Gruppe das Verum, also z. B. den experimentellen Impfstoff, und die andere Gruppe das Placebo, also den unwirksamen und gesundheitlich völlig neutralen Scheinwirkstoff, erhält. Weder die Probanden (Testpersonen) noch das Studienpersonal dürfen wissen, was im konkreten Einzelfall verimpft wurde, da bereits dieses Wissen Einfluss auf den gesundheitlichen Zustand, aber auch auf die Wahrnehmung und Bewertung auftretender Symptome nehmen kann. Bei besonders strengen Studiendesigns wird sogar eine sogenannte Dreifach-Verblindung vorgenommen, d. h., die Zuordnung der Ergebnisse zu den beiden Versuchsgruppen, also die sogenannte Entblindung, erfolgt erst *nach* der Auswertung der Daten. Der Grund: Durch die während der Datenauswertung angewendeten Einschluss- bzw. Ausschlusskriterien kann ein Studienergebnis im Extremfall sogar ins Gegenteil verkehrt werden. Darüber hinaus kann auch die Wahl der Statistikwerkzeuge und der Methoden das Ergebnis massiv beeinflussen.

Wer also *wahrheitsgemäße* Daten haben will, der versucht, durch ein möglichst strenges Studiendesign alle denkbaren Verzerrungsfaktoren von vornherein auszuschließen. Wer jedoch Wert auf ein *bestimmtes Ergebnis* legt, völlig unabhängig vom *tatsächlichen* Nutzen-Risiko-Profil des Impfstoffs, wer also *betrügen* will, der wird versuchen, den Einsatz eines echten Placebos zu meiden, das Studiendesign möglichst vage zu halten, es mit der Dokumentation nicht so genau zu nehmen, die Laufzeit der Studie möglichst kurz zu halten und möglichst viele Verzerrungsfaktoren einzubauen. Dies kann z. B. auch dadurch erreicht werden, dass man die Studie durch Personen aufsetzen und umsetzen lässt, denen die erforderliche Qualifikation fehlt oder denen die notwendigen Ressourcen nicht zur Verfügung gestellt wurden.

Die nachfolgend beschriebene Zulassungsstudie für den Ebola-Impfstoff rVSV-ZEBOV ist geradezu ein Paradebeispiel für eine solche mit betrügerischen Absichten aufgesetzte Studie, eine reine Alibistudie, deren Ergebnis für WHO, FDA, CDC und die Industrie längst feststand.

Wissenschaftsbetrug bei Impfstoffstudie

Der Ebola-Ausbruch 2014/2015 in Westafrika

Der Ebola-Ausbruch begann in Guinea bereits Ende 2013, wurde jedoch erst im Frühjahr 2014 von der WHO offiziell wahrgenommen. Da sich zu diesem Zeitpunkt bereits zahlreiche Impfstoffe und Medikamente gegen Ebola in Entwicklung befanden, standen weltweit unzählige Forschungsprojekte, Finanzierungshilfen und gelockerte Rahmenbedingungen bereit, um die Produkte schnell in Westafrika zu testen.

Wie bei allen früheren Ebola-Ausbrüchen flaute ab Anfang 2015 auch dieser Ausbruch wieder von allein ab. Die im Vergleich zu früheren Ausbrüchen in anderen Ländern auffallende Schwere des

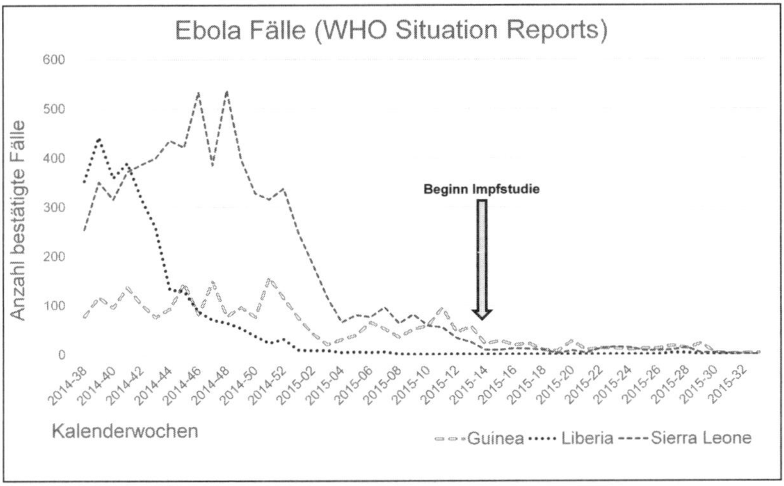

GRAFIK 1 Anzahl der bestätigten Ebola-Fälle aus »Situation Reports« der WHO

Ausbruchs in Westafrika wird von den maßgeblichen Autoren mit den schwachen Gesundheitssystemen erklärt.[3,4]

Im August 2014 erklärte die WHO den Ausbruch zum »internationalen Gesundheitsnotfall«. Darauf setzten im großen Stil internationale Hilfsmaßnahmen ein, teilweise mit militärischer Beteiligung.

Zwischenergebnisse einer Studie publiziert

Zeitgleich mit der neuen Einstufung des Ebola-Ausbruchs in Westafrika wurde von der WHO der Einsatz von noch nicht zugelassenen Medikamenten und Impfstoffen als »experimentelle Medizin« erlaubt.

Ein bereits seit 2005 in Tierversuchen getesteter Ebola-Impfstoff (Jones, 2005) wurde ab April 2015 in Guinea an der Bevölkerung getestet.[5] Die Rechte für diesen Impfstoff liegen beim amerikanischen Hersteller Merck.[6]

Im August 2015 wurden euphorisch die Zwischenergebnisse dieser Impfstudie veröffentlicht. Laut der Fachzeitschrift *The Lancet* war der Impfstoff an Kontaktpersonen von Ebola-Kranken getestet worden und angeblich zu 100 % wirksam, da Ebola-Fälle nur bei ungeimpften Probanden (Versuchspersonen) aufgetreten seien.[7]

Diese Behauptung wird im Originalartikel dahingehend korrigiert, dass bei Geimpften sehr wohl Ebola-Fälle aufgetreten seien, nämlich insgesamt 19 Fälle, davon neun in der sofort geimpften Gruppe 1 und vier in der später geimpften Gruppe 2.[8] Diese seien jedoch alle innerhalb der ersten sechs Tage nach Impfung erkrankt und von daher laut Studienprotokoll aussortiert worden:

> In der Tat entwickelte kein Geimpfter später als sechs Tage nach der Impfung Symptome.[9]

»Ethisches« Studiendesign?

Wie bereits in den Medien angekündigt, gab es in dieser Impfstoffstudie keine Placebogruppe. Das sei ethisch nicht zu rechtfertigen gewesen. Man habe ein völlig neues Ring-Cluster-Design verwendet. Die Kontaktpersonen und Kontakte der Kontaktpersonen rund um einen neuen Ebola-Indexfall bildeten jeweils einen Cluster. Diese Cluster werden zufällig der sofort geimpften Gruppe 1 oder der später geimpften Gruppe 2 zugewiesen. Die Cluster der Gruppe 2 wurden erst nach der maximalen Inkubationszeit von 21 Tagen geimpft. Man habe dieses Design gewählt, da es ethisch nicht zu verantworten sei, eine ungeimpfte Kontrollgruppe mit einem Placebo zu haben.

Doch selbst wenn man vorschnell von einer Wirksamkeit des experimentellen Impfstoffs ausgeht, macht das Ethikargument keinen Sinn: Was soll nämlich daran ethischer sein, dass man mit der Impfung der Testpersonen in Gruppe 2 noch 21 Tage wartet und zulässt, dass sie in diesem Zeitraum erkranken oder gar sterben?

Erster Verzerrungsfaktor: Unterschiedlich intensive Überwachung der Studiengruppen

Parallel zu den Studienteams, die ab dem Zeitpunkt der Impfung für 84 Tage Neuinfektionen und Nebenwirkungen bei den Probanden überwachten (an Tag 3, 14, 21, 42, 63 und 84) waren bei den direkten Kontaktpersonen für die Dauer von 21 Tagen sogenannte Ebola-Teams zum Aufspüren von Neuinfektionen unterwegs. Dadurch wurde in den ersten 21 Tagen nach Studienbeginn ein starker Unterschied zwischen den Mitgliedern der Gruppe 1 und der Gruppe 2 hervorgerufen: In den äußeren Ringen, also den Kontakten der Kontakte, gab es in den ersten 21 Tagen in der Gruppe 2 *keine* aktive Überwachung auf Neuinfektionen durch Ebola-Teams, im Gegensatz zur Gruppe 1.

In den inneren Ringen der Gruppe 1, also den direkten Kontaktpersonen, überwachten somit *zwei* Teams die Neuinfektionen, in Gruppe 2 nur *ein* Team. Durch den Unterschied in der aktiven Überwachung von Neuinfektionen während der ersten 21 Tage, der Inkubationszeit ab Erkrankungsbeginn des Indexfalls, wurden möglicherweise die Neuinfektionen in der Gruppe 2 später entdeckt als in der Gruppe 1.

Somit hatten die Probanden in den Clustern der Gruppe 2 ein höheres Ansteckungsrisiko (weil die Neuinfektionen später isoliert wurden) und länger Kontakt zu den anderen. Allein dies stellte bereits einen Bias dar, also eine mögliche Verzerrung unbekannten Ausmaßes zugunsten des Impfstoffs.

Außerdem bestand für die Gruppe 2 eine höhere Wahrscheinlichkeit, dass die ersten Symptome *nach* der willkürlich gesetzten Zensurgrenze von zehn Tagen entdeckt und identische Fälle in der ersten Gruppe zensiert, jedoch in der zweiten Gruppe gezählt wurden.

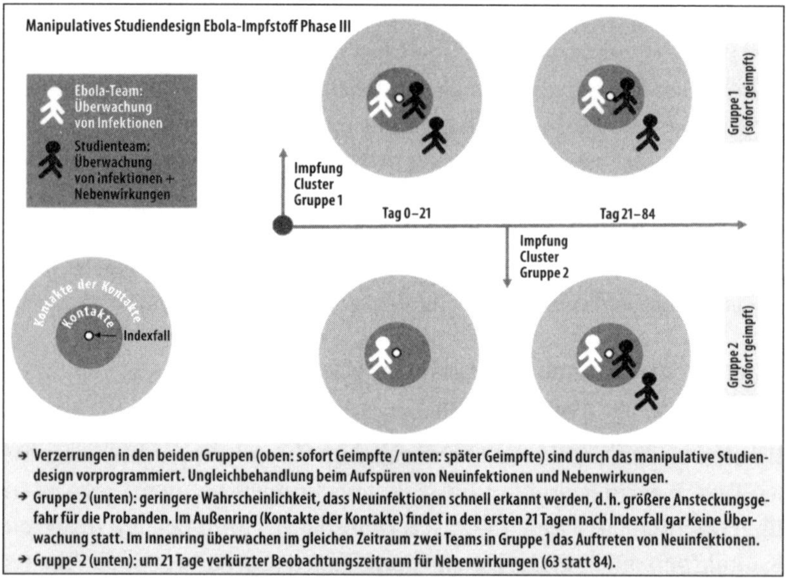

GRAFIK 2 Manipulatives Studiendesign – Verzerrung durch die unterschiedliche Überwachung der beiden Gruppen

Zweiter Verzerrungsfaktor: Unterschiedliches Ansteckungsrisiko

In der Tabelle im Anhang der Publikation werden Details zu den Ebola-Fällen aufgeführt.[10] Leider fehlt die Angabe zur Gruppenzugehörigkeit, sodass man z. B. aus dem Abstand zwischen Aufnahmedatum und Impf- bzw. Ausbruchsdatum schließen muss, ob der Proband der Gruppe 1 oder der Gruppe 2 zugeordnet war. Die meisten der Versuchspersonen lassen sich dann so sicher einer Gruppe zuordnen und werden im Folgenden näher betrachtet.

In Gruppe 1 (sofort geimpft) wurde eine Ebola-Infektion mit folgendem zeitlichem Abstand zum Tag Null, dem Tag der Aufnahme der Versuchsperson in die Studie, diagnostiziert: 1, 1, 1, 2, 2, 2, 2, 2, 5, 7 und 7 Tage (elf Fälle).

In Gruppe 2 (später geimpft) wurde eine Ebola-Infektion mit folgendem zeitlichem Abstand vom Tag Null diagnostiziert: 2, 7, 7, 9, 10, 11, 11, 12, 17, 18, 19, 21, 24, 26 und 27 Tage (15 Fälle).

In Gruppe 1 wurden 2014 Probanden geimpft. Die elf Ebola-Fälle traten alle in den ersten sieben Tagen nach Aufnahme in die Studie auf.

In Gruppe 2 waren es 1930 Probanden, die für die spätere Impfung zur Verfügung standen. Von den 15 Ebola-Fällen in dieser Gruppe traten lediglich drei innerhalb der ersten sieben Tage auf.

Wenn man von einem identischen Ansteckungsrisiko in beiden Gruppen ausgeht, war das Risiko in Gruppe 1 (sofort geimpft), innerhalb der ersten sieben Tage Ebola zu bekommen, 3½ Mal höher als in Gruppe 2 (Gruppe 1: 11/2014 = 0,546 %, Gruppe 2: 3/1930 = 0,155 %).

Offenbar war das Ansteckungsrisiko nicht identisch. Damit liegt ein zusätzlicher, stark verzerrender Einflussfaktor vor. Eine korrekte Auswertung der Ergebnisse bez. des Einflusses der verabreichten Impfungen ist also nicht möglich. Die Gründe für das unterschiedliche Ansteckungsrisiko können z. B. im Studiendesign mit der unterschiedlichen Intensität der Überwachung in den beiden Gruppen oder auch in der ungleichmäßigen Verteilung der Cluster auf Kalenderwochen mit besonders vielen bzw. wenigen Fällen gelegen haben.

Dritter Verzerrungsfaktor: Einfluss von Infektionswellen

Eine weitere Auffälligkeit findet man in der Verteilung der meisten Ebola-Fälle auf drei der insgesamt 90 Studiencluster. Von den 26 Fällen, die aus dem Kontext einer der Gruppen zuzuordnen

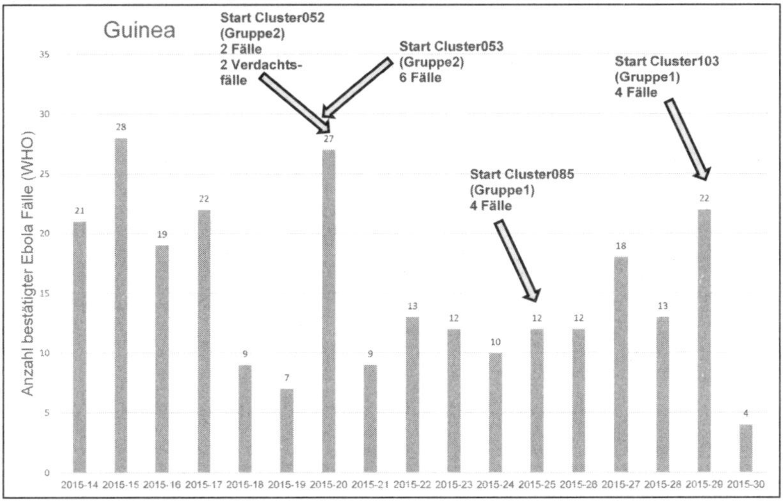

GRAFIK 3 Verteilung der Ebola-Fälle in Guinea und Verteilung der Cluster mit den größten Häufungen

sind, sind 14 Fälle – also mehr als die Hälfte – in den drei Clustern aufgetreten.[11]

Die Verteilung der Ebola-Fälle in Guinea unterliegt starken Schwankungen.[12] Die vier Cluster mit auffälligen Häufungen sind meist Kalenderwochen mit besonders vielen Fällen zuzuordnen.

Für die Vergleichbarkeit der zufällig auf die beiden Versuchsgruppen aufgeteilten Cluster wäre es außerordentlich wichtig, die Verteilung der Cluster auf die Kalenderwochen und die Zugehörigkeit der Cluster zu den beiden Versuchsgruppen zu kennen. Diese Informationen fehlen vollständig. Dadurch kann eine weitere Verzerrung der Ergebnisse durch die ungleiche Verteilung der Cluster auf die Kalenderwochen mit besonders vielen (höheres Ansteckungsrisiko) bzw. besonders wenigen Fällen (niedriges Ansteckungsrisiko) nicht ausgeschlossen werden.

Vierter Verzerrungsfaktor: Geimpfte »Ebola-Verdachtsfälle«

Laut Originalpublikation traten die Ebola-Infektionen bei Geimpften nur in den ersten zehn Tagen auf und wurden deshalb laut dem nachträglich abgeänderten Studiendesign nicht gezählt.

Wie den Einzelfalldaten im Appendix zu entnehmen ist, gab es insgesamt drei Ebola-Verdachtsfälle (Versuchspersonen Nr. 11, 23 und 43).[13] Alle drei Verdachtsfälle waren geimpft! Die Ebola-Infektionen traten am Tag 1, 24 und 38 nach der Impfung auf. Besonders die beiden letzten müssten als mögliche Impfversager gewertet werden. Wie dem Originalartikel jedoch zu entnehmen ist, werden Verdachtsfälle erst in späteren Auswertungen berücksichtigt:

> Sekundäre Studienendpunkte sind Verdachtsfälle und mögliche Ebola-Fälle sowie schwere Impfnebenwirkungen innerhalb von 84 Tagen nach der Impfung. [...] Daten der sekundären Studienendpunkte zur Wirksamkeit und Sicherheit sind nicht in diesem Artikel enthalten, sondern werden Teil eines zukünftigen Berichts sein, nachdem die Nachverfolgung für alle Probanden und Analysen fertiggestellt ist.[14]

Diese Details erschließen sich ausschließlich aus den Daten im 92-seitigen Appendix der Publikation mit den Zwischenergebnissen. In der Publikation selber werden diese Auffälligkeiten weder erwähnt noch diskutiert, wie es eigentlich in einer wissenschaftlichen Arbeit üblich wäre.

Fünfter Verzerrungsfaktor: unterschiedliche Clustergrößen

Für die behauptete Impfstoffwirksamkeit wurden 2014 Teilnehmer aus 48 Clustern der Gruppe 1 mit 2380 Teilnehmern aus 42 Clustern der Gruppe 2 verglichen.

Somit waren in Gruppe 1 im Schnitt nur 42 Teilnehmer in einem Cluster, in Gruppe 2 jedoch 57 Teilnehmer. Solche großen Unterschiede in der durchschnittlichen Clustergröße bewirken einen weiteren Verzerrungsfaktor, da die Ansteckungsmöglichkeiten in großen Clustern mit vielen Menschen größer sind als in kleineren Clustern.

Diese unterschiedlichen Größen rühren u.a. daher, dass in der Gruppe 2 wesentlich mehr Teilnehmer als für eine Impfung ungeeignet (Minderjährige, Schwangere, Stillende) eingestuft wurden als in Gruppe 1. In Gruppe 2 wurden 33 % (1148 von ursprünglich 3528 Kontaktpersonen), in Gruppe 1 nur 26 % (1088 von ursprünglich 4123) ausgeschlossen.

Bereits dieser Umstand wirft Fragen zur Vergleichbarkeit der beiden Gruppen auf. Hierzu hätte man in einer wissenschaftlichen Publikation im Appendix eine Tabelle mit allen Clustern und ihren Eigenschaften – wie Gruppenzugehörigkeit, Anzahl der Teilnehmer, Durchschnittsalter, Anzahl der Ungeeigneten, Anzahl der Geimpften, Anzahl der Ebola-Fälle, Kalenderwoche der Studienaufnahme, geografische Informationen – erwartet. Diese Informationen fehlen leider völlig.

Ein besseres Studiendesign wäre möglich gewesen

Die Unterschiede zwischen Gruppe 1 und Gruppe 2 unterliegen folglich einem starken Bias aus dem Studiendesign. Die geringere Zahl der Ebola-Fälle in der Gruppe 1 der Impfstoffwirksamkeit zuzuschreiben ist hochgradig unwissenschaftlich.

Ein besseres Studiendesign wäre auch mit dieser merkwürdigen Kontrollgruppe der später Geimpften (statt einer echten Placebogruppe) dennoch mit wenig Aufwand zu erreichen gewesen, wenn man die zunächst noch nicht geimpfte Gruppe 2 in den ersten 21

Tagen mit der gleichen Intensität wie Gruppe 1 überwacht hätte, um Neuinfektionen zu finden.

Die Schnelligkeit und die Gründlichkeit, mit der neue Ebola-Fälle in der Bevölkerung bzw. in diesem Fall in den Clustern mit den Probanden entdeckt werden, bestimmen maßgeblich, wie viele Folgefälle es gibt. Im Idealfall entdeckt ein geschulter Studienarzt die Frühsymptome von Ebola bei einem Probanden, noch bevor dieser ansteckend wird, und veranlasst die Isolierung.

Der äußere Ring (Kontakte der Kontakte) der Gruppe 2 wurde während der ersten 21 Tage nach dem Indexfall von keinem der Teams besucht. Wenn sich dort Probanden beim Indexfall angesteckt hatten, wurden diese erst später entdeckt und hatten mit einer wesentlich größeren Wahrscheinlichkeit als die Probanden von Gruppe 1 weitere Angesteckte im gleichen Cluster verursacht.

Die direkten Kontakte des Indexfalls (innerer Ring) wurden in der sofort geimpften Gruppe 1 von zwei Teams (dem Studienteam plus dem staatlichen Ebola-Team) auf die ersten Symptome neuer Fälle befragt und untersucht, in Gruppe 2 jedoch nur von einem Team, dem staatlichen Ebola-Team.

In einer seriösen Studie achtet man beim Design darauf, dass sich die beiden Studiengruppen allein durch die Verabreichung des Wirkstoffs unterscheiden. Nur so kann ein eventuell eintretender Effekt wissenschaftlich korrekt dem Wirkstoff zugeschrieben werden.

In dieser Ebola-Studie unterscheiden sich die beiden Studiengruppen massiv in der Intensität und Häufigkeit durch Teambesuche zum Aufspüren neuer Ebola-Infektionen. Der dadurch entstehende Effekt der veränderten Ebola-Häufigkeit in den beiden Gruppen wurde keinesfalls ausschließlich durch die Impfung verursacht. Der Anteil der verabreichten Impfungen am Effekt ist jedoch nicht zu ermitteln. Das Studiendesign und die Auswertung der Ergebnisse sind als wissenschaftlicher Unfug zu bezeichnen.

Die Studie hatte offenbar nur den Zweck, die schnelle Zulassung des Impfstoffs vorzubereiten und dafür die Studie auf jüngere Altersgruppen ausweiten zu können, um zum einen die Zulassung auch für Minderjährige zu erhalten und zum anderen mehr Studienteilnehmer in den Clustern zu haben, weil die Ebola-Fälle, die für eine Clusterbildung herangezogen werden konnten, stark zurückgingen.

Absolutes »No-Go«: Änderung des Studiendesigns während laufender Studie

Besonders problematisch ist auch das sieben Wochen *nach* Studienbeginn veränderte Design:[15] Ebolafälle innerhalb der zehn Tage nach einer Impfung wurden bei der folgenden Auswertung zensiert (»censored«), d.h., sie wurden nicht mitgezählt. Dies war im ursprünglichen Studiendesign nicht so vorgesehen.[16]

Die Abänderung des Studiendesigns *nach* Studienbeginn ist unwissenschaftlich und manipulativ!

Zeitlicher Ablauf der Manipulation am Studiendesign:

21.3.2015:	Studienprotokoll durch WHO-Verantwortliche unterschrieben[17]
23.3.2015:	Beginn Vorstudie[18]
1.4.2015:	Beginn Hauptstudie[19]
11.5.2015:	Änderung Studiendesign[20]

> […] events … occuring < 10 days … after vaccination will be censored.« (»Ereignisse, die innerhalb von 10 Tagen nach der Impfung auftreten, werden zensiert.«)

Schlampige Studiendaten

Bei der Analyse der Originalpublikation fallen etliche Inkonsistenzen (Ungereimtheiten) innerhalb der Publikation bzw. zwischen Publikation und Daten im Appendix der Publikation auf. Qualitätssicherung ist offensichtlich selbst in einem Magazin mit »Peer Review« wie *The Lancet* nicht selbstverständlich.[21]

Laut den veröffentlichten Daten in Tabelle 2 auf Seite 5 sind bei den sofort Geimpften während der ersten zehn Tage insgesamt *neun* Ebola-Fälle vorgekommen. Laut Appendix waren es insgesamt *elf* Fälle (die Probanden Nr. 2, 6, 30, 34, 36, 37, 38, 44, 45, 46, 48).

Auf Seite 8 der Originalpublikation wird behauptet, dass die Geimpften aus beiden Gruppen (sofort geimpft oder verzögert) nur während der ersten *sechs* Tage an Ebola erkrankt sind. Die Probanden mit den Nummern 6 und 48 bekamen laut Appendix jedoch am Tag *sieben* Ebola.

Bei weiteren fünf Probanden (Nummer 1, 7, 29, 30, 40) des Appendix sind Angaben in den Datumsfeldern falsch, weil unplausibel,

z. B. Aufnahme in die Studie *vor* Studienbeginn, Datum der Nebenwirkung *vor* Impfdatum.

Diese Art von Fehlern darf weder den Autoren einer seriösen Studie noch in einer Fachzeitschrift, die angeblich eine Qualitätssicherung für alle Veröffentlichungen durchführt, vorkommen.

Weitere Ungereimtheiten in den Studiendaten

In der Studie wurden vom 1. April 2015 bis zum 20. Juli 2015 alle neuen bestätigten Ebola-Fälle, die von den nationalen »Ebola Response Teams« dem Studienteam gemeldet wurden, zur Bildung eines neuen Studienclusters herangezogen. In diesem Zeitraum habe es *446* bestätigte Ebola-Fälle gegeben. Davon seien 350 aus verschiedenen Gründen (zu weiter Weg, bereits Bestandteil eines Clusters) ausgeschlossen worden und 90 neue Cluster um diese Indexfälle gebildet worden.[22]

Guinea	KW	Fälle
Beginn Hauptstudie	2015-14	21
	2015-15	28
	2015-16	19
	2015-17	22
	2015-18	9
	2015-19	7
	2015-20	27
	2015-21	9
	2015-22	13
	2015-23	12
	2015-24	10
	2015-25	12
	2015-26	12
	2015-27	18
	2015-28	13
	2015-29	22
Zwischenauswertung	SUMME	254

TABELLE 1 Meldedaten (*WHO Situation Reports*)

In den offiziellen Meldedaten der WHO, die ebenfalls von den »Ebola Response Teams« stammen, findet man jedoch eine deutlich abweichende Anzahl an bestätigten Ebola-Fällen in dem genannten Zeitraum, nämlich lediglich 254 neue Fälle, die für die Bildung von Clustern herangezogen werden könnten.

Wieso das Studienteam fast 200 mehr Ebola-Fälle auflistet als die offiziellen WHO-Daten, ist weder nachvollziehbar noch erklärbar.

Da die korrekte Auswahl der Cluster die Basis für die durchgeführte Studie darstellt, lässt auch diese Ungereimtheit erneut Raum für Spekulationen darüber, mit welcher Sorgfalt bzw. Professionalität die Studie durchgeführt wurde.

Großversuch an der Bevölkerung

In den »Situation Reports« der WHO fällt ein seit Studienbeginn massiv verändertes Testverhalten auf, um offensichtlich trotz sinkender Fallzahlen neue Probanden für die Ringimpfungen gewinnen zu können.

Die Anzahl der durchgeführten Tests hat sich verdoppelt. Die Rate der positiven Tests hat sich von einem Drittel auf wenige Prozent verringert. Viele der Ebola-Tests betreffen Todesfälle und wurden großenteils erst nach dem Tod durchgeführt.

In den letzten Situation Reports der WHO wurde betont, dass über 80 % der durchgeführten Tests an Leichen vorgenommen wurden.

Zusätzliche Informationen – welche Todesfälle (alle?) getestet wurden und ob die Gestorbenen Ebola-Symptome hatten – wurden nicht veröffentlicht.

Durch ein derart geändertes Testverhalten werden zwangsläufig auch symptomarme oder symptomlose Ebola-Fälle, die es je nach Region in verschiedenem Ausmaß gibt, gefunden und werden nach dem Tod zu einem Indexfall.

Durch das Ring-Cluster-Design können dann alle Kontakte und Kontakte der Kontakte als Probanden in die Studie eingeschlossen werden.

	Anzahl bestätigter Ebola-Fälle	Anzahl bestätigter Todesfälle	Anzahl durchgeführter Ebola-Tests	Prozent der positiven Testergebnisse
18.03.2015	95	49	425	32 %
25.03.2015	45	37	430	22 %
01.04.2015	57	35	471	20 %
08.04.2015	21	19	498	13 %
15.04.2015	28	13	518	10 %
22.04.2015	21	11	565	6 %
29.04.2015	22	18	585	9 %
06.05.2015	9	9	374	4 %
13.05.2015	7	6	529	6 %
20.05.2015	27	11	510	10 %
27.05.2015	9	13	594	6 %
03.06.2015	13	9	608	4 %
10.06.2015	16	8	602	6 %
17.06.2015	10	7	660	4 %
24.06.2015	12	6	671	6 %
01.07.2015	12	9	630	7 %
08.07.2015	18	10	906	6 %
15.07.2015	13	7	785	4 %
22.07.2015	22	6	744	4 %
29.07.2015	4	6	868	2 %
05.08.2015	1	1	758	2 %
12.08.2015	2	2	768	0 %
19.08.2015	3	0	842	1 %
26.08.2015	3	3	803	1 %

TABELLE 2 Anzahl der in Guinea durchgeführten Ebola-Tests (inklusive Prozentzahl der davon nach dem Tod durchgeführten) sowie Fallzahlen

Wenn sich während einer laufenden Studie die Rahmenbedingungen, z. B. das Testverhalten, derart stark verändern, liegt immer eine Gefahr für Verzerrungen vor.

Kurz nach dem Tod ist die Ansteckungsgefahr am größten, da die Ebola-Toten zum Todeszeitpunkt die meisten Viren in sich haben.[23] Wenn durch das veränderte Testverhalten vermehrt Cluster mit Kontaktpersonen von Todesfällen gebildet werden, haben diese ein wesentlich höheres Ansteckungsrisiko als die vorher um lebende Ebola-Fälle mit einem geringeren Ansteckungsrisiko gebildeten Cluster. Dadurch ist die Gefahr von Verzerrungen gegeben.

Der im Zwischenbericht behauptete Studienerfolg hat die WHO zur sofortigen Abänderung der laufenden Studie veranlasst.[24] Ab sofort werden alle Personen mit Ansteckungsrisiko unverzüglich geimpft. Eine später geimpfte Kontrollgruppe für die Erkennung von Nebenwirkungen fällt weg. Auch Kinder und Jugendliche, die bisher von der Studie ausgenommen waren, werden nunmehr in die Studie eingeschlossen. Das Ziel ist die Vorbereitung der Zulassung des Impfstoffs.

Durch den Wegfall der Kontrollgruppe mit den später Geimpften gibt es keine Vergleichsgruppe für die Erfassung von Nebenwirkungen mehr. Implizit wird dadurch das Studiendesign so verändert, dass die Impfstoffsicherheit überhaupt nicht mehr bewertet werden kann. War schon der Ersatz der eigentlich notwendigen Placebogruppe durch eine Gruppe mit später Geimpften problematisch, so muss die erneute Abänderung des Studiendesigns während laufender Studie als unwissenschaftlicher Unfug bezeichnet werden. Das ist besonders kritisch, da es sich bei dieser Studie um eine Zulassungsstudie handelt. Sollte der Impfstoff auf Basis dieser völlig unzureichenden Erkenntnisse zur Impfstoffsicherheit von der WHO bzw. der FDA und der EMA zugelassen und von der WHO in einer Art Großversuch, der zudem auch Kinder und Jugendliche einschließt, massenhaft in Westafrika ausgerollt werden, so wäre dies unverantwortlich.

Die Einzigen, die davon profitieren, sind wieder einmal die Hersteller, die den Ebola-Hype als Gelegenheit benutzen, um ihre neuartigen Impfstoffe mit geringstem Aufwand und ohne jegliche wissenschaftliche Basis im Schnellverfahren durchzupeitschen. Bei dem geplanten Großversuch in Westafrika, einer Region mit einem unglaublichen Reichtum an Bodenschätzen, mögen im Hintergrund durchaus weitere Interessen und Ziele eine Rolle spielen.

Bekannte und unbekannte Impfstoffrisiken

Für den Impfstoff wurden Tierviren verwendet, die mit dem Erreger der Tollwut verwandt sind. Ihnen wurde mithilfe gentechnischer Verfahren Erbsubstanz des Ebola-Virus eingepflanzt.[25] Die Impfstoffviren dringen in die menschlichen Zellen ein und infizieren diese damit. Sie werden als Genfähren bezeichnet, weil sie fremde Gene in die menschlichen Zellen einschleusen. Diese neuen gentechnischen Impfstoffe werden als »Impfstoffe der dritten Generation« bezeichnet. Dabei wird der Impfstoff quasi direkt im menschlichen Organismus »produziert«.

Da die gentechnisch veränderten Viren vermehrungsfähig sind, handelt es sich um einen sogenannten Lebendimpfstoff. Frisch Geimpfte sind ansteckend und können andere mit den Impfviren infizieren. Da keinerlei Erfahrung mit diesen völlig neuen künstlichen Viren besteht, ist nicht absehbar, wie sich die Verbreitung in der Bevölkerung auswirkt. Auch eine Mutation im Organismus oder in der Bevölkerung ist möglich, wie sie z. B. von der Polio-Impfung bekannt ist und immer wieder für Polio-Ausbrüche sorgt, zuletzt im September 2015 in der Ukraine.[26]

Wie der menschliche Organismus auf diese gentechnisch veränderten Tierviren reagiert, ist nicht vorhersehbar und wird durchaus kritisch gesehen. Sowohl allergische Reaktionen sind möglich als auch Immunstörungen oder der Einbau der fremden DNA in das eigene menschliche Genom. Aus diesem Grund hat die europäische Zulassungsbehörde für diese Art von Impfstoffen einen Leitfaden herausgegeben, in dem auf die speziellen Aspekte zur Impfstoffsicherheit deutlich hingewiesen wird.[27] Die bei dieser Art von Impfstoffen spezifischen Nebenwirkungen können – wie die üblichen Nebenwirkungen auch – ausschließlich in korrekten Zulassungsstudien (Placebogruppe als Vergleich, ordentliche Protokollierung der Nebenwirkungen, längerfristige Beobachtung der Probanden, zusätzliche Untersuchungen der Probanden) untersucht werden. Unter den in Westafrika während eines Ebola-Ausbruchs herrschenden Zuständen werden Nebenwirkungen nicht ordentlich erfasst.

Rätselhaftes Verschwinden von Probanden

In Gruppe 1 (sofort geimpft) wurden 2014 Probanden geimpft. Beim Abschlusstermin nach 84 Tagen zur Erfassung von möglicherweise aufgetretenen Nebenwirkungen konnten nur noch 313 Probanden erreicht werden; das sind etwas über 6 % oder jeder Fünfzehnte! In Gruppe 2 (später geimpft) waren es zu Beginn 1498 Geimpfte. Davon wurden beim Abschlusstermin noch 308 Probanden erreicht; das sind knapp 5 % bzw. nur noch jeder Zwanzigste![28]

Da keinerlei Informationen über die Probanden, die bei den Folgeterminen zur Beurteilung der Sicherheit nicht mehr zur Verfügung standen, vorliegen, bleibt viel Raum für Spekulationen: Waren die Nebenwirkungen nach der Impfung so schwer, dass das ohnehin latent vorhandene Misstrauen der Bevölkerung in ausländische Medizinteams massiv verstärkt wurde und die Zusammenarbeit bei einem Großteil der Probanden nach der Impfung verweigert wurde? Wie würde das Studienergebnis wohl aussehen, wenn diese Versuchspersonen in die Auswertung mit eingeflossen wären? Wir wissen es nicht, denn die Gründe für diese enorme Abwanderung der Probanden sind nicht bekannt.

Weitere Studiendaten zum Impfstoff

Die WHO bezeichnet die Sicherheit nach den ersten Studien (Phase 1) als »akzeptabel«, da bei den 69 Teilnehmern keine schweren Nebenwirkungen aufgetreten waren.[29] Üblicherweise schließt sich an die Phase 1 zur Vorbereitung auf die Zulassung eines Impfstoffs die Phase-2-Studie an. Diese Phase wurde aber in diesem Fall völlig übersprungen.

Eine weitere Studie, bei der ebenfalls der Impfstoff von Merck und sogar ein echtes Placebo (Kochsalzlösung) verwendet wurde, soll voraussichtlich Mitte 2016 beendet werden.[30] Hierfür wurden Freiwillige in Liberia geimpft und die Nebenwirkungen und Titer (Menge der Abwehrstoffe im Blut) über zwölf Monate lang beobachtet. Die Aufteilung der Probanden in die drei Gruppen (beide Testimpfstoffe bzw. Placebo) erfolgte zufällig und verblindet. Damit scheint diese eine Studie dem empfohlenen Goldstandard für Zulassungsstudien zu entsprechen.[31]

Bleibt die Frage, welchen Stellenwert diese Studienergebnisse insbesondere zu Nebenwirkungen haben, wenn der beteiligte Impfstoff im Eilverfahren bereits zugelassen wurde, da der Hersteller Merck Ende 2015 bereits die Zulassung beantragen will.[32]

Auswirkungen auf künftige Impfstoffstudien

Es steht zu befürchten, dass der Impfstoff ohne korrekte Studien zugelassen wird. Das ist besonders deshalb sehr lukrativ für die Industrie, weil damit erstmals ein Impfstoff der »dritten Generation« zugelassen wird. Die Hauptkomponente (VSV) dient dann als »Impfstoffplattform« für weitere rekombinante Vektorimpfstoffe.[33]

Auch das abgeänderte Studiendesign, das ohne Placebogruppe für Erkenntnisse zur Sicherheit und ohne korrekten Nachweis der Wirksamkeit auskommt, soll dann als künftiges Modell für Impfstoffstudien etabliert werden.[34]

Eindämmung des Ausbruchs durch sorgfältiges Ausbruchsmanagement

Die genannten Impfstoffversuche in Westafrika sind umso schärfer zu verurteilen, als es ja eine wohlbekannte und bewährte Möglichkeit gibt, den Ebola-Ausbruch ohne Impfungen zu stoppen.

Gutes *Ausbruchsmanagement* erfolgt mit:

- Früherkennung von Ebola-Fällen,
- Quarantäne der Erkrankten,
- sorgfältige Ermittlung aller Kontaktpersonen,
- Isolation dieser Kontaktpersonen,
- umfangreiche Öffentlichkeitsarbeit,
- Schulung von medizinischem Personal und Hilfskräften.

Bei Ebola ist diese Strategie besonders erfolgversprechend, weil die Infektion nur über direkte Körperflüssigkeiten und nicht – wie bei anderen Infektionskrankheiten – durch Tröpfcheninfektion übertragen wird. Die Erkrankten sind erst nach Einsetzen der Symptome, z. B. Durchfall und Erbrechen, ansteckend. Bei Kontaktpersonen kann also durch sorgfältige Aufklärung und Überwachung die Ansteckung anderer fast vollständig verhindert werden (siehe auch vorheriges Kapitel »Ein Schlaraffenland für die Pharmaindustrie«).

Fachkreise fordern ordentliche Placebostudien

Wer sich einmal intensiver mit der Impffrage im Allgemeinen und mit den Zulassungsstudien im Besonderen beschäftigt und dabei das Vertrauen in den eigenen gesunden Menschenverstand bewahrt, fühlt sich irgendwann wie im falschen Film: Da werden grundlegende Regeln der Wissenschaftlichkeit mit einer geradezu erstaunlichen Konsequenz und Beharrlichkeit missachtet, und alle Mediziner, Wissenschaftler, Behörden, Politiker und Medien machen mit. Oder fast alle. Gerade in diesem Jahr hat sich in Deutschland eine Initiative aus Elternverbänden, Ärzten und Apothekern formiert, die den Finger auf die Wunde legen will. 200 Ärzte und Apotheker fordern öffentlich auf der Website *dagia.org* die Einhaltung von »zehn Mindestanforderungen an Zulassungsstudien für Impfstoffe« (Stand: September 2015). Sobald sich 1000 öffentliche Unterstützer gefunden haben, will die Initiative eine konsequente Lobbyarbeit mit Bundestagsabgeordneten starten. In diesen zehn Forderungen finden wir wichtige Aspekte wieder, die wir bereits in unserem Buch besprochen haben.

Nachfolgend ein Auszug aus der Website dagia.org:

> (DAGIA) Aus unserer Sicht erfüllt die derzeitige Zulassungspraxis nicht die Kriterien für einen evidenzbasierten Einsatz von Impfstoffen. Dennoch gibt es in Fachkreisen bisher keine echte Diskussion über Mindestanforderungen. DAGIA hat sich als unabhängige Institution deshalb zum Ziel gesetzt, eine entsprechende Fachdiskussion anzuregen. Wenn Sie Arzt sind und diese zehn Forderungen für sinnvoll halten, können Sie dies durch die Eintragung in eine Unterstützerliste dokumentieren. Unser Ziel ist, diesen Forderungen durch eine möglichst große Anzahl von Unterstützern ein gesundheitspolitisches Gewicht zu verleihen. Diese Liste geht demnächst online. Weitere Infos unter *info@dagia.org.*
>
> **Definition der Erwartungen**
> Eine individuelle Garantie für Wirksamkeit und Sicherheit wird weder von den Herstellern noch von den zuständigen Gesundheitsbehörden gegeben. Versprochen wird jedoch ein statistischer gesundheitlicher Vorteil einer definierten Gruppe von Geimpften gegenüber Ungeimpften. Vor der Beurteilung eines Impfstoffs steht

die Definition der an ihn gerichteten Erwartungen. Diese Erwartungen müssen natürlich aus der Sicht desjenigen definiert werden, der einen Vorteil aus der Impfung ziehen soll und das Risiko etwaiger Nebenwirkung trägt, also des Impflings bzw. seiner Eltern / Sorgeberechtigten.

Notwendigkeit
Die Notwendigkeit ergibt sich zum einen aus dem realistischen Ansteckungs- und Erkrankungsrisiko, das durch die Impfung gesenkt werden soll, zum anderen aus fehlenden Alternativen der Behandlung und Vorsorge.

Signifikanter gesundheitlicher Vorteil
Geimpfte müssen gegenüber Ungeimpften unter dem Strich einen signifikanten gesundheitlichen Vorteil vorweisen können. Deshalb sind sowohl die Symptome, gegen die geimpft wird, zu berücksichtigen, als auch alle anderen gesundheitlichen Parameter, die auf etwaige Nebenwirkungen hindeuten.

Kalkulierbarkeit des Impfrisikos
Um eine Risiko-Nutzen-Abwägung zu ermöglichen, muss neben dem Erkrankungsrisiko und dem klinischen Wirkungsgrad des Impfstoffs auch die statistische Wahrscheinlichkeit von Nebenwirkungen bekannt sein. Unsere konkreten Forderungen an eine Zulassungsstudie sind:

1. Randomisierte placebokontrollierte und mehrfach verblindete Vergleichsstudien
Will man den gesundheitlichen Vorteil bewerten, den Geimpfte gegenüber Ungeimpften haben, muss man natürlich Geimpfte mit Ungeimpften in einer ergebnisoffenen Studie miteinander vergleichen und dabei möglichst alle Faktoren, die das Ergebnis verzerren könnten, ausschließen. Randomisierte placebokontrollierte Doppelblindstudien gelten als Standard der evidenzbasierten Medizin. Künftig dürfte dies jedoch die Dreifach-Verblindung sein, um zusätzlich auch Ergebnisverzerrung im Rahmen der Studienauswertung zu verhindern.
(KOMMENTAR: *Dies wird von der Ebola-Impfstoffstudie nicht erfüllt!*)

2. Zwingender Eintrag in ein öffentliches Studienregister

Nicht zuletzt der Skandal um die vom Hersteller zurückgehaltenen Studiendaten zum Grippemedikament TAMIFLU zeigt, dass eine Studie nur dann Bestandteil des Zulassungsverfahrens werden darf, wenn sie rechtzeitig vor ihrem Beginn in ein öffentliches Studienregister eingetragen wurde. Durch die Unterschlagung wichtiger Studien und Studienergebnisse kann die Darstellung der Faktenlage stark beeinflusst werden.
(KOMMENTAR: *von der Ebola-Impfstoffstudie nur teilweise erfüllt. Das Design der Impfstoffstudie ist nur unvollständig beschrieben!*)

3. Verwendung eines echten Placebos

Ein Placebo ist ein Scheinmedikament, das weder Wirkungen noch Nebenwirkungen entfaltet, z. B. eine physiologische Kochsalzlösung. Scheinplacebos, die Bestandteile des Impfstoffs enthalten, erfüllen dieses Kriterium nicht, die auf diese Weise gewonnenen Studienergebnisse sind allenfalls akademischer Natur. Der Vergleich mit anderen Impfstoffen statt mit einem echten Placebo ist genausowenig aussagefähig. Dass diese Forderung nicht selbstverständlich ist, zeigt z. B. die europäische Zulassung der HPV-Impfstoffe GARDASIL und CERVARIX oder die Rotavirus-Impfstoffe ROTARIX und ROTATEQ (alle seit 2006 zugelassen).
(KOMMENTAR: *Da sowieso kein Placebo eingesetzt wurde, wird diese Forderung von der Ebola-Impfstoffstudie nicht erfüllt!*)

4. Ausreichende Studiengröße und -laufzeit

Das Ziel einer signifikanten Aussage über einen gesundheitlichen Vorteil der geimpften Gruppe macht Mindestgrößen bei den Probandengruppen (Proband = Testperson) und eine Mindestlaufzeit der Studie notwendig. Nur so können auch seltenere schwerwiegendere Nebenwirkungen erfasst werden, was wichtig ist, um die Risiken eines Impfstoffs kalkulieren und gegen die Risiken einer Erkrankung abwägen zu können. Je seltener eine impfpräventable (durch Impfung vermeidbare) Krankheit in der Bevölkerung auftritt, desto größer muss die Studie sein, um vergleichbare Erkrankungsraten erfassen zu können. Die Laufzeit muss angesichts neuerer Erkenntnisse bezüglich den Langzeitwirkungen von Aluminium-Adjuvantien mindestens ein Jahr betragen, besser jedoch drei Jahre.

(KOMMENTAR: *Wird von der Ebola-Impfstoffstudie nicht erfüllt. Die Studie ist weder umfangreich genug, noch lief sie lange genug, um eine belastbare Aussage über Wirksamkeit und Sicherheit treffen zu können.*)

5. Transparenz bei Studiendesign und Daten
Das Design einer Studie entscheidet maßgeblich über ihre Aussagekraft. Design und (anonymisierte) Daten müssen öffentlich zugänglich sein. Änderungen des Designs während der laufenden Studie sind genauestens zu dokumentieren. Das Gleiche gilt z. B. für die Methodik bei der Zusammenstellung der Probandengruppen, für den Verbleib von Studienabbrechern und aus der Studie ausgeschlossene Probanden, insbesondere wenn es sich um Todesfälle handelt. (KOMMENTAR: *Wird von der Ebola-Impfstoffstudie nicht erfüllt. Die Studiendaten wurden bisher nur rudimentär veröffentlicht!*)

6. Uneingeschränkte Erfassung von klinischen Endpunkten
Während der gesamten Laufzeit der Studie sind sämtliche gesundheitlich relevanten Ereignisse zu erfassen, nicht nur ausgewählte Symptome oder reine Messwerte wie z. B. der Antikörpertiter. (KOMMENTAR: *Dies kann aufgrund der schlechten Dokumentation und der Schlampigkeit, mit der die Studie durchgeführt wurde, nicht beurteilt werden!*)

7. Nachweislich unabhängiger Vertrauensmann
Erfahrungsgemäß neigen Studienärzte dazu, mögliche Nebenwirkungen gegenüber dem Probanden abzuwiegeln. Deshalb muss dem Probanden ein nachweislich unabhängiger Vertrauensmann zur Seite gestellt werden, an den er sich jederzeit wenden kann. (KOMMENTAR: *Von unabhängigen Ansprechpartnern für die Versuchsteilnehmer in Guinea kann keine Rede sein. Dies mag einer der Gründe sein, warum mehr als 94 % der Probanden sich vor dem Ende von der Studie verabschiedet haben.*)

8. Herstellerunabhängigkeit
Herstellerfinanzierte Studien sind nachweislich tendenziös. Dafür gibt es eine ganz einfache Erklärung: Fällt die Studie ungünstig für den Impfstoff aus, sinkt die Wahrscheinlichkeit von Folgeaufträgen

für die beauftragten Institute und ihre Mitarbeiter. Es muss deshalb gewährleistet sein, dass Planung und Durchführung der Zulassungsstudien in der Hand finanziell unabhängiger Institutionen liegen. (KOMMENTAR: *Offiziell wurde die Studie nicht vom Hersteller Merck selbst, sondern von der WHO, dem* Wellcome Trust, *den Ärzten ohne Grenzen, der norwegischen und der kanadischen Regierung finanziert. Diese Forderung wäre damit zumindest auf dem Papier erfüllt. Dennoch muss hinter den Kulissen eine enorme Lobbyarbeit gelaufen sein, denn die Studie erfüllte zu keiner Zeit die Kriterien für Ergebnisoffenheit und wissenschaftliche Korrektheit.*)

9. Realistische Abbildung der Epidemiologie in der Bevölkerung
Spätestens die Zulassungsstudien der Rotavirus-Impfstoffe haben gezeigt, dass die im Rahmen einer Studie erfassten Erkrankungen aufgrund der gewählten Diagnosemethodik nicht unbedingt die tatsächliche Epidemiologie in der Bevölkerung wiedergeben. Darum muss zur Gegenkontrolle eine dritte Versuchsgruppe weder Wirkstoff noch Placebo erhalten. Die Erfassungsstrategie sollte sowohl retrospektive (rückschauende) als auch prospektive (vorausschauende) Elemente enthalten.
(KOMMENTAR: *Wird von der Ebola-Impfstoffstudie nicht erfüllt!*)

10. Langzeitbeobachtung der Probanden
Auch nach der Zulassung eines Impfstoffs müssen die langfristigen Auswirkungen auf die Gesundheit der Probanden im Rahmen einer Langzeitstudie erfasst werden.
(KOMMENTAR: Wird von der Ebola-Impfstoffstudie nicht erfüllt!)

Fazit

Von zehn mehr oder weniger selbstverständlichen DAGIA-Forderungen wird also nur eine einzige erfüllt – und die auch nur auf dem Papier.

Vorgeschlagene Reformen

1. Bei rätselhaften Ausbrüchen muss grundsätzlich eine vollständige Differenzialdiagnose unter Einbeziehung der wichtigsten medizinischen Disziplinen erfolgen, insbesondere von Umweltmedizinern, Toxikologen und Epigenetikern und klassischen Homöopathen (die in der Regel über eine exzellente Anamneseausbildung verfügen).
2. Sorgfältige Beachtung möglicher Interessenkonflikte bei Forschern und Studienverantwortlichen, insbesondere bei den Teamleitern.
3. Loslösung der Abhängigkeit der WHO von der US-Regierung und von Bill Gates. Dem »Parlament« der WHO muss je ein Vertreter eines jeden Mitgliedslandes gleichberechtigt angehören. Die Mitgliedsbeiträge sind anteilmäßig aus den jeweiligen Bruttosozialprodukten zu errechnen. Wer nicht pünktlich zahlt, dessen Mitgliedschaft und Mitspracherecht ruhen.
4. Einrichtung einer nachweislich unabhängigen Ethikkommission zur Kontrolle aller Zulassungsstudien.
5. Dadurch, dass die Industrie, ihre »selbstlosen Stiftungen« (Melinda- und Bill-Gates-Stiftung, *Wellcome Trust, Rockefeller Foundation, Carnegie Foundation*, Schering Stiftung, Bayer Stiftung etc.) sowie industrienahe Regierungen jährlich Milliarden in die Forschung pumpen, erreichen sie eine meist sehr effektiv wirkende Selbstzensur der Forschung. Das Geld fließt fast ausschließlich an Projekte, von denen die Industrie viel und die Menschen wenig oder gar nur den Schaden haben. Diese Einseitigkeit der Forschung muss beendet werden. Vor allem die Abhängigkeit der Universitäten von Industriegeldern muss beendet werden. Diese unabhängige Forschung könnte man z. B. durch eine Steuer auf Unternehmensgewinne bei Unternehmen einer bestimmten Größe finanzieren. Eventuell muss auch neu über das Stiftungsrecht nachgedacht werden. Dazu bedarf es allerdings einer internationalen Übereinkunft aller Nationen.
6. Die Haftung für Nebenwirkungen von Impfstoffen darf nicht mehr vom Steuerzahler getragen werden, sondern muss wieder dem

Hersteller auferlegt werden, damit er *aus reinem Eigeninteresse* für eine maximale Sicherheit seiner Produkte sorgt.

7. Die DAGIA-Initiative (*www.dagia.org*) muss weiterentwickelt werden, um dem Ruf der Fachkreise nach wissenschaftlichen Zulassungsstudien internationales Gewicht zu geben.

Endnoten

Vorwort

1 BZgA: »Prävention durch Angst? Stand der Furchtappellforschung«, April 1998, zu finden unter: *http://www.bzga.de/botmed_60604000.html.*

2 Beate Schuster: *Psychische Gewalt durch Mobbing und soziale Ausgrenzung: Präventions- und Interventionsmöglichkeiten für den Schulalltag,* Berliner Forum Gewaltprävention, herausgegeben durch die Landeskommission Berlin gegen Gewalt, Ausgabe 29 (2007), S. 59–75, zu finden unter: *https://www.berlin.de/imperia/md/content/lb-lkbgg/bfg/nummer29/13_schuster.pdf?start&ts=1193649493&file=13_schuster.pdf.*

Kapitel 1: Westafrika – Ebola oder Malaria 2.0?

1 »Unidentified illness kills 23 in Guinea« bzw. »Guinée: au moins 23 personnes mortes d'une mystérieuse maladie depuis février«, AFP-Meldung vom 20. März 2014, zu finden unter: *http://reliefweb.int/report/guinea/guin-e-au-moins-23-personnes-mortes-dune-myst-rieuse-maladie-depuis-f-vrier.*

2 »Death toll from Guinea haemorrhagic fever rises to 29«, Reuters-Meldung vom 21. März 2014, aufgerufen unter *http://www.trust.org/item/20140321201242-57i88/.*

3 »Ebola-Epidemie erreicht Guineas Hauptstadt«, *Frankfurter Rundschau Online* vom 22. März 2014, aufgerufen unter: *http://www.fr-online.de/panorama/afrika--ebola-epidemie-erreicht-guineas-hauptstadt,1472782,26629550.html.*

4 »Gefährliches Virus: Ebola-Epidemie erreicht Guineas Hauptstadt«, *Spiegel Online* vom 23. März 2014, aufgerufen unter: *http://www.spiegel.de/wissenschaft/medizin/ebola-ausbruch-in-guinea-epidemie-erreicht-hauptstadt-a-960324.html.*

5 Kevin Sack, Sheri Fink, Pam Belluck, Adam Nossiter: »Why veterans of past Ebola crises underestimated this one«, *Miami Herald Online* vom 29. Dezember 2014, aufgerufen unter: *http://www.miamiherald.com/news/nation-world/world/article5157072.html.*

6 Sylvain Baize et al.: »Emergence of Zaire Ebola Virus Disease in Guinea«, *N Engl J. Med 2014*; 371:1418–25. DOI: 10.1056/NEJMoa1404505, veröffentlicht am 9. Oktober 2014, zu finden unter: *http://www.nejm.org/doi/full/10.1056/NEJMoa1404505.*

7 Interview mit Sékou S. am 25. Mai 2015 im Dorf Méliandou, Guinea.

8 Anne Gulland: »Ebola outbreak claims more than 60 lives«, BMJ 2014; 348:g2473, vom 31. März 2014, zu finden unter: *http://www.bmj.com/content/348/bmj.g2473*.
9 Anne Gulland: »Fear spreads as number of Ebola cases in Guinea rises«, BMJ 2014;348:g2644, vom 8. April 2014, zu finden unter: *http://www.bmj.com/content/348/bmj.g2644*.
10 WHO: »Ebola Situation Reports«, who.int, aufgerufen am 19. Juli 2015, zu finden unter: *http://apps.who.int/ebola/current-situation/ebola-situation-report-15-july-2015*.
11 »Nach Ebola kommt Malaria: Über 500.000 Malaria-Tote pro Jahr«, *Focus Online* vom 24. April 2015, aufgerufen unter: *http://www.focus.de/gesundheit/diverses/gesundheit-ueber-500-000-malaria-tote-pro-jahr_id_4635367.html*.
12 *fit-for-travel.de*, Reiseziel Guinea, aufgerufen am 7. September 2015, zu finden unter: *http://www.fit-for-travel.de/ueber-300-reiseziele/guinea.thtml*.
13 Sylvain Baize et al., 2014, a. a. O.
14 »Death toll from Guinea haemorrhagic fever rises to 29« Reuters-Meldung vom 21. März 2014, zu finden unter *http://www.trust.org/item/20140321201242-57i88/*.
15 »Gefährliches Virus: Ebola-Epidemie erreicht Guineas Hauptstadt«, *Spiegel Online* vom 23. März 2014, zu finden unter: *http://www.spiegel.de/wissenschaft/medizin/ebola-ausbruch-in-guinea-epidemie-erreicht-hauptstadt-a-960324.html*.
16 Randal J. Schoepp et al.: »Undiagnosed Acute Viral Febrile Illnesses, Sierra Leone«, *Emerging Infectious Diseases*, Vol. 20, No. 7, Juli 2014, zu finden unter: *http://wwwnc.cdc.gov/eid/article/20/7/13-1265_article*.
17 »Ebola – Virologen reisen nach Guinea – Aktueller Stand & Hintergründe«, Bernhard-Nocht-Institut für Tropenmedizin, 27. März 2014, aufgerufen unter: *http://www.bnitm.de/aktuelles/mitteilungen/406-ebola-virologen-reisen-nach-guinea/*.
18 RKI: »Hinweise zur Malaria-Diagnostik und zur Interpretation von Malaria-Befunden bei einer in den letzten 21 Tagen aus Ebolafieber-Ausbruchsländern eingereisten Person, die sich noch nicht in einem der Behandlungszentren befindet« (Stand: 25. November 2014), *rki.de*, zu finden unter: *http://www.rki.de/DE/Content/InfAZ/E/Ebola/Malariadiagnostik_bei_Ebolafieber-Verdacht.pdf;jsessionid=8B11E-3BAA4D270DF3CADA5EA1DC976DA.2_cid390?__blob=publicationFile*.
19 RKI: Außergewöhnliche biologische Gefahren, Agenzien-Katalog »Ebolafieber« und »Klinik«, aufgerufen am 7. September 2015, zu finden unter: *http://www.abig.rki.de/ABiG/DE/Home/Homepage_node.html*.

20 Meine Interviews mit Dr. Kalissa N'fansoumane am 24. Mai 2015 und mit Dr. Traore am 31. Mai 2015 + »Why veterans of past Ebola crises underestimated this one«, *Miami Herald Online* vom 29. Dezember 2014 (*http://www.miamiherald.com/news/nation-world/world/article5157072.html*).
21 Mein Interview mit dem zuständigen Krankenpfleger von Sérédou am 28. Mai 2015.
22 »Nach Ebola kommt Malaria: Über 500.000 Malaria-Tote pro Jahr«, *Focus Online* vom 24. April 2015 (a.a.O.) + »Ebola bekämpft, Malaria vernachlässigt«, *Zeit Online* vom 24. Juni 2015 + »Westafrika: Ebola-Epidemie fordert fast 11.000 zusätzliche Malaria-Tote«, *Spiegel Online* vom 24. April 2015.
23 Siehe auch Hans U.P. Tolzin: *Die Seuchen-Erfinder*, Tolzin Verlag, Herrenberg 2012.
24 *Nature Biotechnology*, 6. Oktober 2004.
25 Siehe dazu Prof. Joachim Bauer: *Das kooperative Gen*, Heyne Verlag, München 2010.
26 Interview im Dorf Irié, Guinea, am 26. Mai 2015.
27 Fachinformation: Doxycyclin Heumann 100/200 mg Tabletten + *http://www.onmeda.de/Wirkstoffe/Doxycyclin/nebenwirkungen-medikament-10.html.*
28 Fachinformation: Metronidazol 400 Heumann + *http://www.onmeda.de/Wirkstoffe/Metronidazol/nebenwirkungen-medikament-10.html.*
29 Interview in Sérédou, Guinea, am 26. Mai 2015.
30 Fachinformation: Biltricide + *http://www.onmeda.de/Wirkstoffe/Praziquantel/nebenwirkungen-medikament-10.html.*
31 Fachinformation: Yomesan + *http://www.onmeda.de/Wirkstoffe/Niclosamid/nebenwirkungen-medikament-10.html.*
32 Fachinformation: Surfont + *http://www.onmeda.de/Wirkstoffe/Mebendazol/nebenwirkungen-medikament-10.html.*
33 Katja Carolin Greutélaers: »Effektivität von Sulfadoxin-Pyrimethamin zur Behandlung symptomatischer, unkomplizierter Plasmodium falciparum-Malaria bei Kindern im Alter zwischen 6-59 Monaten in Lambaréné, Gabun«, Dissertation, Freiburg i. B., 2009, zu finden unter: *https://publikationen.uni-tuebingen.de/xmlui/handle/10900/45527* + *drugs.com*, siehe unter »Fansidar«.
34 RKI: »Der erste Kontakt – Wissenschaftler des RKI rekonstruieren den Ursprung der Ebolafieber-Epidemie«, *rki.de*, abgerufen am 7. September 2015, zu finden unter: *https://www.rki.de/DE/Content/InfAZ/E/Ebola/Hilfseinsaetze_Westafrika/Tierreservoir.html.*
35 Sylvain Baize et al.: »Emergence of Zaire Ebola Virus Disease in Guinea«, NEJM, 16. April 2014, a.a.O.

36 RKI: »Der erste Kontakt«, *rki.de* (a.a.O.) + »Why veterans of past Ebola crises underestimated this one«, *Miami Herold Online* vom 29. Dezember 2014 (a.a.O.).
37 »Why veterans of past Ebola crises underestimated this one« (a.a.O.).
38 *abig.rki.de*, Agenzien-Katalog, Auswahl »Ebolafieber« + »Klinik«.
39 »Renewal Assessment Report Glyphosate«, Vol. 3, 18. Dezember 2013, *corporateeurope.org*.
40 Wolfgang Bödeker: »Akute Vergiftungen von Menschen durch Glyphosat Roundup & Co.«, Berlin 2014, Folienvortrag, zu finden unter: *http://www.agrarkoordination.de/fileadmin/dateiupload/Roundup___Co/Wolfgang_Boedeker_Glyphosat_Tagung_fin3.pdf*.
41 »Roundup & Co – Unterschätzte Gefahren«, PAN Germany, Dezember 2014, Seite 23, zu finden unter: *http://www.agrarkoordination.de/fileadmin/dateiupload/Roundup___Co/Roundup___Co_-_Unterschaetzte_Gefahren.pdf*.
42 »Krank durch Pestizide: Nebenwirkungen der Pflanzenschutzmittel«, BUND, zu finden unter: *http://www.bund.net/themen_und_projekte/chemie/pestizide/gesundheitsgefahren/krank_durch_pestizide/*, aufgerufen am 7. September 2015.
43 Martha Mertens: »Glyphosat und glyphosatresistente Pflanzen«, BUND, 29. Oktober 2011, zu finden unter: *http://www.bund.net/fileadmin/bundnet/pdfs/chemie/pestizide/20111207_chemie_glyphosat_glyphosatresistente_pflanzen.pdf*.
44 »Ivermectin«, *PharmaWiki.ch*, aufgerufen am 7. September 2015.
45 Helmut H. Wolff: »Ivermectin als orale Einmalbehandlung der Skabies: Das Ende der Lokaltherapie?«, *Deutsches Ärzteblatt* 1998; 95(36): A-2095 / B-1775 / C-1671, *http://www.aerzteblatt.de/archiv/12852/Ivermectin-als-orale-Einmalbehandlung-der-Skabies-Das-Ende-der-Lokaltherapie*.
46 »Albendazol«, *PharmaWiki.ch*, aufgerufen am 7. September 2015.
47 Michael Leitner: *Mythos HIV*, videel Verlag, Niebüll 2001.
48 »Therapie: Amodiaquin vs. Amodiaquin-Artesunat«, *tropeninstitut.charite.de*, aufgerufen am 28. Juli 2015.
49 WHO Public Assessment Report (WHOPAR): »Artenusate & Amodiaquine Tablets (50 mg/135 mg)«, zu finden unter: *http://apps.who.int/prequal/WHOPAR/WHOPARPRODUCTS/MA057part1v2.pdf*.
50 »Agranulozytose«, *wikipedia.org*, aufgerufen am 28. Juli 2015.
51 Philipp Matthias Rezbach: »Kombination von Amodiaquin mit Artesunat im Vergleich zu Amodiaquin als Monotherapie für die Behandlung von Kindern mit unkomplizierter *Malaria tropica* in Lambaréné, Gabun«, Dissertation, Tübingen 2004, zu finden unter: *https://publikationen.uni-tuebingen.de/xmlui/handle/10900/44523*.

52 Anne Gulland: »Fear spreads as number of Ebola cases in Guinea rises«, BMJ 2014;348:g2644, 8. April 2014.
53 »Epidemie in Westafrika: Sieben Helfer einer Ebola-Aufklärungskampagne getötet«, *Spiegel Online* vom 18. September 2014.
54 Karim Camara, Lisa Schlein: »WHO Continues Ebola Fight Despite Murders«, *Voice of America* (VOA) *Online* vom 19. September 2014, zu finden unter: *http://www.voanews.com/content/sierra-leone-ebola-lockdown/2455178.html.*
55 *sternsinger.org,* aufgerufen am 10. November 2014, zu finden unter: *http://www.sternsinger.org/themen/ernaehrung/was-passiert-wenn-man-hungert.html.*
56 Ulrich Heininger: »Handbuch Kinderimpfung«, Hugendubel, Kreuzlingen 2004, S. 195.
57 Siehe dazu auch Thomas Klein: *Sonnenlicht, das größte Gesundheitsgeheimnis,* Hygeia Verlag, 2. Aufl. 2010.
58 Alfred Sommer: »Vitamin A Deficiency and its consequences«, WHO, Third Edition 1995, S. 2, zu finden unter: *http://passthrough.fw-notify.net/download/172986/http://www.who.int/nutrition/publications/vad_consequences.pdf.*
59 Siehe dazu u. a. *Wikipedia*: »Pettenkofer« und »Cholera«.
60 S. Ng, N. E. Basta, B. J. Cowling: »Association between temperature, humidity and ebolavirus disease outbreaks in Africa, 1976 to 2014«, *Eurosurveillance,* Volume 19, Issue 35, 4. September 2014, zu finden unter: *http://passthrough.fw-notify.net/download/650819/http://www.eurosurveillance.org/images/dynamic/EE/V19N35/art20892.pdf.*
61 Andrea Lepold: »Polio-Epidemie in Tadschikistan: Umweltgifte die Ursache?«, *impfkritik.de,* vom 30. August 2012, zu finden unter: *http://www.impfkritik.de/pressespiegel/2012083001.html.*
62 Siehe *www.ecowas.int.*
63 *Bulletin of the World Health Organization,* 56 (2): 247–270 (1978), zu finden unter: *http://www.ncbi.nlm.nih.gov/pmc/articles/PMC2395561/.*
64 Falldefinitionen des RKI, Ausgabe 2007, *rki.de.*
65 Falldefinitionen des RKI, Ausgabe 2015, *rki.de.*
66 Abschnitt Differenzialdiagnose in »Übersicht Ebolafieber«, *rki.de,* Stand: 31. Oktober 2014.
67 »Case Definition for Ebola Virus Disease (EVD)«, *cdc.gov,* aufgerufen am 5. August 2014, zu finden unter: *http://www.cdc.gov/vhf/ebola/healthcare-us/evaluating-patients/case-definition.html.*
68 »Case Definition for Ebola Virus Disease (EVD)«, *cdc.gov,* aufgerufen am 5. August 2014, a. a. O.
69 »Ebola virus disease Information for Clinicians in U.S. Healthcare Settings«, *cdc.gov,* aufgerufen am 7. November 2014, zu finden

unter: *http://www.cdc.gov/vhf/ebola/healthcare-us/preparing/clinicians.html.*

70 WHO, Case definition recommendations for Ebola or Marburg Virus Diseases, 9. August 2014, who.int, zu finden unter: *http://www.who.int/csr/resources/publications/ebola/ebola-case-definition-contact-en.pdf.*

71 »Ebola virus disease: background and summary«, *WHO Online* vom 3. April 2014, aufgerufen unter: *http://www.who.int/csr/don/2014_04_ebola/en/.*

72 *Bulletin of the World Health Organization*, 61 (6):997-1003 (1983), Seite 997, zu finden unter: *http://www.ncbi.nlm.nih.gov/pmc/articles/PMC2536233/pdf/bullwhooo102-0107.pdf.*

73 Abschnitt Differenzialdiagnose in »Übersicht Ebolafieber«, *rki.de*, Stand 31. Oktober 2014.

74 Sandra Kleinschmidt: »Forscher: Stechmücke als Ebola-Reservoir durchaus möglich«, *technik-smartphone-news.de* vom 4. September 2014, zu finden unter: *http://www.technik-smartphone-news.de/ebola-deutscher-forscher-muecken-als-infektionsquelle-2964.*

75 *Bulletin of the World Health Organization*, 61 (6):997-1003 (1983), a.a.O.

76 *https://www.youtube.com/watch?v=62EI9siY1uM.*

Kapitel 2: Eine unverhoffte Reise durchs Ebola-Land

1 »Das Masern-Panik-Orchester«, Michael Leitner im Gespräch mit Hans U. P. Tolzin, *youtube.com* vom 20. März 2015, zu finden unter: *https://www.youtube.com/watch?v=vyIvCkk9weo.*

2 »Impfextremisten spielen Impfkritikern gefälschtes Dokument zu«, *impf-report.de,* Newsletter Nr. 12/2005, zu finden unter: *http://www.impf-report.de/newsletter/archiv/2005/12.html.*

3 Dieudonne Nkoghe et al.: »Risk Factors for Zaire ebolavirus – Specific IgG in Rural Gabonese Populations«, J Infect Dis. (2011) 204 (suppl 3): S. 768-775. doi: 10.1093/infdis/jir344, zu finden unter: *http://jid.oxfordjournals.org/content/204/suppl_3/S768.long.*

4 Siehe Reisebericht: *https://www.youtube.com/watch?v=hSQEe4an754.*

5 Siehe Reisebericht: *https://www.youtube.com/watch?v=nYErTItuocY.*

Kapitel 3: Es war einmal – Ebola 1976

1 *Bull World Health Organ*, 1978;56(2):247-70 / *http://www.ncbi.nlm.nih.gov/pmc/articles/PMC2395561/pdf/bullwhoo0439-0090.pdf.*

2 Ebola-Merkblatt für Ärzte des RKI, *http://www.rki.de/DE/Content/InfAZ/E/Ebola/Uebersicht.html.*

3 *Ebola Virus Haemorrhagic Fever, Proceedings of an International Colloquium on Ebola Virus Infection and Other Haemorrhagic Fevers held*

in Antwerp, Belgium, 6-8 December, 1977, © 1978 Elsevier/North-Holland Biomedical Press, *http://www.enivd.de/EBO LA/pdf/ebola-hires.pdf.*

4 »Ebola Virus Haemorrhagic Fever«, S.R. Pattyn (editor), Elsevier / North-Holland Biomedical Press, 1978, zu finden unter: *http://passthrough.fw-notify.net/download/641902/http://www.itg.be/internet/ebola/pdf/EbolaVirusHaemorragicFever-SPattyn.pdf.*

5 *www.leuphana.de*, aufgerufen am 11. November 2014.

6 »Fluchtursache Reichtum – Migration und Rohstoffhandel in Westafrika«, *medico international* 2011, S. 20 f., *www.medico.de.*

7 Informationsdienst Gentechnik, *www.schule-und-gentechnik.de*, aufgerufen am 11. Nov. 2014, zu finden unter: *http://www.schule-und-gentechnik.de/lehrer/fallbeispiele/baumwolle.html.*

8 *wikipedia.de*, aufgerufen am 11. November 2014.

9 »Massenvergiftung durch unsere Kleidung«, *buergerstimme.de* vom 10. März 2011, zu finden unter: *https://buergerstimme.com/Design2/2011/03/massenvergiftung-durch-unsere-kleidung/.*

10 Carl Ulrich Gminder: »Nachhaltigkeitsstrategien systemisch umsetzen«, Dissertation Universität St. Gallen, 2005, S. 139, zu finden unter: *www.alexandria.unisg.ch/export/DL/29003.pdf.*

11 *www.homeresolute.com*, Stichwort Pestizide, aufgerufen am 11. November 2014.

12 *Ebola Virus Haemorrhagic Fever, Proceedings of an International Colloquium on Ebola Virus Infection and Other Haemorrhagic Fevers held in Antwerp, Belgium,* 6.-8. December, 1977, ©1978, Elsevier/North-Holland Biomedical Press, *http://www.enivd.de/EBO LA/pdf/ebola-hires.pdf.*

13 Siehe Jim West, *www.whale.to/a/west_h.html.*

14 *Ebola Virus Haemorrhagic Fever, Proceedings of an International Colloquium on Ebola Virus Infection and Other Haemorrhagic Fevers held in Antwerp, Belgium, 6.-8. December, 1977,* © 1978 Elsevier / North-Holland Biomedical Press, Seite 22 f.

Kapitel 4: Hintergründe, die Sie kennen sollten

1 »Ebola haemorrhagic fever in Sudan, 1976, Report of a WHO/International Study Team«, *Bulletin of the World Health Organization*, 56(2),1978, Seite 267, zu finden unter: *http://www.ncbi.nlm.nih.gov/pubmed/307455.*

2 »Ebola Virus Haemorrhagic Fever«, Symposium 1977, *http://www.enivd.de/EBOLA/ebola-34.htm.*

3 »Ebola Virus Haemorrhagic Fever«, Symposium vom 6.-8. Dezember 1977 in Antwerpen, Belgien, Seite 141 f., a. a. O.

4 »Ebola Virus Haemorrhagic Fever«, Symposium vom 6.–8. Dezember 1977 in Antwerpen, Belgien, Seite 141 f., a. a. O.
5 »Ebola Virus Haemorrhagic Fever«, Symposium vom 6.–8. Dezember 1977 in Antwerpen, Belgien, Seite 141 f., a. a. O.
6 *Bull World Health Organ*, 1983;61(6):997–1003.
7 Jean Paul Gonzales et al.: »Ebola and Marburg virus antibody prevalence in selected populations of the Central African Republic«, *Microbes and Infection*, 2, 2000, 39–44, zu finden unter: *http://www.eva.mpg.de/primat/ebola_workshop/pdf/Gonzalez_et_alCARserology.pdf.*
8 E. M. Leroy et al.: »Early immune responses accompanying human asymptomatic Ebola infection«, *Clin Exp Immunol 2001*; 124:453±460, zu finden unter: *http://www.ncbi.nlm.nih.gov/pubmed/11472407.*
9 Randal J. Schoepp et al.: »Undiagnosed Acute Viral Febrile Illnesses, Sierra Leone«; Emerging Infectious Diseases, *www.cdc.gov/eid*, Vol. 20, No. 7. Juli 2014, zu finden unter: *http://wwwnc.cdc.gov/eid/article/20/7/13-1265_article.*
10 Nkoghe, Dieudonne et al.: »Risk Factors for Zaire ebolavirus – Specific IgG in Rural Gabonese Populations«, J Infect Dis. (2011) 204 (suppl 3): S. 768–775. doi: 10.1093/infdis/jir344, zu finden unter: *http://jid.oxfordjournals.org/content/204/suppl_3/S768.long.*
11 J. P. Gonzales et al.: »Ebola virus circulation in Africa: a balance between clinical expression and epidemiological silence«, *Bull Soc Pathol Exot.* 2005 Sep;98(3):210–217, zu finden unter: *http://www.researchgate.net/publication/29607663_Ebola_virus_circulation_in_Africa_A_balance_between_clinical_expression_and_epidemiological_silence.*
12 Siehe auch Hans U. P. Tolzin: *Die Seuchen-Erfinder*, Tolzin Verlag 2012.
13 »Bodenschätze und Rohstoffe in Afrika – Ein allgemeiner Überblick«, zu finden unter: *http://gesichter-afrikas.de/rohstoffe-ressourcen-in-afrika.html*, aufgerufen am 7. September 2015.
14 Johnny Erling: »Ghana wirft chinesische Goldschürfer aus dem Land«, *Die Welt Online* vom 21. Juni 2013, zu finden unter: *http://www.welt.de/politik/ausland/article117320538/Ghana-wirft-chinesische-Goldschuerfer-aus-dem-Land.html.*
15 Miriam Edding: »Schmutziges Gold – Die sozialen Folgen des Goldabbaus in Ghana«, *Deutschlandfunk Online* vom 13. Januar 2007.
16 »Gift für Gold – Goldabbau in Südafrika zerstört die Umwelt«, *3sat Online* vom 31. Januar 2011, zu finden unter: *http://www.3sat.de/page/?source=/nano/umwelt/143202/index.html.*
17 Matthias Gebauer, Björn Hengst: »Militäreinsatz in Westafrika: Was Frankreich in Mali wirklich will«, *Spiegel Online* vom

16. Januar 2013, zu finden unter: *http://www.spiegel.de/politik/ausland/mali-frankreich-kaempft-gegen-islamisten-und-um-bodenschaetze-a-877679.html.*

18 »Uranabbau in Niger – das dreckige Gesicht des sauberen Atomstroms«, *atom-aktuell.de* vom 21. Februar 2014, zu finden unter: *http://www.atom-aktuell.de/uranabbau-in-niger-das-dreckige-gesicht-des-sauberen-atomstroms.html.*

19 Marvin Kumetat: »Uranabbau im Niger: Der Fluch des strahlenden Reichtums«, *Spiegel Online* vom 28. Dezember 2013, zu finden unter: *http://www.spiegel.de/wirtschaft/soziales/niger-areva-baut-im-grossen-stil-uran-ab-und-schadet-der-umwelt-a-934979.html.*

20 »Folgen eines Strahlenunfalls«, Bundesamt für Strahlenschutz online vom 22. Okt. 2014, zu finden unter: *http://www.bfs.de/DE/themen/ion/wirkung/strahlenunfall-folge/strahlenunfall-folge.html.*

21 *The Perth Group online, theperthgroup.com,* aufgerufen am 7. September 2015.

22 Eigene Recherchen, noch nicht publiziert.

23 Michael Leitner: *Mythos HIV,* videel Verlag 2000, S. 162.

24 *Journal of General Virology,* Vol. 69, 1711–1717, Copyright © 1988 by *Society for General Microbiology,* siehe auch *impf-report* Nr. 24/25, S. 30 ff.

25 Resochin® Injektion 50 mg/ml, Fachinformation November 2013.

26 *impf-report* Nr. 36/37, S. 17.

27 WHO Pressemeldung vom 22. Oktober 2003.

28 »Hintergrund zur Einstellung der Bornavirus-Forschung im Robert-Koch-Institut«, *rki.de* vom 30. Mai 2007, zu finden unter: *http://www.rki.de/DE/Content/Forsch/Forschungsschwerpunkte/NeueRisiken/NeuartigeErreger/Einstellung_Projekt_Bornavirus.html.*

Kapitel 5: Ein Schlaraffenland für die Pharmaindustrie

1 »Experten befürchten über eine Million Ebola-Fälle«, *Die Welt Online* vom 24. Sept. 2014, zu finden unter: *http://www.welt.de/gesundheit/article132567400/Experten-befuerchten-ueber-eine-Million-Ebola-Faelle.html.*

2 »Obama spricht von einer globalen Bedrohung«, *Stern Online* vom 17. September 2014.

3 *Bild* Zeitung, 7. Oktober 2014, zu finden unter: *http://www.bild.de/news/ausland/ebola/studie-virus-europa-infizierte-38042916.bild.html.*

4 F. O. Fasina et al.: »Transmission dynamics and control of Ebola virus disease outbreak in Nigeria, July to September 2014«, *Euro Surveillance.* 2014; 19(40): pii=20920, zu finden unter: *http://eurosurveillance.org/images/dynamic/EE/V19N40/art20920.pdf.*

5 WHO: »Nigeria is now free of Ebola virus transmission«, *Ebola situation assessment* vom 20. Oktober 2014, zu finden unter: *http://www.who.int/mediacentre/news/ebola/20-october-2014/en/index2.html.*
6 M. Eichner: »Case isolation and contact tracing can prevent the spread of smallpox«, *American Journal of Epidemiology,* 15. Juli 2003, 158(2):118-28, zu finden unter: *http://aje.oxfordjournals.org/content/158/2/118.full.*
7 Meltzer MI et al.: »Modeling potential responses to smallpox as a bioterrorist weapon«, *Emerg Infect Dis. 2001,* Nov-Dec; 7(6): 959-69.
8 »Ebola vaccines, therapies, and diagnostics – Questions and Answers«, who.int vom 6. Juli 2015, zu finden unter: *http://www.who.int/medicines/emp_ebola_q_as/en/.*
9 »Ebola: Impfstoffe und therapeutische Medikamente in Entwicklung«, Verband forschender Arzneimittelhersteller e. V. online vom 19. April 2015, zu finden unter: *http://www.vfa.de/de/arzneimittel-forschung/woran-wir-forschen/ebola-medikamente.*
10 »Corgenix-Übernahme durch ORGENTEC Diagnostika abgeschlossen«, *medica.de* vom 18. Aug. 2015, zu finden unter: *http://www.orgentec.com/de/aboutus/news/258-corgenix-uebernahme-durch-orgentec-diagnostika-abgeschlossen.*
11 »WHO genehmigt ersten Ebola-Schnelltest«, *Deutsches Ärzteblatt* online vom 22. Februar 2015.
12 »Schnelltest diagnostiziert Ebola innerhalb von 15 Minuten«, *Deutsches Ärzteblatt* online vom 26. Juni 2015, zu finden unter: *http://m.aerzteblatt.de/news/63287.htm.*
13 »Selection and use of Ebola in vitro diagnostic (IVD) assays«, Annex, *who.int,* Version vom 9. Juni 2015, zu finden unter: *http://www.who.int/csr/resources/publications/ebola/ivd-assays/en/.*
14 FDA: »2014 Ebola Virus Emergency Use Authorizations«, FDA online, aufgerufen am 7. September 2015, zu finden unter: *http://www.fda.gov/MedicalDevices/Safety/EmergencySituations/ucm161496.htm.*
15 WHO: »Selection and use of Ebola in vitro diagnostic assays – Emergency guidance«, *who.int,* Version Juni 2015, zu finden unter: *http://www.who.int/csr/resources/publications/ebola/ivd-assays/en/.*
16 CDC: »CDC A-Z Index → Ebola → Diagnosis«, CDC online vom 25. April 2015.
17 FDA: »ReEBOV Antigen Rapid Test (Ebolavirus VP40 Antigen Detection) – Instructions for Use«, FDA online, Version vom 16. März 2015, zu finden unter: *http://www.fda.gov/downloads/MedicalDevices/Safety/EmergencySituations/UCM435528.pdf.*
18 WHO: »Ethical considerations for use of unregistered interventions for Ebola virus disease – Report of an advisory panel to WHO«, WHO

online, 12. August 2014, zu finden unter: *http://www.who.int/media-centre/news/statements/2014/ebola-ethical-review-summary/en/*

19 Kate Kelland: »Einsatz von Versuchspräparaten gegen Ebola gefordert«, *Reuters* online vom 4. Juli 2014.

20 Butler, Skinner: »Ebola: Arzneimitteltests inmitten der Krise«, *spektrum.de* vom 4. September 2014.

21 Persönliche Recherche vor Ort im Mai 2015.

22 Siehe dazu auch: »Ebola research funding initiative«, *wellcome.ac.uk*, abgerufen am 3. September 2015, zu finden unter: *http://www.wellcome.ac.uk/Funding/Biomedical-science/Funded-projects/Major-initiatives/WTP057179.htm.*

23 »Draft road map for Ebola vaccine development«, *wellcome.ac.uk* vom 12. Januar 2015, zu finden unter: *http://www.wellcome.ac.uk/News/Media-office/Press-releases/2015/WTP058320.htm.*

24 »Wellcome Trust Monitor«, *wellcome.ac.uk*, aufgerufen am 7. September 2015.

25 WHO: »Ebola vaccines, therapies, and diagnostics – Questions and Answers«, WHO online, Version vom 6. Juli 2015, zu finden unter: *http://www.who.int/medicines/emp_ebola_q_as/en/.*

26 »Klinische Studie mit experimentellem Wirkstoff gegen Ebola gestoppt«, *pharma-fakten.de* vom 23. Juni 2015, zu finden unter: *https://www.pharma-fakten.de/news/details/176-forschung-klinische-studie-mit-experimentellem-wirkstoff-gegen-ebola-gestoppt/.*

27 *arbutusbio.com*, Pressemeldung vom 15. Juli 2010.

28 *arbutusbio.com*, Pressemeldung vom 5. März 2014.

29 *genengnews.com*, Pressemeldung vom 13. Januar 2014.

30 *arbutusbio.com*, Pressemeldung vom 5. März 2014.

31 *arbutusbio.com*, Pressemeldung vom 6. Marz 2014.

32 *arbutusbio.com*, Pressemeldung vom 3. Juli 2014.

33 »Ebola-Epidemie: Spekulanten auf der Jagd nach der Tekmira-Aktie«, *format.at* vom 11. August 2014, zu finden unter: *http://www.format.at/finanzen/boerse/boerse-international/ebola-epidemie-spekulanten-jagd-tekmira-aktie-377306.*

34 *arbutusbio.com*, Pressemeldung vom 7. August 2014.

35 »Ebola-Epidemie: WHO ruft internationalen Notstand aus«, *Deutschlandfunk* online vom 8. August 2014, zu finden unter: *http://www.ksta.de/panorama/ebola-epidemie-who-ruft-internationalen-notstand-aus,15189504,28067752.html.*

36 »Ebola-Epidemie: Spekulanten auf der Jagd nach der Tekmira-Aktie«, *format.at* vom 11. August 2014, a. a. O.

37 »Tekmira Pharmaceuticals und OnCore Biopharma geben Fusionsvereinbarung für die Gründung eines führenden globalen Unternehmens

zur Bekämpfung von Hepatitis-B-Virusinfektionen bekannt«, *globenewswire.com*, 14. Januar 2014, zu finden unter: *http://www.finanzen.net/nachricht/aktien/Tekmira-Pharmaceuticals-und-OnCore-Biopharma-geben-Fusionsvereinbarung-fuer-die-Gruendung-eines-fuehrenden-globalen-Unternehmens-zur-Bekaempfung-von-Hepatitis-B-Virusinfektionen-bekannt-4121944.*

38 »Tekmira Says Ebola Drug Unlikely to Work in Study«, *New York Times Online* vom 19. Juni 2015.

39 »Tekmira Pharmaceuticals-Aktie: niedrige Erwartungshaltung bezüglich TKM-Ebola!«, *aktiencheck.de* vom 24. Juni 2015, zu finden unter: *http://www.aktiencheck.de/exklusiv/Artikel-Tekmira_Pharmaceuticals_Aktie_niedrige_Erwartungshaltung_bezueglich_TKM_Ebola_Aktienanalyse-6548684.*

40 »EBOLA Impfstoffkandidat: Test an Menschen«, *glaxosmithkline.at* vom 29. August 2014, zu finden unter: *http://www.glaxosmithkline.at/common/pdf/140829_Ebola_Impfstoffkandidat.pdf.*

41 »Ebola research funding initiative«, *wellcome.ac.uk*, aufgerufen am 7. September 2015.

42 »Ebola: Impfstoffe und therapeutische Medikamente in Entwicklung«, Verband forschender Arzneimittelhersteller e. V. online vom 19. April 2015, zu finden unter: *http://www.vfa.de/de/arzneimittel-forschung/woran-wir-forschen/ebola-medikamente.*

43 »Sicherheit hat bei Impfstoffen höchste Priorität«, *spmsd.de*, aufgerufen am 7. September 2015, zu finden unter: *http://www.spmsd.de/impfstoffe/sicher-geimpft/.*

44 Siehe auch Hans U. P. Tolzin: *Die Seuchen-Erfinder*, Tolzin Verlag 2012.

45 »Ebola-Aktie schießt durch die Decke«, *Focus Online* vom 8. August 2014, zu finden unter: *http://www.focus.de/finanzen/news/aktionaere-und-mediziner-elektrisiert-ebola-aktie-schiesst-durch-die-decke_id_4047757.html.*

46 »Schneller wurde noch nie ein Impfstoff getestet«, *Zeit Online* vom 27. Oktober 2014.

47 Kai Kupferschmidt: »Das Impfstoff-Dilemma«, *Süddeutsche Zeitung Online* vom 21. Oktober 2014, zu finden unter: *http://www.sueddeutsche.de/gesundheit/ebola-epidemie-das-impfstoff-dilemma-1.2183830.*

48 Michael Simm: »Mysteriöse Narkolepsie-Zunahme nach Schweinegrippe-Impfung geklärt: Narkolepsie autoimmun bedingt«, Medscape Deutschland online vom 7. Januar 2014, zu finden unter: *http://www.medscapemedizin.de/artikel/4901782.*

49 Michael Simm: »Mysteriöse Narkolepsie-Zunahme …«, a. a. O.

50 Felix Burda Stiftung: »Monoklonale Antikörper in der Immuntherapie«, *darmkrebs.de*, abgerufen am 7. September 2015, zu finden unter:

http://www.darmkrebs.de/behandlung/neuere-behandlungsansaetze/immuntherapien/monoklonale-antikoerper/.

51 »Ebola: Impfstoffe und therapeutische Medikamente in Entwicklung«, Verband forschender Arzneimittelhersteller e. V. online vom 19. April 2015, a. a. O.

52 »ZMapp entschlüsselt: Forscher finden die Achillesverse des Ebola-Virus«, *Focus Online* vom 19. November 2014, zu finden unter: *http://www.focus.de/gesundheit/ratgeber/reisemedizin/ebola/wirkweise-von-zmapp-entschluesselt-hoffnungschimmer-im-kampf-gegen-ebola-kommt-endlich-ein-wirksames-medikament_id_4281884.html.*

53 Holger Neye: »Monoklonale Antikörper – Ximab, Zumab und Umab als Arzneimittel«, *Pharmazeutische Zeitung Online*, Ausgabe 43/2006, zu finden unter: *http://www.pharmazeutische-zeitung.de/index.php?id=2131.*

54 »Potenziale und Risiken superagonistischer Antikörper«, *gesundheitsindustrie-bw.de*, aufgerufen am 7. September 2015.

55 »As Ebola cases decline, ZMapp drug trial answers unclear«, *cbc-news online* vom 14. August 2015, zu finden unter: *http://www.cbc.ca/news/health/as-ebola-cases-decline-zmapp-drug-trial-answers-unclear-1.3191049.*

56 »As Ebola cases decline, ZMapp drug trial answers unclear«, a. a. O.

57 »Ebola: Impfstoffe und therapeutische Medikamente in Entwicklung«, a. a. O.

58 »Ebola: US-Notfalleinsatz von Brincidofovir«, *Deutsches Ärzteblatt* online vom 8. Oktober 2014, zu finden unter: *http://www.aerzteblatt.de/nachrichten/60371/Ebola-US-Notfalleinsatz-von-Brincidofovir.*

59 »Der Tamiflu-Skandal – Blindes Vertrauen in ein zweifelhaftes Grippemittel«, *Süddeutsche Zeitung Online*, aufgerufen am 7. September 2015, zu finden unter: *http://www.sueddeutsche.de/thema/Der_Tamiflu-Skandal.*

60 »Rumsfeld's growing stake in Tamiflu«, *CNN Online* vom 31. Oktober 2005, zu finden unter: *http://money.cnn.com/2005/10/31/news/newsmakers/fortune_rumsfeld/.*

61 »EBOLA Impfstoffkandidat: Test an Menschen«, *glaxosmithkline.at* vom 29. August 2014, zu finden unter: *http://www.ots.at/presseaussendung/OTS_20140829_OTS0102/ebola-impfstoffkandidat-test-an-menschen.*

62 Kendall Hoyt: »Vaccines Weren't Ready for Ebola. We Can Do Better«, *wired.com* vom 27. August 2015, zu finden unter: *http://www.wired.com/2015/08/vaccines-werent-ready-ebola-can-better/.*

63 Siehe auch Hans U. P. Tolzin: *Die Seuchen-Erfinder*, Tolzin Verlag 2012.

64 Henao-Prestrepo, Ana Maria: »The ring vaccination trial: a novel cluster randomised controlled trial design to evaluate vaccine efficacy and effectiveness during outbreaks, with special reference to Ebola«, BMJ vom 27. Juli 2015, BMJ 2015;351:h3740, zu finden unter: *http://www.ncbi.nlm.nih.gov/pubmed/26215666.*

65 »Studie: Ebola-Impfstoff zeigt in Tests gute Verträglichkeit«, *Spiegel Online* vom 1. April 2015, zu finden unter: *http://www.spiegel.de/forum/gesundheit/studie-ebola-impfstoff-zeigt-tests-gute-vertraeglichkeit-thread-266561-1.html.*

66 Jens Lubbadeh: »Influenza-Bekämpfung: Experten wollen mit Erbgut impfen«, *Spiegel Online* vom 16. Mai 2009, zu finden unter: *http://www.spiegel.de/wissenschaft/mensch/influenza-bekaempfung-experten-wollen-mit-erbgut-impfen-a-624619.html.*

67 »Lexikon der Biologie: genetische Impfung«, *spektrum.de*, aufgerufen am 7. September 2015.

68 »Briten und Amerikaner starten Vakzin-Tests«, *Ärzte Zeitung Online* vom 29. August 2014, aufgerufen im September 2014, zu finden unter: *http://www.aerztezeitung.de/medizin/krankheiten/infektionskrankheiten/haemorrhagische-fieber/article/867855/ebola-briten-amerikaner-starten-vakzin-tests.html.*

69 Klaus Max Smolka: »Wer findet das erste Mittel gegen Ebola?«, *FAZ Online* vom 27. Oktober 2014, zu finden unter: *http://www.faz.net/aktuell/wirtschaft/wettlauf-um-das-erste-ebola-mittel-13229637.html.*

70 »Im Eiltempo zum Ebola-Impfstoff«, *Deutsche Welle Online* vom 23. Oktober 2014, zu finden unter: *http://www.dw.com/de/im-eiltempo-zum-ebola-impfstoff/a-18012709.*

71 »Sicherheit hat bei Impfstoffen höchste Priorität«, *spmsd.de*, aufgerufen am 7. September 2015, zu finden unter: *http://www.spmsd.de/impfstoffe/sicher-geimpft/.*

72 »Ebola-Impfung wird sehr teuer«, *Ärzte Zeitung Online* vom 13. November 2014, zu finden unter: *http://www.aerztezeitung.de/medizin/krankheiten/infektionskrankheiten/haemorrhagische-fieber/article/873225/infektiologe-ebola-impfung-sehr-teuer.html.*

73 »Ebola-Impfung in wenigen Monaten?«, *tagesschau.de* vom 24. Oktober 2014.

74 Cichutek et al.: »Regulatorische Aspekte der Anwendung von Gentransfer-Arzneimitteln in der Humanmedizin«, *Bundesgesundheitsblatt* 11/2001, zu finden unter: *http://www.springermedizin.de/regulatorische-aspekte-der-anwendung-von-gentransfer-arzneimitteln-in-der-humanmedizin/37574.html.*

75 Carola Mensch: »Impfstoff könnte im Herbst zugelassen werden«, *Die Welt Online* vom 22. April 2015, zu finden unter: *http://www.welt.de/*

gesundheit/article139904385/Impfstoff-koennte-im-Herbst-zugelassen-werden.html.
76 »Ebola-Impfstoff: Herstellern fehlen Probanden«, *Apotheke Adhoc Online* vom 21. April 2015, zu finden unter: *http://www.apotheke-adhoc.de/nachrichten/nachricht-detail/infektionskrankheiten-impfstoffforschern-fehlen-ebola-patienten/.*
77 »Ebola test vaccines appear safe in Phase 2 Liberian clinical trial«, *fiercevaccines.com* vom 30. März 2015, zu finden unter: *http://www.fiercevaccines.com/press-releases/ebola-test-vaccines-appear-safe-phase-2-liberian-clinical-trial.*
78 »Ebola Rates Decline in West Africa, But Further Study, Vigilance Remain Urgent«, *nih.gov* vom 17. Juli 2015, zu finden unter: *https://nihrecord.nih.gov/newsletters/2015/07_17_2015/story2.htm.*
79 »Die Blauzungen-Zwangsimpfung – Hintergründe und Folgen«, *impf-report,* Ausgabe Nr. 54/55, Mai/Juni 2009, zu finden unter: *http://www.impf-report.de/zeitschrift/archiv/impf-report054.html.*
80 Ute Eppinger: »Der neue Malaria-Impfstoff wirkt, aber: Jetzt nicht an dieser Stelle aufhören!«, *Medscape Deutschland Online* vom 28.4.2015.
81 Ute Eppinger: »Der neue Malaria-Impfstoff wirkt, aber: ›Jetzt nicht an dieser Stelle aufhören!‹«, *Medscape Deutschland Online* vom 28. April 2015, zu finden unter: *http://www.medscapemedizin.de/artikelansicht/4903578.*
82 »GSK-Malaria-Impfstoff schützt jeden Dritten«, *Apotheke Adhoc Online* vom 27. April 2014, zu finden unter: *http://www.apotheke-adhoc.de/nachrichten/wissenschaft/nachricht-detail-wissenschaft/infektionskrankheiten-malaria-impfstoff-erfolgreich-getestet/.*
83 »Malaria-Impfstoff: Erster Schritt zur Zulassung«, *Deutsche ApothekerZeitung Online* vom 27. Juli 2014, zu finden unter: *http://www.deutsche-apotheker-zeitung.de/pharmazie/news/2014/07/28/malaria-impfstoff-zulassung-in-sicht/13440.html.*
84 Ute Eppinger: »Der neue Malaria-Impfstoff wirkt …«, a. a. O.

Kapitel 6: Die Alibistudie mit dem Merck-Impfstoff

1 »Homöopathie: Liberia verhindert Tests an Ebola-Patienten«, *Spiegel Online* vom 24. November 2014, zu finden unter: *http://www.spiegel.de/wissenschaft/medizin/angebliche-ebola-therapie-liberia-stoppt-homoeopathen-a-1004553.html.*
2 »Chlordioxid eliminiert Ebola Virus zu 100 %«, *jim-humble-mms.de,* aufgerufen am 6. September 2015, zu finden unter: *http://www.jim-humble-mms.de/news/allgemeine_mms_news/mms-gegen-ebola/.*
3 Franziska Badenschier: »Afrikas Gesundheitssysteme – Warum Ebola auch ein Symptom ist«, *Deutschlandfunk Online* vom 20. Januar 2015,

zu finden unter: *http://www.deutschlandfunk.de/afrikas-gesundheitssysteme-warum-ebola-auch-ein-symptom-ist.724.de.html?dram%3Aarticle_id=309228.*

4 Franziska Badenschier: »Afrikas Krankheitssysteme«, *Der Tagesspiegel Online* vom 13. Dezember 2014, zu finden unter: *http://www.tagesspiegel.de/wissen/lehren-fuer-die-zeit-nach-ebola-afrikas-krankheitssysteme/11114748.html.*

5 Jones et al.: »Live attenuated recombinant vaccine protects nonhuman primates against Ebola and Marburg viruses«, *Nature Medicine*, Band 11, Nummer 7, Juli 2005, ISSN 1078-8956, S. 786–790.

6 »rVSV-ZEBOV-Impfstoff zu 100 Prozent wirksam«, *Deutsche Apotheker Zeitung* (DAZ) *Online* vom 7. August 2015, zu finden unter: *http://www.deutsche-apotheker-zeitung.de/pharmazie/news/2015/08/07/rvsv-zebov-impfstoff-zu-100-prozent-wirksam/16430.html.*

7 Ana Maria Henao-Restrepo et al.: »Efficacy and effectiveness of an rVSV-vectored vaccine expressing Ebola surface glycoprotein: interim results from the Guinea ring vaccination cluster-randomised trial«, *The Lancet*, Vol. 386, Issue 9996, 2015, S. 857–866, veröffentlicht am 3. August 2015, zu finden unter: *http://www.thelancet.com/pb/assets/raw/Lancet/pdfs/S0140673615611175.pdf.*

8 Henao-Restrepo, Lancet 2015, a. a. O.: Table 2.

9 Henao-Restrepo, Lancet 2015, S. 8.

10 Henao-Restrepo, Appendix, S. 91 f.

11 Henao-Restrepo, Lancet 2015.

12 WHO/SIR, »Ebola Situation Reports«, *who.int.*

13 Henao-Restrepo, Lancet 2015, Appendix.

14 Henao-Restrepo, Lancet 2015.

15 Henao-Restrepo, Lancet 2015, Appendix, S. 86.

16 Henao-Restrepo, Lancet 2015.

17 Henao-Restrepo, Lancet 2015, Appendix, S. 9.

18 Henao-Restrepo, Lancet 2015, S. 2.

19 Henao-Restrepo, Lancet 2015, S. 2.

20 Henao-Restrepo, Lancet 2015, Appendix, S. 86.

21 Henao-Restrepo, Lancet 2015.

22 Henao-Restrepo, Lancet 2015, S. 2 und 4.

23 »Beerdigung von Ebola-Opfern in Guinea – ein einziger Fehler kann tödlich sein«, *Tagesspiegel Online* vom 30. Oktober 2014, zu finden unter: *http://www.tagesspiegel.de/weltspiegel/beerdigung-von-ebola-opfern-in-guinea-ein-einziger-fehler-kann-toedlich-sein/10908840.html.*

24 WHO: »World in the verge of an effective Ebola vaccine«, *News release* vom 31. Juli 2015, zu finden unter: *http://www.who.int/medicines/ebola-treatment/world-on-the-verge-of-an-effective-ebola-vaccine/en/.*

25 »Vakzin-Entwicklung heute – die Ebola-Impfstoffkandidaten«, Dr. Michael Saeftel für MSD, Janssen und GSK, *vfa.de* vom 20. April 2015.
26 Irene Berres: »Wie Impfviren die Polio-Ausrottung erschweren«, *Spiegel Online* vom 4. September 2015, zu finden unter: *http://www.vfa.de/download/vakzin-entwicklung-heute-die-ebola-impfstoffkandidaten.pdf.*
27 »Guideline on quality, non-clinical and clinical aspects of live recombinant viral vectored vaccines«, *ema.europa.eu* vom 24. Juni 2010, zu finden unter: *http://www.ema.europa.eu/docs/en_GB/document_library/Scientific_guideline/2010/08/WC500095721.pdf.*
28 Henao-Restrepo: *Lancet* 2015, S. 5.
29 WHO/GACVS, »Safety of Ebola virus vaccines – Extract from report of GACVS meeting of 3.-4. December 2014«, WHO online, aufgerufen am 6. September 2015, zu finden unter: *http://www.who.int/vaccine_safety/committee/topics/ebola/statement_Jan_2015/en/.*
30 Study NCT02344407, verifiziert im März 2015, *clinicyltrials.gov.*
31 »Expert Consultation on the Use of Placebos in Vaccine Trials«, 17.-18. Januar 2013, WHO online.
32 »Ebola-Impfstoff: Herstellern fehlen Probanden«, Apotheke Adhoc online vom 21. April 2015.
33 »Wir hoffen, die Impfstoffentwicklung zukünftig deutlich beschleunigen zu können«, Bundesministerium für Bildung und Forschung online vom 4. September 2015, zu finden unter: *http://www.gesundheitsforschung-bmbf.de/de/5693.php.*
34 Henao-Restrepo, BMJ, 2015.

Glossar

abdominal – auf den Unterleib bezogen (lat. *abdomen* – »Unterleib«)
Agens – eine wirkende Substanz (lat. *agentia* – »das Tuende«)
Agenzien – Mehrzahl von »Agens«
Anamnese – systematische Befragung eines Patienten zur Erfassung der Krankheitsvorgeschichte (grch. *ana* – »zurück« + *mimneskein* – »erinnern«)
anaphylaktische Reaktion – krankhafte Reaktion des Immunsystems auf einen chemischen Reiz, unter Einbeziehung des gesamten Organismus, mit unter Umständen tödlichem Kreislaufversagen (grch. *ana* – »zurück« + *phylassein* – »bewachen«)
Antihelminthika – Wirkstoff, der Würmer – vor allem im Darm – tötet oder lähmt (grch. *helmins* – »Wurm«)
Antikörper – spezielle Eiweiß-Kohlehydrat-Verbindungen, die aus Sicht der Schulmedizin vom Immunsystem zur Abwehr schädlicher Fremdpartikel und Erreger ausgeschüttet werden. Sie erinnern in ihrer Form an den Buchstaben Ypsilon »Y«.
aphrodisierend – belebend, den Geschlechtstrieb steigernd (nach *Aphrodite,* der griechischen Göttin der Liebe)
Appendix – Anhang, Zusatz (lat. *appendere* – »zuwägen«)
Ataxie – Störung der Bewegungskoordination (grch. *ataxia* – »ohne Ordnung«)
Autoimmunreaktion – krankhafte Abwehrreaktion des Immunsystems gegenüber körpereigenem Gewebe (grch. *autos* – »selbst« + lat. *immunis* – »frei, unberührt, rein«)
Avermectine – eine Gruppe von Neurotoxinen (Nervengifte), die als Endprodukt der Gärung des *Streptomyces avermitilis* (Strahlenpilz) entstehen. Dieser »Pilz« ist eigentlich eine Bakterie und spielt eine Rolle beim Abbau abgestorbener Pflanzen. Er wird auch für die Herstellung von Antibiotika verwendet.
Bias – Verzerrung eines Forschungsergebnisses durch einen systematischen Fehler (engl. »schief«)
BMJ – Abk. für *British Medical Journal* (medizinische Fachzeitschrift)
BNI – Abkürzung für das Bernhard-Nocht-Institut für Tropenmedizin in Hamburg

CDC – Abkürzung für *Centers for Disease Control and Prevention* (engl. »Zentren für Krankheitskontrolle und Vorsorge«); US-Seuchenbehörde, vergleichbar mit dem Robert-Koch-Institut (RKI) in Deutschland

Cluster – Gruppe, Anhäufung, Klumpen (engl.)

dehydrieren – austrocknen (lat. *de* – »von, weg, ent-« + grch. *hydor* – »Wasser«)

Differenzialdiagnose – verfeinerte, gegen ähnliche Krankheiten abgrenzende Diagnose (lat. *differre* – »verschieden sein«)

DNA – Abkürzung für Desoxyribonukleinsäure. Das sind langkettige Moleküle, die den genetischen Code (Erbsubstanz) enthalten. Eine wichtige Funktion der DNA ist es, Kopiervorlagen für alle Aminosäuren vorzuhalten, die ein Organismus benötigt oder benötigen könnte.

Doppelblindstudie – Weder die Studienteilnehmer noch das Studienpersonal wissen, ob im Einzelfall der echte Wirkstoff (Verum) oder der Scheinwirkstoff (Placebo) verabreicht wurde. Eine Entblindung findet erst bei der Auswertung der auf diese Weise erfassten Daten statt.

Dreifachblindstudie – wie Doppelblindstudie, jedoch werden die Ergebnisse erst *nach* der Auswertung der Daten dem Verum bzw. Placebo zugeordnet

Ektoparasiten – Außenschmarotzer, Parasiten, die z. B. auf der Haut eines Wirtsorganismus leben, z. B. Flöhe, Läuse, Zecken (grch. *ektos* – »heraus, außerhalb«)

Elefantiasis – krankhafte Verdickung der Haut und des Unterhautgewebes als Folge wiederholter Entzündungen und Stauungen in den Lymphwegen, kann zu außerordentlicher Unförmigkeit von Gliedmaßen und der Geschlechtsteile führen (von »Elefant«)

ELISA – Abkürzung für »Enzyme-linked Immunosorbent Assay«; Labortest, mit dem Proteine, Antikörper, Viren, Hormone, Toxine und Pestizide in einer Probe nachgewiesen werden. Hierbei macht man sich die Eigenschaft spezifischer Antikörper zunutze, die an den nachzuweisenden Stoff (Antigen) binden.

Endemie – Eine Krankheit kommt gehäuft, aber nur in einem bestimmten Gebiet vor (grch. *endemos* – »einheimisch«, aus *en* – »in« und *demos* – »Land, Gebiet«).

endogene Viren – Viren, die nicht von außen eingedrungen, sondern aus den Körperzellen heraus entstanden sind (grch. *endon* – »drinnen, innerhalb« + *gennan* – »erzeugen«)

EMA – Abkürzung für *European Medicines Agency,* europäische Zulassungsbehörde für Medikamente

Epigenetik – Forschungsgebiet der Molekularbiologie, das den Einfluss der Umwelt auf die Funktion und Wirkung der Gene ohne Veränderung der DNA untersucht (grch. *epi* – »auf, darüber« + *gennan* – »erzeugen«)

FDA – Abkürzung für *Food and Drug Administration,* Arzneimittelzulassungsbehörde der USA

Filovirus – fadenförmige RNA-Viren, zu denen das Marburg-Virus und das Ebola-Virus gehören (lat. *filum* – »Faden)

Fledertiere – flugfähige Säugetiere, zu denen die Fledermäuse und Flughunde gehören

gastrointestinal – den Magen und den Darm betreffend (grch. *gaster* – »Unterleib, Magen« + lat. *intestina* – »Eingeweide)

Hypochonder – schwermütiger, sich Krankheiten einbildender Mensch (grch. *hypochondriakos* – »das unter dem Brustknorpel Befindliche«)

IgG – Abkürzung für *Immunglobulin G,* auch »Gammaglobulin«. Antikörper der Klasse »G« zur Abwehr vor allem von Bakterien (lat. *immunis* – »frei, unberührt, rein« + *globus* – »Kugel«)

IgM – Abkürzung für *Immunglobulin M,* Antikörper der Klasse »M« zur Abwehr von Fremdpartikeln. IgM gilt als der erste im Rahmen einer Immunabwehr produzierte Antikörpertyp (lat. *immunis* – »frei, unberührt, rein« + *globus* – »Kugel«).

Immunplasma – aus Blut gewonnene Antikörper, wird als sogenannte Passivimpfung vorsorglich oder auch zur Behandlung frisch Infizierter verwendet (lat. *immunis* – »frei, unberührt, rein« + grch. *plasma* – »Gebilde«)

Indexpatient – Person, von der aus die Ausbreitung einer Erkrankung ihren mutmaßlichen Ursprung genommen hat (lat. *index* – »Register, Verzeichnis«)

Inkubationszeit – Impfung innerhalb des Zeitraums zwischen Ansteckung und dem ersten Auftreten von Symptomen (lat. *incubatio* – »auf den Eiern liegen, brüten«)

intestinal – Eingeweide, zum Darm gehörend (lat. *intestina* – »Eingeweide«)

in vitro – außerhalb eines lebenden Organismus (»im Glas«)

in vivo – im lebendigen Organismus (»im Lebendigen«)

Kontraindikation – Gegenanzeige; Umstand, der eine an sich als zweckmäßig erscheinende Behandlung als nicht geboten erscheinen lässt (lat. *contra* – »gegen« + lat. *indictio* – »Ankündigung«)

MSF – Abkürzung für *Médecins Sans Frontières* (»Ärzte ohne Grenzen«), eine internationale medizinische Hilfsorganisation

monokausal – von nur einer Ursache ausgehend (grch. *monos* – »allein« & lat. *causa* – »Ursache«)

monoklonale Antikörper – künstlich über eine Zelllinie erzeugte Antikörper, die an einer bestimmten Bindestelle auf der Oberfläche eines Erregers andocken

Mutation – spontane oder künstlich erzeugte Veränderung im Erbgefüge (lat. *mutare* – »abändern, verwandeln, vertauschen«)

Mydriasis – krankhafte Vergrößerung der Pupille

NGO – Abkürzung für »Non-Governmental Organization« (»Nichtregierungsorganisation«)

No-Go – umgangssprachlich »das geht gar nicht!«, (engl. *no-go* – »es funktioniert nicht«, ein Begriff aus der Pilotensprache)

Nukleinsäure – komplex zusammengesetzte, kettenförmige Verbindung, die aus organischen Basen, Kohlehydraten und Phosphorsäure besteht. Nukleinsäuren dienen der Speicherung von Erbinformationen (DNA), der Signalübertragung oder als Katalysatoren biochemischer Vorgänge (lat. *nucleus* – »Kern«)

Ödem – eine Ansammlung von Flüssigkeit im Gewebe (grch. *oidema* – »Schwellung«)

Onkogene – krebserregende Substanzen (grch. *onkos* – »Masse« + *gennan* – »erzeugen«)

Passage – Vermehrungsschritt von Zellen oder Mikroorganismen, wobei das Medium (Nährlösung, Zellkultur oder lebender Wirtsorganismus) von Schritt zu Schritt wechselt

PCR – Abkürzung für »Polymerase Chain Reaction« (Polymerase-Kettenreaktion); Verfahren zur Vermehrung von spezifischen genetischen Sequenzen (Abschnitten); wird auch zum Virennachweis verwendet.

pentavalent – fünffach, fünfwertig (grch. *penta* – »fünf« + lat. *valere* – »stark, wert sein«)

Placebo – unwirksames Scheinmedikament, z.B. physiologische Kochsalzlösung (lat. für »ich werde gefallen«)

PRNT – Abkürzung für »Plague reduction neutralization test« (»belagreduzierender Neutralisationstest«); indirekter Test zur Bestimmung des Antikörpertiters in einer Probe

Proband – Versuchsperson (lat. *probare* – »erproben, prüfen«)

Protein – Eiweiß, aus Aminosäuren bestehender Baustein des Lebens (grch. *protos* »das Erste«)

Protozoen – Urtierchen, einzellige Tiere (grch. *protos* – »erster« + *zoon* – »Lebewesen«)

randomisiert – nach dem Zufallsprinzip ausgewählt (engl. *randomize*)

Resistenz – Widerstandsfähigkeit (lat. *resistens* – »sich widersetzend«)

Ringimpfung – das gezielte Impfen aller bekannten Kontaktpersonen eines Indexpatienten

RKI – Abkürzung für Robert-Koch-Institut (deutsche Seuchenbehörde in Berlin)

RNA – Abkürzung für »Ribonucleic Acid« (deutsch: RNS bzw. »Ribonukleinsäure«). Die RNA ist eine Art »Arbeitskopie« genetischer Informationen, wobei die DNS die Kopiervorlage darstellt. Sie dient zur Herstellung von Aminosäuren bzw. Eiweißen innerhalb der Zelle.

Scabies – Krätze, durch die Krätzemilbe verursachte Hautkrankheit

SOS-Antwort – durch Stress in Bakterien ausgelöste Produktion von (endogenen) Viren

Substitutionstherapie – Ersetzen von fehlenden oder zur Neige gehenden lebensnotwendigen Substanzen (lat. *substituere* – »ersetzen«)

Toxin – Gift, im engeren Sinne ein Bakteriengift (lat. *toxicum* »Pfeilgift«, von grch. *toxon* – »Pfeil«)

Toxizität – Giftigkeit

Tremor – Zittern, Wackeln infolge unwillkürlichen, abwechselnden Zusammenziehens und Erschlaffens gegenseitig wirkender Muskeln (»Zittern, Beben«)

Vakzine – Impfstoff (lat. *vacca* – »die Kuh«). Der erste Impfstoff der Neuzeit wurde aus Kuhpockenlymphe gewonnen.

Vektor – Virusüberträger (lat. *vector* – »Träger«)

Verum – Im Gegensatz zum Placebo (= Scheinmedikament) enthält ein Verum den tatsächlichen Wirkstoff (lat. *verum* – »das Wahre«).

Voodoo – westafrikanische spirituelle Praxis

VSV – Abkürzung für *Vesicular stomatitis virus*; wird als Erreger der *Stomatitis vesucularis* (Bläschenentzündung der Maulschleimhaut) bei Huftieren angesehen und ist eng mit dem Tollwutvirus verwandt

Wellcome Trust – weltweit zweitgrößte Stiftung, 1936 gegründet vom britischen Pharmaunternehmer Henry Wellcome

WHO – Abkürzung für *World Health Organization* (»Weltgesundheitsbehörde«)

ZNS – Abkürzung für »zentrales Nervensystem«

Zoonose – von Tieren auf Menschen übertragbare Krankheiten (grch. *zoon* – »Tier« + *nosos* – »Krankheit«)

Zytokine – Eiweiße mit wichtigen Steuerungs- und Regelungsaufgaben, z. B. als Teil des Immunsystems oder für das Wachstum von Zellen (lat. *cytus* – »Zelle« + grch. *kinesis* – »Bewegung«)